U0303347

徐昌伟

中西医结合治疗骨关节病

临证经验集萃

主　编◎张朝驹　何　川　王顺华　梅京松

副主编◎李孝林　李　层　庞启雄　徐　丽

　　　　蔡　青　万　安　彭昌华

参　编◎涂扬茂　胡　杰　马晓飞　陈小虎

　　　　陈洪卫　刘道东　刘　伟　王华东

　　　　朱元元　蔡绍明　张　维　李睿舒

　　　　孙晓玮　陈红兵　吴磊磊　余文举

华中科技大学出版社

http://press.hust.edu.cn

中国·武汉

内 容 简 介

本书介绍了徐昌伟教授关于骨关节疾病的临床治疗经验,归纳了其用药特点,总结了其学术思想。

本书内容分三部分:上篇为骨关节病总论,涵盖徐昌伟教授对该类疾病发病机制的认识、用药特点的阐述、治法治则的整理等内容;中篇着重论述了中西医对于膝关节骨关节炎的认识,徐昌伟教授采用中西医结合治疗膝关节骨关节炎的思路和经验总结;下篇主要介绍了中西医对于髋关节骨关节炎的认识,徐昌伟教授采用中西医结合治疗髋关节骨关节炎的思路和经验总结。

本书可作为临床工作者治疗骨关节疾病的参考用书,也可供高等院校中医学等医学专业师生阅读。

图书在版编目(CIP)数据

徐昌伟中西医结合治疗骨关节病临证经验集萃/张朝驹等主编.—武汉:华中科技大学出版社,2022.11
ISBN 978-7-5680-8879-4

Ⅰ.①徐…　Ⅱ.①张…　Ⅲ.①关节疾病-中西医结合-临床医学-经验-中国-现代　Ⅳ.①R684

中国版本图书馆 CIP 数据核字(2022)第 223468 号

徐昌伟中西医结合治疗骨关节病临证经验集萃　　　　　　　　　张朝驹　何　川
Xu Cangwei Zhongxiyi Jiehe Zhiliao Guguanjiebing Linzheng Jingyan Jicui　　王顺华　梅京松　主编

策划编辑:余　雯
责任编辑:张　琴
封面设计:廖亚萍
责任校对:谢　源
责任监印:周治超
出版发行:华中科技大学出版社(中国·武汉)　　电话:(027)81321913
　　　　　武汉市东湖新技术开发区华工科技园　　邮编:430223
录　　排:华中科技大学惠友文印中心
印　　刷:湖北恒泰印务有限公司
开　　本:787mm×1092mm　1/16
印　　张:17.5　插页:2
字　　数:370 千字
版　　次:2022 年 11 月第 1 版第 1 次印刷
定　　价:69.80 元

本书若有印装质量问题,请向出版社营销中心调换
全国免费服务热线:400-6679-118　竭诚为您服务
版权所有　侵权必究

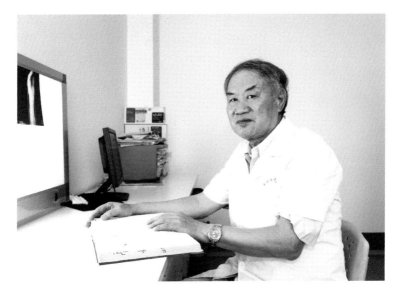

徐昌伟近照

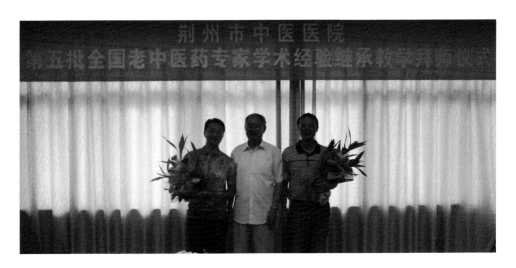

徐昌伟和他的学生

Foreword 序

　　徐昌伟主任医师的祖父徐仲珊是二十世纪五六十年代沙市八大名医之一，他12岁就随祖父识药抄方，学习经典，立志悬壶济世；18岁师从沙市骨伤名医刘昌发，至今从事骨伤临床诊疗已六十余载，为荆楚骨伤科的发展做出了重要贡献。

　　徐昌伟主任医师通过长期的诊疗工作积累了丰富的临床经验，对骨伤科用药及手法均有独到见解。他重用清热解毒药治疗颈肩腰腿痛常获良效；他巧施手法治疗骨折筋伤每可即刻生效。因此求医者盈门，后学求教者不断。

　　徐昌伟主任医师是第五批全国老中医药专家学术经验继承指导老师，他的学生整理出版了《徐昌伟中西医结合治疗骨关节病临证经验集萃》一书，该书以膝关节骨关节炎和髋关节骨关节炎为出发点，分别从中医、西医角度论述疾病，力求将中西医结合治疗髋、膝关节病的各家学说完整地呈现，将徐昌伟主任医师的应用心得尽可能鲜活地保存和展示。该书在体例上求真务实，不落俗套；在内容上既有实际病例，又有理论探讨，尊古厚今，衷中参西，对学习好中医骨伤科学，做好骨伤临床诊疗工作有一定指导意义。愿读者用心学习领会，愿徐昌伟主任医师的学术思想和临床经验在荆楚大地得以推广，造福大众。

湖北省中医院　熊昌源

Preface 前　言

　　徐昌伟主任医师出生于中医世家,祖父徐仲珊为沙市八大名医之一。徐昌伟主任从小受杏林熏陶,立志悬壶济世,随祖父识药抄方,18岁师从沙市八大名医之一刘昌发老先生,在骨伤科用药和手法方面积累了丰富的经验,有着独到之见解。现任湖北省中西医结合学会骨科专业委员会委员,为湖北省知名中医,第五批全国老中医药专家学术经验继承指导老师。曾担任湖北省长江大学医学院(现更名为医学部)中医骨伤科学教授、湖北中医药大学兼职教授,先后在多个省市级学术团体任职,徐老热爱中医事业,中医药理论造诣深厚,积累了丰富的中西医结合治疗骨科疾病的临床经验,对骨折、颈肩腰腿痛、风湿性疾病有独到的治疗方案。

　　本书来源于徐昌伟主任医师在临床工作中的实践总结,文字通俗易懂,深入浅出,共分为上、中、下三篇:上篇为骨关节病总论,使读者从中西医的层面对骨关节病有一个总领式的认识;中篇着重论述了中西医对膝关节骨关节炎的认识,中西医结合治疗膝关节骨关节炎的思路和经验总结;下篇主要介绍了中西医对髋关节骨关节炎的认识,中西医结合治疗髋关节骨关节炎的思路和经验总结。

　　对于本书的编写,尽管作者做了很大的努力,多方收集文献,认真编辑修正,但限于水平,仍不免存在不足之处,请读者批评指正。

湖北省荆州市中医医院　张朝驹

Contents 目 录

上篇 骨关节病总论

第一章 概述 ……………………………………………………………………… 3

中篇 膝关节骨关节炎

第二章 膝关节骨关节炎的中医理论 ……………………………… 17

第一节 中医病名探讨 ……………………………………… 17

第二节 中医病因病机 ……………………………………… 18

第三节 中医辨证分型 ……………………………………… 21

第四节 中医治则与治法 …………………………………… 22

第五节 中医调护 …………………………………………… 22

第六节 中药治疗 …………………………………………… 25

第七节 常用中药与方剂 …………………………………… 28

第八节 针灸 ………………………………………………… 35

第九节 推拿 ………………………………………………… 43

第十节 针刀治疗 …………………………………………… 49

第十一节 生物疗法 ………………………………………… 59

第十二节 其他治疗 ………………………………………… 60

第三章 膝关节骨关节炎的古代医家医论 ……………………… 66

第四章 膝关节骨关节炎的近现代医家经验 …………………… 77

第五章 膝关节骨关节炎的西医理论 ……………………………… 84

第一节 膝关节应用解剖 …………………………………… 84

第二节 膝关节骨关节炎的病因病理 ……………………… 86

第三节 膝关节骨关节炎的临床表现和检查 ……………… 91

第四节 膝关节骨关节炎的诊断标准和鉴别诊断 ………… 95

第五节 膝关节骨关节炎的分期 …………………………… 96

第六节　膝关节骨关节炎的非药物治疗 ……………………… 98

第七节　膝关节骨关节炎的药物治疗 ……………………… 101

第八节　膝关节骨关节炎的关节腔内注射疗法 ……………… 109

第九节　膝关节骨关节炎的膝关节镜手术 …………………… 114

第十节　膝关节骨关节炎的保膝手术——HTO ………………… 119

第十一节　膝关节骨关节炎的保膝手术——膝单髁置换术 ……… 121

第十二节　膝关节骨关节炎的全膝置换术 …………………… 127

第十三节　膝关节骨关节炎的运动与康复疗法 ……………… 133

第六章　膝关节骨关节炎中西医结合诊疗的思路与研究方法 …… 138

第七章　徐昌伟治疗膝关节骨关节炎的临证经验 ……………… 143

下篇　髋关节骨关节炎

第八章　髋关节骨关节炎的中医理论 ………………………… 153

第一节　中医病名探讨 …………………………………… 153

第二节　中医病因病机 …………………………………… 154

第三节　中医辨证分型 …………………………………… 155

第四节　中医治则与治法 ………………………………… 156

第五节　中医调护 ………………………………………… 157

第六节　中药治疗 ………………………………………… 159

第七节　常用中药与方剂 ………………………………… 162

第八节　针灸 ……………………………………………… 169

第九节　推拿 ……………………………………………… 171

第十节　针刀治疗 ………………………………………… 175

第十一节　其他治疗 ……………………………………… 177

第九章　髋关节骨关节炎的古代医家医论 …………………… 180

第十章　髋关节骨关节炎的近现代医家经验 ………………… 187

第十一章　髋关节骨关节炎的西医理论 ……………………… 191

第一节　髋关节的应用解剖 ……………………………… 191

第二节　髋关节骨关节炎的病因病理 …………………… 196

第三节　髋关节骨关节炎的临床表现和检查 …………… 199

第四节　髋关节骨关节炎的诊断标准与鉴别诊断 ……… 205

第五节　髋关节骨关节炎的病情评估 …………………… 210

第六节　髋关节骨关节炎的非药物治疗 ………………… 215

第七节　髋关节骨关节炎的药物治疗 …………………… 218

第八节　髋关节骨关节炎的注射疗法 …………………… 224

第九节　髋关节骨关节炎的髋关节镜手术 ……………………………… 229

第十节　髋关节骨关节炎的保髋手术 …………………………………… 231

第十一节　髋关节骨关节炎的关节置换术 ……………………………… 235

第十二节　髋关节骨关节炎的运动与康复疗法 ………………………… 242

第十二章　髋关节骨关节炎中西医结合诊疗的思路与研究方法 ……… 245

第十三章　徐昌伟治疗髋关节骨关节炎的临证经验 …………………… 255

第一节　中医对"髋"的认识探讨 ……………………………………… 255

第二节　徐昌伟治疗髋关节骨关节炎的典型病案和临床经验总结 …… 256

第十四章　徐昌伟中医骨伤科学术思想与辨证思路 …………………… 259

主要参考文献 …………………………………………………………… 268

上篇
骨关节病总论

第一章 概述

骨者,弧也,为身体的支架,"主持躯壳也"(《人身通考·骨》);"骨者,髓之府","髓者,骨之充",骨与髓相互合为一体,称为骨髓,在脏与肾相连。"肾主身之骨髓"(《素问·痿论》),肾精气充盈,则骨关节强健、有力。

一、骨、骨关节生理功能

(一)骨为躯干

骨为干,支撑全身,与髓相合,营养百骸,《灵枢·海论》曰:"髓海有余,则轻劲多力,自过其度。"

(二)连系周身

骨与筋、肉、脉、皮组成骨关节。筋束骨,通利关节;肉满实,关节柔韧;脉为营,营养骨髓;皮布被骨、骨关节,骨关节厚实,通利坚强,则身体各关节活动自如,灵活机敏。

二、骨、骨关节的病理

(一)强力损伤,气血瘀阻

跌扑闪挫,骨关节受强力挫折,关节损伤,轻则痛,重则损,脉滞,气血瘀阻,关节屈伸不利,内收外展受限,引起骨、骨关节系病。清代尤在泾曰:"瘀血腰痛者,闪挫及强力举重得之。盖腰者,一身之要,屈伸俯仰,无不由之。若一有损伤,则血脉凝涩,经络壅滞,令人卒痛不能转侧。"(《金匮翼》)临床所见,腰腿、肩背、颈项关节疾病之因,多如此。

(二)外感寒湿,气血凝滞

寒邪凝滞,湿邪重着,外感寒湿之邪,不能宣散,筋骨脉肉滞着不通,骨关节不利,疼痛重滞,骨、骨关节病乃成。唐代孙思邈曰:"骨极者,主肾也。肾应骨,骨与肾合。"又曰:"以冬遇病为骨痹,骨痹不已,复感于邪,内舍于肾,耳鸣,见黑色是其候也。若肾病则骨极。"(《备急千金要方》)这说明寒湿凝滞不散是骨、骨节病之因。天阴雨湿,寒冷侵骨,骨关节病加剧,是其特征。

(三)饮食不节,痰湿流注

饮食不节,脾胃损伤,脾不运湿,湿郁成痰,痰湿流注骨、骨关节,阻滞经脉,也可引起骨、骨关节病。明代方隅曰:"痰为津液所化,行则为液,聚则为痰,沉则为津,止则为饮。"(《医林绳墨·腰痛》)这说明痰湿凝聚,引起腰痛。"肥人肢节痛,多是风湿与痰饮流注经络而痛。"(《丹溪心法》)

(四)劳役伤肾,肾精亏损

肾主骨,劳役伤肾,"嗜欲过度,劳伤背经"(《济生方·腰痛》),"肾气一虚,凡冲风,受湿,伤冷,蓄热,血沥,气滞,水积,坠伤,与夫失志,作劳,种种腰痛,迭见而层出矣"(《仁斋直指方》),明确指出肾精亏损,是引起骨、骨关节病的主要原因。故中老年骨、骨关节病发病率较高,正是肾气损伤,骨、骨关节不实的缘故。

三、骨、骨关节病的内容

骨、骨关节病,指四肢、躯干骨、骨关节部位疼痛、疏松、不利、肿胀等疾病,包括肩痛、颈项痛、腰痛、腰腿痛、骨痹、历节病、痛风。骨及骨关节痨、湿热痹等,未在本章论述。

四、骨、骨关节病的证候特征

(一)骨、骨关节疼痛

疼痛是骨、骨关节病的主要临床特征。隋代巢元方曰:"(骨关节)痛不可得按抑,不可得转动,痛处体卒无热,伤风冷则骨解深痛,按之乃应骨痛也。"(《诸病源候论卷一·贼风候》)急性发作,关节部红肿热痛;中后期急性发作,局部疼痛关节或热,或冷,或刺痛,或冷痛,或隐痛,或绵绵发作。多与情绪及气候变化有关,或由饮食燥热引发。如痛风疼痛,多为食厚味燥热引起;关节病复作,多在情绪及天气剧变之后。宋代严用和曰:"痛如掣者,为寒多;肿满如脱者,为湿多;汗出者,为风多。"(《济生方》)

(二)骨、骨关节肿大变形

骨、骨关节肿大变形也是骨、骨关节病的常见临床征象。唐代孙思邈曰:"久不治者,令人骨节蹉跌。"(《备急千金要方》)肿痛或肿胀或红肿,肿处或如石而硬,或节间膨大,或肌肉挛缩变形如鹰爪,或脊柱强直不能自转侧。

（三）骨、骨关节屈伸不利

骨、骨关节屈伸不利,活动受限,也是骨、骨关节病的又一特征。汉代张仲景曰:"诸肢节疼痛,身体魁羸,脚肿如脱。"又曰:"病历节不可屈伸,疼痛。"（《金匮要略·中风历节病脉证并治》）华佗亦曰:"痹病或痛痒,或麻或急,或缓而不能收持,或举而不能舒张,或行立艰难。"（《中藏经》）骨关节屈伸、内收、外展即痛,挛急,活动受限,如肩关节痛,上肢活动疼痛,运动不利。

五、骨、骨关节病辨证纲要

（一）风湿阻络

风湿外感,流注骨、骨关节间,引起骨、骨关节病。症见骨、骨关节痛,游走不定,或滞着骨关节、肌肉间。幼年患者部分可见手足动摇,颤抖。脉浮,或浮紧,或弦紧,或滑数,或结代。舌红,苔白,或白滑,或白厚。辨证为风湿内盛,阻滞经脉。治当疏风除湿,强筋壮骨。

（二）寒湿流注

寒湿流注骨、骨关节,寒则收引;湿性重着,骨、骨关节病证见关节疼痛,遇冷增剧,遇热痛减。疼痛关节重着,有冷感,全身畏寒。脉沉紧,或沉数,舌或淡青,或青紫,苔白。辨证为寒湿内盛,治宜通经络,除寒湿。

（三）湿热伤筋

湿热滞着骨、骨关节,引起骨、骨关节病之症。症见关节红肿热痛,遇热增剧,着冷即舒,局部红肿,肘膝踝关节部可见红斑,或湿结。脉滑数,或数紧,舌红,苔黄腻。辨证为湿热型,临床又有湿盛或热盛之分。治宜清热除湿,通利关节。

（四）气血瘀阻

久患骨、骨关节病,常见血瘀络阻。症见关节疼痛,屈伸不利,活动受限,每遇天气剧变,或活动重力牵引即痛,痛处固着一处。全身其他部位或见瘀阻征象,脉弦或沉弦,或弦紧,舌红绛,苔白,为血脉瘀阻之征。治宜活血祛瘀,通经活络。

（五）阴阳俱虚

骨、骨关节病日久,阴阳俱虚。部分骨、骨关节病,肾气先亏而后发,虚损之征更为突出。一般可见面色苍白,精力不振,畏寒肢冷,或虚热上冲,头昏懒言,心悸不安,关节疼痛,或屈伸不利,或隐隐不适,手足厥冷,或手足心热,阴阳俱虚。辨阴虚或是阳虚以治。治宜滋阴壮阳,或壮阳温肾。

六、诊断

骨关节病即骨关节炎,是一种慢性关节疾病,又称增生性关节炎、肥大性关节炎、老年性关节炎、软骨软化性关节病等。它的主要病变是关节软骨的退行性变和继发性骨质增生。它可继发于创伤性关节炎、畸形性关节炎。

关节软骨由于年龄增长、创伤、畸形等,软骨磨损,软骨下骨显露,呈象牙样骨,在关节缘形成厚的软骨圈,通过软骨内化骨,形成骨赘;关节囊产生纤维变性和增厚,限制关节的活动,关节周围的肌肉因疼痛而产生保护性痉挛,使关节活动进一步受到限制,增加了退行性变进程,关节发生纤维性强直。

(一)病史

病程长,多有关节劳损和负重史,多见于中老年人。

(二)症状、体征

1. 疼痛 主要症状为关节疼痛,早期为钝性,以后逐渐加重,可出现典型的"休息痛"与"晨僵",患者会感到静止时疼痛,即关节处于一定的位置过久,或在清晨起床时,感到关节疼痛与僵硬,稍活动后疼痛减轻;如活动过多,则因关节摩擦又产生疼痛。早期疼痛常因某些因素(例如劳累、活动量增加、天气变化等)加重,后期则休息时或夜间疼痛反而明显。颈椎发生本病时,可有颈项疼痛不适,或上肢放射性疼痛;腰椎发生本病时,腰部疼痛不适,常伴有下肢放射性疼痛。

2. 关节活动受限 早期轻微,仅在晨起和久坐后感觉关节活动不灵活,活动后可恢复。随着病情的发展,关节活动范围逐渐受到限制,并可出现关节屈曲挛缩、关节畸形,关节有炎症时,可见关节滑膜肿胀、积液,关节活动时可有交锁感或伴滑膜摩擦音。

(三)常见部位及其特征

1. 手 指间关节最常受累,尤其是远端指间关节。肿痛和压痛不太明显,亦很少影响关节活动。特征性改变如下:在指关节背面的内外侧,出现骨性增生而形成硬结节,位于远端指间关节的结节称 Heberden 结节,位于近端指间关节的结节称为 Bouchard 结节。这种结节发展很慢,只有少数患者最终会出现远端指间关节的屈曲或外斜畸形。当第一腕掌关节受累而有骨质增生时就形成"方"形手。

2. 膝 膝关节痛是本病患者就医常见的主诉。其早期症状为上下楼梯时疼痛明显，尤其是下楼时为甚，呈单侧或双侧交替出现；平地行走时，可出现关节交锁；后期或关节有炎症时，可出现关节肿大，也可出现关节腔积液；严重者可出现膝内外翻畸形。

3. 髋　髋关节痛表现为大转子部、臀外侧、腹股沟等部位疼痛，可放射至膝。髋的内旋和伸直活动受限。

4. 足　第一趾关节是病变出现的常见部位。穿紧足鞋和反复外伤是其病因。症状为局部疼痛、骨性肥大和踇外翻。

5. 脊柱　椎体、椎间盘、骨突关节的退行性病变引起颈、腰段椎体的病变。局部出现疼痛、僵硬。少数严重者因椎体边缘的唇样增生和骨赘压迫局部神经根、脊髓或局部血管而出现各种放射性痛或神经系统症状。

（四）影像学检查

X线摄片检查为骨关节炎的常规检查，早期多正常，中、晚期可见关节间隙不对称狭窄，关节面下骨硬化和变形，关节边缘骨赘形成及关节面下囊肿和关节腔游离体。

骨关节炎分为5级：0级正常；Ⅰ级关节间隙可疑变窄，可能有骨赘；Ⅱ级有明显的骨赘，关节间隙轻度变窄；Ⅲ级中等量骨赘，关节间隙变窄较明确，软骨下骨骨质轻度硬化改变，范围较小；Ⅳ级大量骨赘形成，可波及软骨面，关节间隙明显变窄，硬化改变极为明显，关节肥大及明显畸形。早期可见关节边缘有骨赘形成，关节间隙变窄，软骨下骨有硬化和囊腔形成。到晚期关节面凹凸不平，骨端变形，边缘有骨质增生，关节内可有游离体。脊椎发生骨关节病时，椎间隙变窄，椎体边缘变尖，可见唇形骨质增生。

七、治疗

骨关节病是一个良性、慢性疾病。中医治疗主要消除或减轻疼痛，改善关节活动，增加关节的稳定性，防止畸形发生。手术治疗主要用于疼痛症状较重、活动障碍、畸形和关节紊乱严重影响关节功能等情况。

（一）非手术治疗

1. 药物治疗

1）中药内治

（1）气滞血瘀证：①治法：活血化瘀通络。②主方：血府逐瘀汤（《医林改错》）加减。③常用药：红花、桃仁、当归、川芎、赤芍、柴胡、乳香、没药、延胡索、透骨草、姜黄、地龙。

（2）寒湿痹阻证：①治法：温经散寒、养血通脉。②主方：蠲痹汤（《医宗金鉴》）加减。③常用药：羌活、防风、当归、炙甘草、赤芍、白芍、制黄芪、姜黄、生姜、苏木。

（3）肝肾亏损证：①治法：滋补肝肾。②主方：左归丸（《景岳全书》）加减。③常用药：熟地黄、山药、枸杞、山茱萸、川牛膝、鹿角胶、龟板胶、菟丝子。

（4）气血虚弱证：①治法：补气补血。②主方：八珍汤（《丹溪心法》）加减。③常用药：人参、肉桂、川芎、熟地黄、茯苓、白术、炙甘草、黄芪、当归、白芍。

2）中药外治　遵循中医辨证论治原则，与内治法在病因、病机、辨证用药上是相同的，一般有中药熏洗、外敷、中药离子导入、中药熨烫等方法。

2. 手法治疗　手法治疗为中医学传统而有效的治疗方法。它通过放松软组织、松解粘连、缓解痉挛起到疏通气血，改善局部血液循环，促进软骨的新陈代谢和炎性物质吸收的作用。采用揉、按、拿、捏手法解除软组织紧张与痉挛；点穴以减轻疼痛；采用推拿、揉按、旋转以增加关节活动度；采用捶法、压法、叩击法以消除关节肿胀；采用牵引法增加关节活动度。

3. 针灸、针刀治疗　目前骨关节病的针灸治疗形式丰富多样，包括针刺、小针刀、穴位注射等单一疗法和温针灸、电针、火针、针推结合、针罐结合、针药结合等综合疗法两大类。综合疗法通过不同疗法间的相互配合，与单一疗法相比在改善症状上更具优势。例如温针灸属刺法和灸法结合发挥双重作用，以温肾壮阳、补肾养骨为主，辅以温经散寒、通络止痛，达到标本同治的目的，在临床上应用较广。

4. 灸法　灸法指将艾绒或其他药物放置在体表腧穴上烧灼、温熨等，借助灸火的温和热力以及药物的作用，通过经络的传导，温通气血，扶正祛邪，达到治疗疾病和预防保健目的的方法。根据灸法使用的艾、灸具等的不同可将灸法分为艾炷灸、艾条灸、隔物灸（姜、蒜、药饼）、药绒艾、温针灸、温筒灸、发疱灸、丹灸、雷火针灸、灯火灸等法。骨关节病施用灸法常选用内膝眼、外膝眼、阴陵泉、阳陵泉、血海、梁丘、鹤顶、肝俞、肾俞、犊鼻、足三里等穴位。

5. 拔罐疗法　也称角法，根据使用罐具、治疗方法不同可分为火罐法、水罐法、抽气罐法、药罐法、针罐法等。

6. 其他物理疗法　根据利用的自然条件可分为电疗、磁疗、热疗、蜡疗、泥疗、日光浴、砂浴、温泉疗法等。

（二）手术治疗

1. 适应证　反复发作的关节肿痛、关节积液，非手术治疗欠佳；关节活动功能已不同程度地受限；因先天或后天关节畸形所致的骨关节病，症状呈进行性加剧；骨关节病伴关节内游离体形成；原发性关节病及各种疾病所致的继发性骨关节病，关节严重损坏，关节功能明显丧失；持续性关节肿痛；X线片显示受累关节已呈晚期改变；严重关节肿痛，影响日常工作及生活，非手术治疗欠佳。

2. 手术方法　截骨术；肌肉松解术；关节清理术；软骨下骨穿透术；关节切除成形术；骨软骨和自体软骨细胞移植术；人工关节置换术；关节融合术等。

八、功能锻炼

中医常用的有太极拳、易筋经、八段锦、十二段锦、十六段锦、五禽戏等以动为主的功法。西医功能锻炼的原则是增加关节活动度、增强关节周围肌力、增加耐力等。

（彭昌华　朱元元　王顺华）

中篇
膝关节骨关节炎

膝关节骨关节炎是临床常见的骨关节慢性疾病,又称为膝关节退行性关节炎。该病虽不会威胁患者生命安全,但对日常生活质量影响很大,同时也给患者带来了较大的经济负担。本病多与骨关节退变损伤、气候因素及患者的职业等因素有关。本病按发病原因可分为原发性和继发性。随着人口老龄化,该病的发生率逐年增长。近年通过对膝关节骨关节炎的不断研究,研究者对该病的认识也更加深入,取得了不错的治疗效果。然而仍需要不断深入研究,改善对该病的治疗效果,帮助患者提高生活质量。

膝关节骨关节炎系属中医学"骨痹"领域,首见于《黄帝内经》(下文简称《内经》)。《素问·痹论》描述膝关节骨关节炎的主要症状为"痹在于骨则重,在于脉则血涩而不流,在于筋则屈不伸,在于肉则不仁,在于皮则寒",并提出"筋痹""脉痹""肌痹""皮痹""骨痹"的概念。《素问》中"肾生骨髓""肾其充在骨"与"肾主骨生髓"都是说肾中精气充盈,方能充养骨髓,骨的生长发育有赖于骨髓的充盈及其所提供的营养。《华佗神方·论骨痹》中也曾提出:"骨痹者,乃嗜欲不节,伤于肾也。"《内经》"病在骨,骨重不可举,骨髓酸痛,寒气至,名曰骨痹",肾虚会导致骨骼退化,并更容易受风寒湿邪的侵袭,《素问·痹论》:"五脏皆有合,病久而不去者,内舍其合也。故骨痹不已,复感于邪,内舍于肾。"

《虚损病类钩沉·骨痹》中则认为本病之病位虽然在关节、骨髓、筋膜与肌肉,但肾主骨生髓,肝主筋,脾主肌肉,故肾、肝、脾应为本病的源头。其病情多为蚕食样发展,病性多呈虚损性,说明骨、髓、筋、肉受损,肾、肝、脾受伤,营气、卫气、中气、元气受害,诸邪乘虚潜伏筋膜、关节、经脉、血络、骨髓,故而胶着难解,而成难医之病。《卫生宝鉴》"老年腰膝久痛,牵引少腹两足,不堪步履,奇经之脉,隶于肝肾为多"则提出老年人久患腰膝疼痛,为肝肾两虚之征,其病因病机为老年人脏腑衰弱,肝肾精血不足,无以濡养筋脉与筋骨而发,故而出现关节疼痛、膝痛等。肝主筋,肾主骨,筋附骨,中年以后肝肾渐亏,肝虚无以养筋,肾虚无以主骨,再遇风寒湿邪或跌仆闪挫致使气滞血瘀,痰湿痹阻,日久则脉络失和。

《素问·痹论》"风寒湿三气杂至,合而为痹也"提出痹证是由风、寒、湿三种邪气裹挟作用于机体,导致气血瘀滞,生为痹证。《说文解字》"痹,湿病也"说明湿邪与痹证的形成有着密切的关系。而《中藏经·论痹》"痹者,风寒暑湿之气中于人,则使之然也。其于脉候、形证、治疗之法亦各不同焉"将痹证的病因阐述为风、寒、暑、湿四种邪气共同作用于机体的过程。《症因脉治·卷三》"痹者闭也,经络闭塞,麻痹不仁,或攻注作痛,或凝结关节,或重着难移……故名曰痹"将痰瘀阻滞经络概括为痹证的病因之一。王清任《医林改错》中也有"痹由瘀血致病"一说。叶天士对于痹久不愈者,有"久病入络"之说,提倡活血化瘀,宣通经脉,还提出"虚人久痹宜养肝肾气血"。

目前,大多数学者认为本病病因病机为肝肾亏虚,气血不足而致筋脉失养拘急或慢性劳损,风、寒、湿邪内侵致筋脉不通,气血瘀滞为痛。强调肝肾亏虚为本,感受风、寒、湿外邪,气血瘀滞为标。

一、中医治疗进展

（一）病因病机认识

根据中医辨病依据，骨关节炎归属于中医"痹证"范畴，其病因与年老体衰、长期劳累、外感风寒湿邪等有关。对其病机的认识有以下五方面：①肝肾亏虚。肝主筋、肾主骨，年老肝肾亏虚，肝虚无以养筋，肾虚不能主骨，筋骨失养，是本病的病理基础。②营卫失调，气血亏虚。人体气血不足，筋脉骨骼失于濡养，容易导致痹证的发生；因营卫亏虚，腠理不密，风寒湿热之邪乘虚而入，致使气血凝涩，筋脉痹闭而成；痹证日久，内舍脏腑，往往伤及真阴，阴伤亦可致血脉涩滞不利，筋脉日益痹闭，邪气日益痼结。③风寒湿邪侵袭。《素问·痹论》曰："所谓痹者，各以其时，重感于风寒湿之气也。"寒气伤肾入骨，使骨重不举，酸削疼痛，久而关节变形，活动受限，形成骨痹。④瘀血痰浊痹阻经络。痰瘀均为有形之阴邪，瘀血是血液运行障碍、血行不畅而产生的病理产物。《类证治裁·痹证》曰："痹久必有瘀血。"故瘀血既是骨关节炎的病理产物，也是其病因。痰浊是由水液输布障碍，水湿停滞，聚湿而成，其是骨关节炎的病理产物。痰湿阻滞经脉，气血运行受抑，会加重瘀血，故痰浊又是骨关节炎的致病因素。⑤劳损及外伤致病。

（二）中医内治法

祖国医学认为骨关节炎是因肝肾亏虚，筋骨失荣，夹杂风寒湿邪入侵致气血瘀滞，筋脉失养，关节阻痹，而发为骨痹，治疗主要为补益肝肾、散寒通络、活血化瘀。如独活寄生汤，主在强肝肾、补气血、除风湿、壮筋骨，故膝痹痛自愈。

（三）中药外治法

1. 中药熏蒸 熏蒸疗法是借温度、机械和药物的作用对机体发挥治疗作用，利用药汤的热量，在引起患处皮肤血管扩张的同时促进血液及淋巴循环，增强机体免疫功能，达到疏通筋络、调和气血的目的。

2. 中药敷贴 中药敷贴是将药物制作成膏状或散剂敷于患处，药物通过皮肤屏障渗透至病灶，从而起到活血化瘀、散寒通络除湿、消肿止痛等作用。

3. 中药离子导入 中药离子导入是通过药物在局部的浓度高于全身给药后到达患处的药物浓度，使药物更易发挥作用。

4. 针灸推拿 针灸能够疏通局部经络，改善气血运行，实验针灸学中对针灸镇痛原理的研究显示，针灸刺激能增加大脑中枢神经递质的含量，缓解肌肉组织缺血、缺氧的状态。

5. 针刀疗法 针刀疗法通过松解软组织粘连，使周边气血疏通、条畅，以达到解痉止痛的作用。

二、西医治疗进展

目前膝关节骨关节炎病因尚未明确,一般分为原发性和继发性两种。

(一)病因认识

现代医学研究认为本病的病因与很多因素有关;既往的病因学研究显示,年龄、性别、种族、体重、营养、职业工种、免疫学因素、遗传因素等均对膝关节骨关节炎的发病有影响,其中年龄、性别及体重与膝关节骨关节炎发病的关系非常密切。

(二)西药治疗

目前临床治疗膝关节骨关节炎的用药主要分为镇痛类和改善类。镇痛类主要有对乙酰氨基酚、COX-2 抑制剂,以及传统的 NSAID 等。对乙酰氨基酚主要用于轻度膝关节骨关节炎疼痛,COX-2 抑制剂与传统的 NSAID 可用于中重度疼痛,有研究表明选择性的 COX-2 抑制剂与传统的 NSAID 相比具有较高的安全性。COX-2 抑制剂能够减少胃肠道反应,目前临床首选 COX-2 抑制剂治疗膝关节骨关节炎。对于难以控制的疼痛,可考虑使用阿片类镇痛药,如吗啡、可卡因等。改善类药物主要有硫酸氨基葡萄糖(GS),GS 存在于机体内尤其是关节软骨中,是人体合成关节软骨基质的重要组成成分,GS 可阻断骨关节炎的病理过程,具有消炎作用,可缓解疼痛,改善关节功能,阻止骨关节炎病程的发展。

(三)注射疗法

膝关节骨关节炎注射疗法主要是向关节腔内注射透明质酸钠、激素等。玻璃酸钠是一种由关节内滑膜 B 细胞分泌的线形黏多糖,是关节滑液和软骨基质内的重要成分。注射玻璃酸钠可以抑制痛觉感受器兴奋,减缓疼痛,同时膝关节腔内注入玻璃酸钠有如增加关节腔内润滑液,起到保护关节的作用,减少关节面的摩擦。

(四)物理治疗

物理治疗包括磁疗、电疗、超声波治疗、热疗等,这些方法可以改善局部血液循环,促进炎症吸收,缓解肌肉的痉挛,降低骨内高压,加快关节软骨的新陈代谢。

(五)运动疗法

运动疗法包括肌力训练、关节伸展训练等,可增强关节的稳定性,减轻软骨的负荷,防止和延缓关节软骨的退变。

（六）手术治疗

1. 关节镜手术　关节镜手术是轻中度膝关节骨关节炎的主要治疗方法之一,通过关节镜的可视性,直观地修复膝关节创面、修切半月板、切除滑膜、松解粘连、改善关节活动度。

2. 胫骨高位截骨术　此手术可分为膝内侧间隙膝关节骨关节炎胫骨截骨术和膝外侧间隙膝关节骨关节炎胫骨截骨术,一般前者手术效果优于后者,此术可纠正偏移的下肢力线,缓解内侧胫骨关节面的磨损,改善循环,利于软骨的修复,改善关节功能。

3. 人工关节置换术　膝关节骨关节炎晚期患者,严重的疼痛和关节畸形严重影响患者生活质量,而非手术治疗不能有效缓解病痛,全膝置换术是唯一能取得满意效果的治疗方法。

4. 基因治疗　既往研究早已明确微 RNA(microRNA,miRNA/miR)在骨关节炎的病理发生和进展中发挥重要作用。有研究通过检测骨关节炎患者血浆中的 miRNA 表达水平,发现 miR-9、miR-155、miR-98 表达水平基本上调,而 miR-140、miR-27a、miR-146a 和 miR-138 表达水平下调,这也为通过检测这些异常表达的 miRNA 以诊断和评估骨关节炎的严重程度提供了可能。

5. 其他　随着生命科学技术的发展,对于无关节畸形的单纯软骨损伤开始倾向于应用软骨移植技术治疗,如骨膜移植、自体软骨细胞移植等。由于这些技术尚未成熟,临床报道较少,其疗效需进一步观察。

（彭昌华　朱元元　梅京松）

第二章　膝关节骨关节炎的中医理论

第一节　中医病名探讨

在祖国医学中并无"膝关节骨关节炎"这一病名,在中医古籍中无法查找到这一病名,现代中医学者发现膝关节骨关节炎的临床症状描述多与古代文献中"膝痛""鹤膝风""白虎风""痹""痿"等病名相符,但最符合其临床症状描述的是"骨痹"。

痹病最早见于《内经》中,《素问·痹论》中有"肾主骨""肝主筋""风寒湿三气杂至,合而为痹也。其风气胜者为行痹,寒气胜者为痛痹,湿气胜者为著痹也"等记载,这表明《内经》认为痹病是由于感受风、寒、湿等不同邪气而致病,同时又因感受的邪气不同,所导致的病情也会有所不同,从而分为不同的证型。《素问·痹论》中记载"以冬遇此者为骨痹,以春遇此者为筋痹,以夏遇此者为脉痹,以至阴遇此者为肌痹,以秋遇此者为皮痹",将痹病分为"骨痹""筋痹""脉痹""肌痹""皮痹"等,又提出"痹在于骨则重,在于脉则血涩而不流,在于筋则屈不伸,在于肉则不仁,在于皮则寒",从而将此五痹的不同道出。其中骨痹在《素问·长刺节论》中被提及:"病在骨,骨重不可举,骨髓酸痛,寒气至,名曰骨痹。"《素问·逆调论》曰"骨痹,是人当挛节也",将骨痹的临床症状描述而出。

"痹"并非该病唯一病名,在不同朝代,不同的医家根据其临床症状及疾病特点,赋予其不同病名。如张仲景所写《金匮要略》中将此病称为"历节""湿痹"等,其中"历节"之意为遍历关节之痛疾病。此外,还有许多称呼,如《诸病源候论》将该病称为"历节风",《济生方》称其为"白虎历节",《格物余论中》称为"痛风",《证治准绳》将其称为"鹤膝风"或"鼓槌风"。

该病在历朝历代因医家对其的不同见解,有不同称呼,难以统一,现代中医学目前将其归类为"骨痹"范畴而加以诊治。

（彭昌华　朱元元　涂扬茂）

17

第二节 中医病因病机

临床实践认为膝关节骨关节炎发病与肝、脾、肾三脏关系最为密切，该病是多病因的疾病，风、寒、湿、痰、虚、跌仆损伤为主要的病因，其发病还与年老、劳损有关。更多的文献表明年老劳损、肝肾亏虚是本病的发病基础，血瘀是发展过程中的重要病理因素，风、寒、湿是常见的致病或诱发因子。邪癖痹阻经络，血脉凝涩不得宣通为其关键病机，属于本虚标实。

一、发病基础

《内经》曰："病在阳曰风，病在阴曰痹。故痹也，风寒湿杂至，犯其经络之阴，合而为痹。痹者闭也，三气杂至，雍闭经络，血气不行，故名为痹。"痹之形成，多由正虚于内，阳虚于外，营卫虚于经络，风借寒之肃杀之力，寒借风之疏泄之能，湿得风寒之助，参揉其中，得以侵犯机体。初犯经络，继入筋骨，波及血脉，流注关节。经气不畅，络血不行，阳气不达，则邪气肆虐，而生疼痛。痹证初期多为风寒湿之邪乘虚入侵人体，气血为病邪闭阻，以邪实为主；如反复发作，或渐进发展，脉络瘀阻，痰瘀互结，则多为正虚邪实；病邪入深，气血亏耗，肝肾虚损，筋骨失养，遂为正虚邪恋之证，以正虚为主。若患者先天不足，素体亏虚，阴精暗耗，则不仅发病为正虚，且缠绵日久，不易治愈，且容易感染。痹证之病变部位在筋骨关节，筋骨有赖于肝肾中精血的充养，又赖于督肾中阳气之温煦，肾虚则先天之本不固，百病滋生。肾中元阳乃人身诸阳之本，风寒湿痹多表现为疼痛、酸楚、重着，得阳气之振奋时能化解。肾中元阴为人身诸阴之本，风湿热痹多化热伤阴，得阴精滋润、濡养始能缓解。故本病与肝肾亏虚，筋骨失养，风寒湿邪侵袭，痰瘀凝滞等因素有关，属本虚标实之证。

二、病因病机

（一）正虚是发病的内在因素

1. 肝肾亏虚 痹痛虽为筋骨间病，但与肝肾关系密切。华佗在《中藏经》中说："骨痹者，乃嗜欲不节，伤于肾也。"这阐明了骨痹与肾脏受损有关。《内经》有云："肝主筋、肾主骨。"又云："膝者，筋之府，屈伸不能，行则偻附，筋将惫矣。"因此，人到中年以后，肾阴虚较为明显。肾虚不能主骨充髓，而腰为肾之府，故肾虚则腰痛。肝肾同居下焦，乙癸同源，肾气虚则肝气亦虚，肝虚则无以养筋以束骨利机关。肝主筋，膝者，筋之府，肝气虚则膝痛，且以夜间为著。又肾为寒水之经，寒湿之邪与之同气相感，深袭入骨，痹阻经络使气血不行，关节闭塞，筋骨失养，渐至筋挛，关节变形，不得屈伸；甚至出现筋缩肉卷，肘膝不得伸，尻以代踵，脊以代头的症状。肝肾精亏，肾督阳虚，不能充养温煦筋骨，使筋挛骨弱而留邪不去，痰浊瘀血逐渐形成，必然造成痹证迁延不愈，最后关节变形，活动受限。

2. 营卫失调，气血亏虚　《素问·痹论》曰："荣者，水谷之精气也，和调于五脏，洒陈于六腑，乃能入于脉也，故循脉上下，贯五脏，络六腑也。卫者，水谷之悍气也，其气慓疾滑利，不能入于脉也，故循皮肤之中，分肉之间，熏于肓膜，散于胸腹。逆其气则病，从其气则愈。不与风寒湿气合，故不为痹。"可见人体气血不足，筋脉骨骼失于濡养，容易导致痹证的发生。因营卫亏虚，腠理不密，风寒湿热之邪乘虚而入，致使气血凝涩，筋脉痹闭而成。痹证日久，内舍脏腑，往往伤及真阴，阴伤亦可致血脉涩滞不利，筋脉日益痹闭，邪气日益痼结。

另一方面，素体阴血不足，经络蓄热，则是风湿热邪入侵发病及病邪从化的内在原因。

3. 脾虚　脾居中焦，主运化、升清和统血，主四肢肌肉。脾为后天之本，为气血生化之源，故"五脏六腑皆禀气于胃"。脾虚运化作用减弱后，不仅会影响肾精肝血之补充，使筋骨血脉失于调养，还会造成水湿不化，湿浊内聚，痰饮内生，流于四肢关节，引起关节疼痛、重着、晨僵，关节肿胀等病症。脾虚亦导致肌肉痿软无力，直接影响肢体关节活动，导致膝关节骨关节炎的发生。

（二）外邪侵袭是发病的诱因

1. 风寒湿邪侵袭　《素问·痹论》云："风寒湿三气杂至，合而为痹也。"湿性重浊而黏腻，所谓"湿胜则肿"，其发为痹，沉着麻木，痹而不仁。蕴而化热，则发为湿热，其病处红肿热痛。更与风寒结党，游走周身，涩滞经脉，疼痛难忍。《素问·痹论》说："所谓痹者，各以其时，重感于风寒湿之气也。""时"指五脏气旺的季节。肾气旺于冬季，寒为冬季主气，冬季感受三邪，肾先应之，故寒气伤肾入骨，使骨重不举，酸削疼痛，久而关节变形，活动受限，形成骨痹。

2. 风湿热邪痹阻　多因外感风热之邪与湿相并，合邪为患，或湿热之邪侵袭筋络，或风湿寒邪郁而化热，痹阻经络关节，或素有内热复感风湿寒邪等，致使风湿热邪留恋于肢体、经络、关节，闭阻不通而为热痛。《金匮翼》云："脏腑经络先有蓄热，而复遇风湿寒之气客之，热为寒郁，气不得通，久之寒亦化热，则痛痹。"

3. 瘀血痰浊痹阻经络 痰瘀均为有形之阴邪。瘀血是血液运行障碍,血行不畅而产生的病理产物。瘀血理论肇始于《内经》。如《素问·调经论》云:"寒独留,则血凝泣,凝则脉不通。"《类证治裁·痹证》说:"痹久必有瘀血。"对瘀血学说贡献最大的当属清代医家王清任。王氏认为"治病之要,在明白气血",并创制了一系列补气活血逐瘀方剂。他在《医林改错》中明确提出了"痹有瘀血"的学术论点,他提示用活血化瘀法治疗痹证时说:"总滋阴,外受之邪归于何处? 总逐风寒去湿热,已凝之血,更不能活。如水遇风寒,凝结成冰,冰成,风寒已散。明此义,治痹证何难? ……用身痛逐瘀汤。"故瘀血既是膝关节骨关节炎的病理产物,也是其病因。在膝关节骨关节炎中,痰浊的形成亦与多种因素有关,脾喜燥而恶湿,脾为湿困,则气血生化无源,肾精肝血无以补充,致使肝肾亏虚严重。痰湿阻滞经脉,气血运行受抑,会加重瘀血。所以痰浊也是膝关节骨关节炎的致病因素。

4. 劳损及外伤致病 《素问·宣明五气论》"久视伤血、久卧伤气、久坐伤肉、久立伤骨、久行伤筋,是谓五劳所伤",说明长期劳损及外伤可形成本病。《素问·阴阳应象大论》说"气伤痛,形伤肿",说明损伤气血可导致作肿作痛。由于膝关节的扭、闪、挫伤致膝关节内外组织损伤,脉络受损,血溢于外,阻塞经络,致气滞血瘀,经络受阻,膝关节及周围组织失养,致使伤部发生疼痛。故往往因病致虚,多由闪挫跌仆,气滞血瘀,久则肝肾亏损,脉络失和,渐成痹证。

(三) 久病入络

"久病入络"理论的首倡者是温病大家叶天士。在痹证的论治上,"风寒湿三气合而为痹,然经年累月,外邪留着,气血皆伤,其化为败瘀凝痰,混处经络,盖有诸矣。"其用药原则主要如下。

1. 辛润透络 以辛香、辛咸之味与活血柔润之品相伍,药选当归尾、桃仁、新绛、红花等治疗痹久络滞者。

2. 辛温宣络 对于寒入脉络之络瘀病证,以辛温、温络、活血之药相合,多选桂枝、姜黄、归身、降香等。

3. 搜剔通络 "每取虫蚁迅速飞走诸灵。俾飞者升,走者降,血无凝着,气可宣通。"多以全蝎、地龙、蜂房等搜剔动药与当归、桃仁、川芎等活血化瘀药配伍应用,治疗结血牢固深入者。

综上,膝关节骨关节炎的临证表现复杂,但无外乎以肝肾气血亏虚为发病基础合并风寒湿邪入侵所致的痹痿兼证,其发病与转归结合了脾虚、瘀血、痰浊等重要环节。故辨证施治应提纲挈领,犀烛洞幽,根据三因制宜原则,谨慎调理。

（彭昌华　朱元元　涂扬茂）

第三节　中医辨证分型

对于"骨痹"的辨证分型,中医界有不同的见解及学派。但总体上是认为因感受如风、寒、湿、热等外邪,而导致经脉闭阻,影响气血的正常运行而发为此病。通常认为该病初期以邪实为主,外邪通常杂糅袭击,应辨何种实邪偏盛,以此对证治疗。若以风邪为主,则见关节酸痛,游离不定;以寒邪为主,则关节疼痛剧烈,痛有定所,得热则缓,遇寒加剧;热邪则常见关节红肿热痛;湿邪则有肢体困住,关节麻木酸痛等症状。随着病情发展,邪气侵袭正气日久,导致正气日渐虚衰,则会出现病症反复发作之状态。当疾病久治不愈时,气血耗损,正气衰败,病邪久留体内,则会出现损伤脏腑,病情绵延,虚实夹杂之态。因此辨证需掌握患者主要症状,并辨别患者属于何种发病时期,辨虚识实,正确分辨患者分型。

中国中医药研究促进会骨伤科分会编订的《膝骨关节炎中医诊疗指南(2020 年版)》将"骨痹"分为如下几类。

(1)湿热痹阻型:主要表现有关节红肿热痛,屈伸不利,可能伴有发热、口渴不欲饮等症状,舌脉象一般为舌红,苔黄腻,脉濡数或滑数。

(2)寒湿痹阻型:主要表现有关节疼痛重着,屈伸不利,得温则减,遇冷加重,可能伴有腰身重痛等症状,舌脉象一般为舌淡,苔白腻,脉濡缓。

(3)气滞血瘀型:主要表现有关节刺痛或胀痛,屈伸不利,可能伴有面色晦暗等症状,舌脉象一般是舌紫暗,脉沉涩。

(4)肝肾亏虚型:主要表现有关节隐隐作痛,可能伴有腰膝酸软无力,劳累后加重等症状,舌脉象一般是舌红,少苔,脉沉细。

(5)气血虚弱型:主要表现有关节酸痛不适,可能有倦怠乏力,头晕目眩,面色少华等症状,舌脉象一般是舌淡,苔薄白,脉细弱。

(彭昌华　朱元元　陈小虎)

第四节 中医治则与治法

一、治疗原则

膝痹病(膝关节骨关节炎)是一种慢性退行性关节疾病,临床分为发作期和缓解期。按照"急则治其标,缓则治其本"的基本原则进行临床遣方用药,辨证施治。发作期治疗重点在于改善症状,缓解疼痛;缓解期以延缓病情发展为目的。总体治疗原则是非药物治疗与药物治疗相结合,必要时手术治疗,治疗应个体化。健康教育、练功是治疗和巩固疗效的重要措施。

二、治法

中医学认为膝关节骨关节炎的发生多是本虚标实,肝肾亏虚为本,风寒湿、痰浊瘀血为标,中医治病讲究标本同治,故对膝关节骨关节炎的治疗原则以补益肝肾、活血化瘀为基础,兼以去除风寒湿热之邪的治疗法则以求标本同治。同时,日常生活中加强对饮食偏嗜的控制,减轻体重对膝关节的负担,来促进膝关节骨关节炎的康复。此外,也可以运用中医外治法如中药熏洗、贴药膏、针灸、推拿等来治疗膝关节骨关节炎。无论口服或外用汤剂治疗还是针灸、推拿单独治疗或者相结合应用治疗,这些方法不但有局部治疗的效果,而且可从整体上调节而达到辅助治疗的目的。

（彭昌华　朱元元　刘伟）

第五节 中医调护

膝关节骨关节炎是临床上常见的疾病类型,治疗方式与治疗药物均较多。但部分治疗方案效果并不理想,患者病情控制未能达到较好效果,给患者造成了心理上的压力,导致患者出现焦虑、抑郁等情绪,也影响了患者的生活质量。临床中配合中医调护能对治疗方案起到补充和协同的作用,取得很好的疗效。

一、合理膳食

中医学认为"益精者气,资气者食,食者,生民之天,活人之本也",强调了饮食对人体的重要性。膝关节骨关节炎患者多为中老年人群,脾肾亏虚,病情缠绵难愈,故而需要合理膳食,增强体力,扶住正气,从而有利于病情的控制和恢复。饮食方面注意清淡、低盐、易消化,营养均衡丰富,多摄入富含钙质、维生素的食物,适当饮水,有利于关节软骨细胞的生成;可多摄入一些豆制品、奶制品以及海产品等,可有效补充钙质及其他营养物质,有利于改善骨质疏松,营养软骨细胞和关节润滑液,减轻关节的症状。

二、起居调养

中医学认为起居调养应"避寒暑、顺四时、安居处",即强调人们应形成良好的起居和生活习惯,这有利于疾病的康复。故而应帮助患者建立一个良好的起居生活习惯,注意随天气的变化增减衣物,注意防寒保暖;早睡晚起,不过度劳累,不熬夜;不长时间地看书看报,注重劳逸结合;衣物、鞋袜应舒适,以免伤及关节,避免长时间站立或跪、蹲等,注意保护关节。

三、情志调护

"情志过极,诸病生焉"。膝关节骨关节炎患者由于病情的影响,多存在一些不良心理情绪,如紧张、恐惧、焦虑、抑郁、急躁、悲观失望等,降低了患者的生活质量,也影响了疗效,故而应给予有效的情志调护。护士应在积极与患者及其家属沟通交流的基础上,全面掌握患者的心理特点,并给予针对性的情志调护,在进行疾病健康教育的基础上,多给予鼓励、关心、安慰等,使其感受到温暖和关爱,能够以正确的态度面对疾病,同时可逐步建立战胜疾病的信心,积极地配合治疗和护理,亦可请病情控制良好的患者进行现身说法,这十分有效。良好的情绪有利于患者气血调达,脉络通利,症状减轻。

四、适当运动

适当运动对于调理脏腑气血,促进关节脉络畅通,减轻或消除关节疼痛、肿胀等症状,促进关节功能的恢复具有十分重要的作用。护士应指导患者选择合适的体育运动方式,如打太极拳、太极剑、练五禽戏、练八段锦、散步、慢跑、游泳、骑自行车等,适度、适量、适时,循序渐进,逐步形成良好的运动习惯,逐渐促进关节功能的恢复。

五、中医临床护理

(一)辨证施护

(1)气滞血瘀证:评估膝关节僵硬发生时间与关节活动能力。给予穴位(阿是穴、阳陵泉、内膝眼、外膝眼、足三里、解溪等穴)按摩,中药熏蒸,膝关节保暖。

(2)湿热痹阻证:评估膝关节红肿的程度及诱发因素,皮温、皮色及完整性,测量腿围。局部给予膝关节冰敷,防止冻伤,理疗结合中药外敷。

(3)寒湿痹阻证:给予膝关节疼痛患者物理疗法,中药熏蒸。灸阿是穴、阳陵泉、内膝眼、外膝眼;取阴陵泉、足三里、解溪等穴拔罐。注意膝关节保暖。

(4)肝肾亏虚证:评估患者下肢有无疲软乏力,不能久立。给予物理疗法,中药熏蒸,饮食调护。

(5)气血虚弱证:评估患者倦怠乏力、头晕目眩、心悸气短的程度。灸阿是穴、足三里、中脘、关元等穴;给予物理疗法,中药熏蒸。注意膝关节保暖和饮食调护。

(二)中药熏蒸护理

中药熏蒸是根据辨证施护的原理,以中医熏蒸患处的治疗方法。熏蒸温度较高,能够扩张血管,使得中药沿皮肤渗透于患处,达到疏通经络、活血化瘀、通络止痛的效果。将红花、龟板、秦艽、桃仁、防风、独活、没药、川牛膝、延胡索、姜黄、川乌研磨成粉,取适量,用纱布包裹放于熏蒸桶内,对患者的膝关节进行治疗,1次/天,每次30分钟,10天为1个疗程。

(三)中医饮食护理

风寒湿痹者饮食宜选祛风除湿食品,趁热食用,以汁出为度,忌生冷。风湿热痹者忌生冷、辛辣食物。瘀血痹阻者宜食活血通络的食品,忌辛热辣燥、肥甘厚腻的食品。肝肾亏虚者忌发物及肥腻的食品。

(四)中医情志护理

患者对于自身疾病情况的了解不深入,常造成对病情的多种猜测,引发患者的负面情绪,造成患者对治疗的态度消极,所以在中医护理中,常通过情志护理的方式,从倾听患者心理到构建情感基础,获得患者的信任感与依赖感,从而引导患者消除负面情绪,形成积极配合治疗与护理的心态。在中医情志护理中,首先需要与患者进行沟通交流,了解患者的困惑与问题,并对患者进行详细的解释,消除患者的疑虑与紧张心理,使患者形成良好的治疗心态。其次需要提高患者的自信心,通过鼓励患者主动学习自我护理措施的方式,提高患者对自身病情的认识,增强患者康复的自信心,提高患者的治疗依从性。

(五)中医运动护理

患者在一定时间的修养中病情得到良好的控制,为提高患者恢复效果,可进行膝关节康复锻炼。

(1)为提高患者关节运动的灵敏性,提高关节活动能力,护理人员可指导患者进行非负荷性屈伸运动,但注意运动量不可超负荷,一般每日锻炼 3 次,每次锻炼 30 分钟即可。

(2)股四头肌肌力锻炼,患者取仰卧位,膝关节用力下压,使压力达到最大,每日锻炼 4 组,每组 10~20 次。

(3)进行增加耐力的运动,包括散步、游泳、骑车等低强度的有节奏运动。

(彭昌华　朱元元　张维)

第六节　中药治疗

一、中药治疗的处方用药方式

大量的临床实践证明,中药是治疗膝关节骨关节炎常用而有效的方法之一。中药治疗有内治、外治之分,一般有辨证分型论治、辨病分期论治、辨病专方主治和主方随证加减用药等不同的方式。

(一)方证相对,辨证用药

辨证用药,就是对膝关节骨关节炎个体患者进行辨证,然后据证处方用药。法随证立,方从法出,方以药成,即所谓"辨证施治",方证相对是关键。该法能针对某一个患者不同的疾病阶段的病理实质用药,是常用的用药方式之一。由于患者的个体差异,所处的地域、季节的不同,以及医者对病因病理认知角度和方法不同,膝关节骨关节炎在临床上可表现出不同的中医证候,因而辨证用药也呈现多样化。这种方证相对,辨证用药的用药法一般采用汤药剂型来实现,它能兼顾患者的具体病情,差异性处方用药,具有高度的灵活性和特异性,体现出中医学辨证论治的特点。

（二）辨病分期，序贯用药

辨病分期论治法，乃是根据膝关节骨关节炎呈阶段性病理演变的特点，将膝关节骨关节炎分为几个病理时期或阶段，寻找各期的病理实质即证候特点而立法处方，序贯用药。例如，有的学者将膝关节骨关节炎分为初、中、后三期，认为早期多出现寒湿阻络、瘀血阻络证候，当祛风散寒，活血化瘀，通络镇痛；中期多属肝肾亏虚、筋骨瘀血证，可补益肝肾，活血化瘀；后期常见肝肾亏虚、痰瘀互结证候，当补益肝肾，化痰散瘀。这种用药方式实际上是病证结合指导下的用药形式，一般选用中药汤剂或中成药。

（三）专病专方，随证加减

辨病专方主治法和主方随证加减用药法，是针对膝关节骨关节炎不同的疾病阶段的共同病理实质及其表现出的某些典型症候群，确立主治专方，或在主方的基础之上，根据次证加减用药。专方或主方的治法和用药并不是针对单一证型，往往兼顾了膝关节骨关节炎临床常见的证候类型，或是依据医者临床经验有所侧重某证，将治疗用药的普遍性与个体的特殊性结合在一起。已有的文献资料显示，专方主治法和主方随证加减法常针对肝肾亏虚、气滞血瘀、气虚血瘀及其相兼证型立法，处方用药。辨病专方主治法多采用丸剂、胶囊、颗粒剂等剂型，服用方便。

二、中药治疗的常用治法

（一）内治用药的治法

内治法是指通过给患者服用药物来进行治疗的方法，多注重患者整体功能失调的调治，即所谓"治病求本"。膝关节骨关节炎的内服药多采用汤剂、胶囊、丸剂、颗粒剂等剂型，常用的内治用药的治法如下。

1. 补肾活血 一般认为，肝肾渐虚，筋骨失养是膝关节骨关节炎发病的病理基础，感受风寒湿邪和外伤劳损等是发病的常见诱因。肾虚血瘀贯穿膝关节骨关节炎整个病理过程。因此，补肾以壮筋骨，活血以通经络，补肾活血法是膝关节骨关节炎的基本治疗方法。其他证候类型的治疗，都可选取适量适类的补肾、活血药物作为基本药物，针对性地治疗肾虚血瘀。可供选用的补益肝肾的药物有桑寄生、山茱萸、肉苁蓉、杜仲、骨碎补等；备选的活血化瘀药物有牛膝、川芎、丹参、当归、乳香等。

2. 补肾温阳 骨关节炎膝痛大多数表现为冷痛喜温，乃为肾虚阳弱，失其温煦所致。《内经》早就指出"肾阳衰弱，寒湿入骨"是骨痹发生的关键病机。薛己也认识到筋骨作痛，可能为"肝肾之气伤也"所致。陈士铎更进一步指出，骨痹治疗的重点在于"法不必去邪，惟在补正。补正，补肾火也"。备选的补肾壮阳药物有淫羊藿、巴戟天、肉苁蓉、附子、鹿茸、肉桂等。根据"阴阳互生"理论，在补肾壮阳的同时，适当配伍滋补肾阴的药物，如熟地黄、何首乌、枸杞子等,以起阴阳相生之妙用。即张景岳所谓的"善补阳者,必于阴中求阳,则阳得阴助而生化无穷"。

3. 活血化瘀　瘀滞筋骨是膝关节骨关节炎重要的诱发因素,它可由急性外伤或慢性劳损引起。筋骨瘀滞也是膝关节骨关节炎重要的病理环节,它可由外邪滞留经脉,或痰湿阻滞等所引起。可见瘀血是骨关节炎膝痛的重要病理环节,活血化瘀即为重要的治疗方法之一。红花、乳香、牛膝、鸡血藤、川芎等是临床常用的活血化瘀药物。在临床实践中,应根据瘀滞的原因进行适当的配伍。如为外伤或劳损所致者,当重用活血化瘀之品,并配伍行气之药;如为阳气虚弱所致者,当补气温阳,活血以化瘀;如为寒湿痰浊所致者,当先祛寒湿痰浊之邪,辅以化瘀通络之药。

4. 温经散寒　寒凝筋骨是膝关节骨关节炎常见证候类型,表现为膝部冷痛,恶寒喜温。此凝滞于筋骨的寒邪,可为外寒深入筋骨而成,也可由阳虚内生所致。故散寒通滞、补阳温经实为对证的治疗方法。备选的温经散寒药物有麻黄、细辛、桂枝、川乌、羌活等。寒邪留滞日久,又可伤阳损阳,故在散寒的同时,可以配伍附子、肉桂、巴戟天等辛热药物,增强温散功效。

5. 散寒祛湿　感受寒湿之邪,是膝关节骨关节炎发病的重要原因。《张氏医通》指出:"鹤膝风者,即风寒湿之痹于膝者也。"散寒祛湿是治疗骨关节炎的重要方法。常用的散寒祛湿药物有威灵仙、独活、细辛、木瓜、川乌等。对于肌表的寒湿之邪,应当配伍祛风透解的药物,如防风、荆芥、柴胡、升麻等,使邪从表解。

6. 化痰祛湿　膝关节骨关节炎慢性发病期间,常表现出膝部隐痛,膝前部滑膜增厚或漫肿,一般可归咎为痰湿阻络,痰瘀互结所致。化痰祛湿是膝关节骨关节炎常用的治疗方法。可选用的化痰湿药物有半夏、制天南星、僵蚕、苍术、白术等。在使用化痰湿药物时,可以配伍黄芪、白术、茯苓等健脾药,以治生痰之源;也可以配伍陈皮、厚朴、枳壳等行气药,以通利气机;还可以配伍川芎、红花等活血药,以防治痰瘀互结。

7. 疏肝祛瘀　肝主血,又主疏泄。血气的运行离不开肝对气机的疏泄调节功能。疏肝可以调节气机,进而可以活血以化瘀,此即疏肝祛瘀之意。骨关节炎时,膝部筋骨血脉受损,气血瘀滞,瘀血阻滞筋骨为主要病理环节。而膝为筋之府,肝主筋,筋之府(即膝)气血不畅,则筋之主(即肝)反受其制,而致气机不畅。根据"治病必求于本"的原则,从"肝主筋"的理论出发,疏肝理气,以达到疏肝郁、去膝瘀的治疗目的。用药以疏肝解郁为主,可以逍遥散为基本方,再进行适当配伍,共达疏肝郁、去膝瘀之功。

8. 养血荣筋　肝主血,主筋,膝为筋之府。肝血濡筋养膝,肝血的盈亏与筋的强弱关系密切。膝关节骨关节炎的病位不只局限于骨与软骨,膝部肌筋失养,拘急挛缩,废用乏力等也是重要的病理改变。因此,益肝以补血,养血以荣筋是膝关节骨关节炎的常用治疗方法之一。备选的养血荣筋药物有当归、白芍、鸡血藤、熟地黄、枸杞子、墨旱莲等。养肝补血药,可与黄芪、党参等益气药配伍,补气以生血。当归、白芍、黄芪三药并用是临床常用的养血荣筋较为固定的配伍方式之一。

9. 清热利湿　膝关节骨关节炎并发急性滑膜炎时,可表现出膝部灼痛难忍,局部发红,肿胀明显等症状,此属湿热内蕴所致,治当清热利湿。备选的清热利湿药物有土茯苓、徐长卿、虎杖、黄柏、萆薢等。如热毒偏盛,可加用蒲公英、野菊花、生石膏、连翘、天花粉等清热解毒药。如湿邪偏盛,湿热不扬,宜加用茯苓、猪苓、泽兰、茵陈、车前草等化湿利水药。

(二)外治用药的治法

外治法是指用药物及其制剂直接作用于体表局部的治疗方法,多注重局部症状、体征的改善。外用药常采用熏洗、熏蒸、电渗、热熨、膏药、软膏等剂型。

1. 温经散寒 以温阳散寒通经为主要功效,适用于膝部冷痛,恶风喜温,得温能解者。临床常用川乌、草乌、麻黄、桂枝、肉桂、丁香、细辛等辛散温热药物。临床多采用熏洗、热敷等外治方法,以增强其温散功效。

2. 化痰软坚 具有祛除痰浊、散结软坚的作用,适用于膝部隐痛,膝前漫肿,膝后拘急者。常用的化痰软坚药物有天南星、白附子、半夏、白芥子等,一般宜生用,方如四生散(《和剂局方》)。多采用软膏、膏药等敷贴疗法,以起慢治、缓治之效。

3. 活血化瘀 以活血化瘀、通经镇痛为主要功效,适用于因外伤诱发膝痛,或膝痛为固定刺痛者。红花、乳香、自然铜、三棱、没药、延胡索等是常用的可供外用的活血化瘀药物。方选三色敷药、双柏散。多采用敷贴、搽擦等外治疗法。

4. 清热解毒 具有清邪热、解热毒的作用,适用于膝部灼痛,肿胀难忍者。大黄、栀子、天花粉、黄连、黄芩、蒲公英、野菊花、芙蓉叶等是可供选择的常用药物。如金黄膏(《医宗金鉴》)、四黄散(膏)(《证治准绳》)。多采用敷贴外治疗法。

(彭昌华　朱元元　李睿舒)

第七节　常用中药与方剂

一、治疗膝关节骨关节炎的常用中药

(一)祛风湿药

防　风

辛、甘,微温。归膀胱、肝、脾经。祛风解表,胜湿止痛,止痉。

防风气味俱轻,辛行发散,以祛风解表为主要功效,被誉为"风药之润剂""治风之通用药"。防风虽不长于散寒,但能胜湿止痛,且甘缓微温,不峻烈,故外感风寒、风湿、风热表证均可配伍使用。

本品辛散温通,外可祛肌肉筋骨之湿,内可胜脾胃大肠之湿,为较常用的祛风湿、止痹痛药物。用于治疗骨关节炎,取防风的祛风胜湿止痛之功。与羌活、独活等配伍,可增强祛风胜湿之功;与桑寄生、狗脊等配伍,常用于兼有肝肾亏虚之腿膝痹痛。

文献记载,本品单用煎汤服,能解川乌、附子等的药毒。如将防风与乌头、附子进行相杀配伍,既可降低乌头、附子等药物的毒性,又可增强它们的祛风湿功效。

麻　黄

辛、微苦,温。归肺、膀胱经。发汗解表,散寒通滞,宣肺平喘,利水消肿。

麻黄轻扬,升发上达,善于散风寒,开腠理,透毛窍,有较强的散寒解表作用。常为外感风寒,毛窍闭塞,发汗祛邪之必用药物。麻黄温通宣达,不止对外散风寒,对寒凝经脉之里寒证也有散寒通滞的功能。麻黄辛温行散,能促进血活瘀化,增强化瘀止痛的功效。对骨关节炎寒凝筋骨,络脉瘀滞证,配伍使用麻黄常可取得较好的疗效,麻黄与桂枝配伍是临床常用的药对。

本品发汗解表力较强,古人有"有汗不得用麻黄"之戒。表虚自汗、温热病者应忌用麻黄。老年人、小儿、高血压及体虚之人慎用麻黄,如确需使用麻黄,也可用发散功力稍弱的炙麻黄或麻黄绒,且剂量宜轻。

细　辛

辛,温。有小毒。归肺、肾、心经。祛风解表,散寒止痛,温肺化饮,通窍。

细辛辛香走窜,善于祛风散寒,且止痛力颇强,既能散少阴肾经寒邪以通阳散结,又搜筋骨间风寒湿邪而蠲痹止痛,是治疗骨关节炎寒凝筋骨证的主要药物,如独活寄生汤(《备急千金要方》)之用细辛。

麻黄、细辛、附子是治疗寒凝筋骨常用的固定配伍方式,来源于张仲景的麻黄细辛附子汤(《伤寒杂病论》)。治血虚寒凝而致四肢厥冷,腰膝冷痛者,可与当归等配伍,方如当归四逆汤(《伤寒论》)。

对于细辛的处方用量,素有争议,目前一般用量为 1～3 g。也有人认为,治痛证时,细辛量小则无效,用至 15 g 方显效果,部分患者需用至 30 g 才有良效,此说仅供参考。

川　乌

辛、苦,热。有大毒。归心、肝、脾、肾经。祛风湿,散寒止痛,开痰消肿。

本品温热辛烈,长于驱散外邪,除痹止痛效果良好。经配伍可用治风、寒、湿、热、瘀、痰等原因所致筋骨关节痹痛,尤以治寒湿偏甚者为擅长,代表方剂是乌头汤(《伤寒杂病论》)。寒邪偏甚者,可与开腠理、散风寒的麻黄配伍;湿邪偏盛者,宜与苍术相使配伍;夹有痰湿者,制川乌配以天南星最宜;瘀滞较甚者,制川乌可与五灵脂配伍;如治湿热蕴结者,可与清利湿热药物如薏苡仁、竹叶等配伍;治寒热错杂者,可与石膏配伍以散外清里。

川乌常与白芍配伍使用,如《伤寒杂病论》的乌头汤。两药同用,止痛的功效得以增强,白芍还可制约乌头的辛散之力,达到缓治的目的。有药理实验研究发现,川乌与白芍配伍使用,可部分增强川乌的止痛、消炎、免疫调节的作用。

川乌总属攻逐祛邪之品,久用有损伤正气之弊,与补虚药物配伍,可以制约其偏性之弊,也可兼顾振奋正气。地黄、何首乌是与川乌配伍的常用药物,方如乌地通痹汤。地黄、何首乌乃甘温滋腻之品,兼有除痹之功,与川乌配伍后,既能滋补佐治筋骨久痹、顽痹肝肾之虚,又能阴柔佐制乌头温燥之性,还能佐助川乌治痹。

川乌也是膝关节骨关节炎外用方剂的常用药物,一般生用,常与草乌相须配伍,如复方温通散(湖南中医药大学第一附属医院院内制剂)。也可与天南星、生半夏等配伍合用,方如四生散(《和剂局方》)。

草乌的性味、功效、用法、用量与川乌相同,但毒性更强。一般宜炮制后使用。《本草求真》云:"草乌头……但能祛风而不能回阳散寒可知……川乌专搜风湿痛痹,却少温经之力。草乌悍烈仅堪外治。"

《中国药典》推荐川乌一次内服剂量为 1.5～3 g。在各种文献中经常可以见到大剂量使用川乌的报道,多的超过 100 g。然而,由于超剂量使用川乌引发中毒反应的文献报道也不少见。临床应用时,宜从小剂量开始,尔后根据患者的反应和病情的需要,酌情逐渐增加剂量,以达到安全有效的治疗目的。

独　　活

辛、苦,微温。归肾、膀胱经。祛风湿,止痹痛,解表。

本品苦燥温通,辛香行散,行十二经络,功善祛风湿,止痹痛,为治风湿痹痛之主药。凡风寒湿邪所致之筋骨痹痛,无论新久,均可选用。因其长于入里趋下,善祛深伏骨关节之风寒湿邪,主治腰膝腿足风寒湿痹。如治风寒腿膝疼痛,可与苍术相须配伍;治寒湿腿膝疼痛,可与羌活配伍合用;若治湿热腰腿疼痛,可与黄柏相佐配伍;腰腿疼痛日久,兼有肝肾不足者,可与桑寄生合用,代表方剂当属著名的独活寄生汤(《备急千金要方》)。

(二)活血化瘀药

川　　芎

辛,温。归肝、胆、心包经。活血行气,通络止痛。

川芎辛香走窜,上行头颠,下达血海,外彻皮毛,旁通四肢,为血中气药、气中血药,散一切血,调一切气,祛一切风,是古今治疗骨痹较常用的活血化瘀药之一。骨痹膝痛之用川芎,取其活血行气之功,达到活血通络、散瘀止痛、祛风止痛治疗目的,无论瘀滞、寒湿所致者均可配伍使用。治筋骨瘀滞之痹痛,可与活血化瘀药配伍使用。用治寒湿筋骨痹痛,川芎能通络活血,活其湿伤之血,行血灭风,有利于风湿的去除,常与祛风湿药配伍,这是古今治痹方剂常用的配伍方法。

乳　　香

辛、苦,温。归心、肝、脾经。活血行气,散瘀止痛,消肿生肌。

乳香辛散走窜,味苦通泄,既入血分,又入气分,能行血中之滞,化瘀止痛,内能疏通脏腑气血,外能通达肢节经络,是治疗瘀滞筋骨的常用药物之一,与没药多相须为用。

本品辛散温通,活血行气、伸筋止痛是其专长,可用治风湿痹痛,筋骨疼痛。《本经逢原》所谓"凡人筋不伸者,熏洗敷药,宜加乳香,其性能伸筋也",当为经验之谈。如配伍活血化瘀药,可治筋骨瘀滞疼痛;如与祛风湿药配伍,主治风寒湿痹;如与补肝肾药合用,对肾虚风湿腰膝疼痛也有疗效。

没药的性味、功效主治与乳香相似,常与乳香相须为用。乳香偏于行气伸筋,治疗痹证多用;没药偏于散血化瘀,治疗瘀滞证常用。

乳香、没药对胃肠道有较强的刺激性,可引起呕吐、腹痛、腹泻等。有的还可引起过敏反应,表现为皮肤潮红、红疹瘙痒、烦躁不安、耳部红肿等。

延　胡　索

辛、苦,温。归肝、脾经。活血,行气,止痛。

本品辛润走散,既入血分,又入气分,能行血中滞气,散气中滞血,活血行气,散瘀止痛,被古代医家推崇为止痛良药。《本草纲目》云:"延胡索能行血中气滞,气中血滞,故专治一身上下诸痛。用之中的,妙不可言。"治瘀血腿膝痛,可与当归配伍;治寒湿腰腿痛,多与附子配伍;治肾虚腰腿痛,与补骨脂、杜仲等合用。

(三)补虚药

白　　术

苦、甘,温。归脾、胃经。健脾益气,燥湿利尿,止汗,安胎。

白术甘缓苦燥,质润气香,长于健脾燥湿,缓胃消谷,被前人誉为"补气健脾第一要药";性温苦燥,能醒脾化湿,健脾燥湿,消痰逐水,为治痰饮水湿的常用药物。

本品味甘,性温,补益脾土,土气运行,则肌肉之气外通皮肤,内通经脉,故肌肉、筋骨、经络风寒湿之痹皆可治。因其性温,用治寒湿痹痛更为合拍。治外感寒湿,一身烦疼者,可与麻黄配伍,方如《金匮要略》的麻黄加术汤。治寒湿所伤,腰膝冷痛者,可与附子配伍,方如《济生方》的附术汤。

黄　芪

甘，微温。归脾、肺经。健脾补中，升阳举陷，托毒生肌，利水消肿，益气固表。

黄芪甘温，善入脾胃，为补中益气要药，常用于治脾胃虚弱，中气不足或中气下陷之证，常与人参、白术等药配伍合用。本品能补气以生血，用治血虚证，大剂量本品与当归同用，即为当归补血汤（《内外伤辨惑论》）。本品也能补气以活血，与桂枝、芍药配伍以治血痹证，方如黄芪桂枝五物汤（《金匮要略》）。其还能补气以化瘀，与诸活血化瘀药配伍以治气虚血瘀证，如补阳还五汤（《医林改错》）。

黄芪能健脾益气，补气以行气生血，是治疗痹证常用的补虚药之一，与当归、白芍等合用，是常用的配伍方式。在治疗筋骨痹痛的方剂中，也可用黄芪补气以行气通脉，方如蠲痹汤、鹤膝风主方、黄芪赤风汤等。

黄芪内服，一次剂量为 9～30 g。过量使用黄芪可引起头晕面赤，舌尖痛，口干口苦，眼胀，胸胀，便干，失眠，肢体水肿，四肢剧烈震颤、疼痛，血压升高等。

（四）温里药

附　子

辛、甘，大热。有毒。归心、脾、肾经。散寒止痛，回阳救逆，补火助阳。

附子气雄性悍，走而不守，能温通经络，逐经络中风寒湿邪，故有较强的散寒逐痹止痛的功效，可用治风寒湿痹骨关节疼痛。《本草汇言》云："附子，回阳气，散阴寒，逐冷痰，通关节之猛药也。"如治寒凝痹痛，可与麻黄、细辛等温经散寒药物配伍。《古今名医方论》云："附子与麻黄并用，则寒邪散而阳不亡，精自藏而阴不伤。"治寒湿痹痛，常与白术、苍术等祛湿散寒药物配伍，张元素谓"附子以白术为佐，乃除寒湿之圣药"。

本品辛甘温煦，上温心阳、中温脾阳、下补肾阳，凡肾、脾、心诸脏阳气衰弱者均可使用。治肾阳不足、命门火衰，配以桂枝，补肾阳之虚，助阳气之复。治脾肾阳不足、寒湿内盛，伍以干姜，前人有云："附子无干姜不热。"补气方中，黄芪少佐附子，其功甚捷，效力大增，即为芪附汤。

附子总为有毒温燥之品，久服有害，适当地配伍可以兴利制害。附子与防风合用，能降低附子的毒性，治痹古方多将附子、防风并对使用，北京名医焦树德教授亦提倡附子、防风合用，以减轻附子的毒性。甘草、生姜、黑豆等也是附子的减毒药物，这些用药经验已被众多医家所证实。

附子的用量，临床多寡悬殊甚大。因其有毒，大多数主张小剂量应用，以求安全。也有人认为宜用大剂量，多至 150 g。由于附子产地、采集时间、炮制方法、煎煮方法不同，毒性差别也较大。故应用时，仍宜从小剂量开始，而后根据患者的反应及病情需要，可逐渐加大剂量，以达到安全、有效、经济的治疗目的。临床过分使用大剂量，不可取。

肉　　桂

辛、甘,大热。归肾、脾、心、肝经。补火助阳,散寒止痛,温经通脉,引火归原。

肉桂气厚,能下行而补肾助阳,益阳消阴,作用温和持久,为治命门火衰之要药。常与附子相须使用,辛热入肾,温壮元阳。如张景岳所制的右归丸(《景岳全书》)、右归饮(《景岳全书》)都是由该药与纯补无泻的熟地黄、山茱萸等药物配伍,旨在"益火之原,以培右肾之元阳"。

本品辛甘以助阳,辛热以散寒,散血分阴寒而温经通脉,善治沉寒痼冷。用肉桂治寒痹身痛,多与附子配伍,温经散寒之力更胜。

本品大热,入肝肾,能使因下元虚衰所致浮越虚阳回归故里,即所谓的引火归原。常用肉桂直入下焦,引火归原,同时重用熟地黄、山茱萸、女贞子、五味子等,填补真阴,使阴能涵阳,阴平阳秘。

二、内服方剂

巴戟天汤(《太平圣惠方》)

组成:巴戟天、五加皮、制附子、萆薢、牛膝、石斛、炙甘草、防风、白茯苓。

功效:温阳散寒,祛湿止痛。

点评:补益肝肾药与祛风湿药合用组方,是《太平圣惠方》治疗风寒湿邪所致骨痹常用的选药组方模式。巴戟天、牛膝、石斛等是常用的补益肝肾药,五加皮、制附子、萆薢、防风等是常用的祛风湿药。在《太平圣惠方》中还可找到许多类似的方剂。

痹　康　灵

组成:女贞子、生地黄、黄芪、当归、丹参、泽兰、木防己、土鳖虫、蜈蚣、丝瓜络、豨莶草、夏枯草、薏苡仁。

功效:补肾活血,清热化湿。

点评:方中用有滋润功效的女贞子、生地黄滋补肝肾之阴,性寒的木防己、豨莶草、丝瓜络祛风清热化湿,更有夏枯草、薏苡仁清热利湿。与前方用治肝肾亏虚,筋骨寒湿证不同,本方可用于肝肾阴虚,筋骨湿热证骨关节炎膝痛的治疗。

补肾活血汤(《伤科大成》)

组成:熟地黄、杜仲、枸杞子、补骨脂、菟丝子、当归尾、没药、山茱萸、红花、独活、肉苁蓉。

功效:补肾活血。

点评：这是一首经典的补肾活血方剂。全方重在补益肝肾，用了熟地黄、杜仲、枸杞子、补骨脂、菟丝子、山茱萸、肉苁蓉七味药；辅以活血化瘀，只用没药、红花二味。方剂重在补肾轻以活血的治法，比较契合骨关节炎肾虚血瘀的病机，是临床上常用的方剂。

补阳还五汤(《医林改错》)

组成：黄芪、当归尾、赤芍、地龙、川芎、红花、桃仁。

功效：补气活血，散瘀通络。

点评：方中重用黄芪大补脾胃之气，使气旺血行。当归尾补血活血，祛瘀不伤正。川芎、赤芍、桃仁、红花助当归活血散瘀。地龙通经活络。诸药合用，共奏补气、活血、通络之功。本方可用于气虚血瘀型骨关节炎的治疗。

丹紫康膝冲剂

组成：丹参、紫河车、乳香、没药、独活、牛膝、炙甘草。

功效：补肾活血。

点评：本方以丹参、紫河车为主治药物，凸显其补肾活血之功。方中所用活血化瘀药物有乳香、没药、丹参、牛膝四味，而补肾药只有紫河车一味。尽管紫河车为血肉有情之品，如以本方治疗以肾虚为主的骨关节炎膝痛，其补肾之力仍显欠缺，可加用淫羊藿、杜仲等予以弥补。

任方等的实验研究显示，丹紫康膝冲剂能降低骨关节炎模型兔的红细胞超氧化物歧化酶和血清脂质过氧化酶的含量，比对照药壮骨关节丸更优，其差异有显著性意义。

当归须散(《医学入门》)

组成：当归、桃仁、红花、赤芍、苏木、乌药、香附、甘草。

功效：活血散瘀，行气通滞。

点评：本方由大量的活血化瘀药配伍少量的行气药组成，重在活血散瘀，适用于骨关节炎膝痛之属于血瘀证的治疗。

地黄膝龙丹

组成：熟地黄、川续断、怀牛膝、延胡索、乳香、穿山龙。

功效：补肾壮骨，活血通经。

点评：地黄的补益作用为人所熟知，其除痹功效却鲜有提及。《神农本草经》云地黄能"主折跌绝筋、伤中，逐血痹，填骨髓，长肌肉"。古方常将之用于治疗肾虚骨痹筋弛，腰膝酸痛等症。穿山龙味苦，性微寒，能祛风除湿，活血通络。《东北药用植物志》言其能"舒筋活络，治腰腿疼痛，筋骨麻木"。

独活寄生汤(《备急千金要方》)

组成:独活、防风、川芎、桑寄生、秦艽、杜仲、当归、茯苓、党参、熟地黄、白芍、细辛、甘草、肉桂。

功效:益肝肾,补气血,祛风湿,止痹痛。

点评:本方是治疗骨关节炎膝痛的经典名方之一,其主治为肝肾气血不足,风寒湿痹阻筋骨证。本方将补肝肾、益气血、祛风湿等药有机组合在一起,既能治本,也能治标,这一配伍组方原则一直为后世治疗筋骨痹证所效仿。有经验称,对膝痛较剧者,细辛重用止痛效果更好。此说仅供临床参考,超剂量使用细辛应慎重,以免产生不良反应。

(彭昌华　朱元元　孙晓伟)

第八节　针　灸

膝关节骨关节炎是一种以膝关节软骨的退行性变性和继发性骨质增生为特征的慢性关节疾病,临床上主要表现为膝关节的疼痛、肿胀及功能受限。作为中老年人的常见病、多发病,病变后期引起肢体行动困难和精神压力的双重负担,会严重影响患者的生活质量。现代医学认为该病与衰老、肥胖、创伤、炎症、激素、代谢、遗传等因素有关。国内外调查显示,60 岁以上人群膝关节骨关节炎患病率高达 35.0%,且患病率随年龄的增长而不断升高。随着人类预期寿命的延长和社会人口老龄化发展,膝关节骨关节炎已成为全球关注的公共健康问题,其防治是当今国际上的研究热点。

膝关节骨关节炎属中医"膝痹"范畴,其病因主要有虚、邪、瘀三方面,多由肝肾不足、气血亏虚,加之外感风寒湿邪,或劳损外伤而起,病机为膝部筋骨肌肉关节失养,外邪痹阻或瘀血痹阻,病性多为本虚标实。宋代陈言《三因极一病证方论》云:"肝肾脏虚,风湿进袭,流注腿膝,行步艰难。"清代张璐《张氏医通》曰:"膝痛无有不因肝肾虚者,虚则风寒湿气袭之。"治疗以滋补肝肾、益气养血、蠲痹通络为基本原则。针灸是中医骨伤的特色疗法之一,治疗痹证历史悠久,如《灵枢·杂病》曰:"膝中痛,取犊鼻,以员利针,发而间之,针大如牦,刺膝无疑。"皇甫谧在《针灸甲乙经》一书中还根据不同症状给出了不同的取穴方案:"膝内廉痛引髌,不可屈伸……膝关主之""膝不能屈伸,不可以行,梁丘主之;膝寒痹不仁,不可屈伸,髀关主之。"现代研究证实针灸可有效减轻疼痛、缓解炎症、改善微循环,缓解膝关节骨关节炎症状,其简便、经济、起效快等治疗优势越来越受到重视。以下对近年来国内外针灸治疗膝关节骨关节炎的现状及作用机制进行分析和探讨,以便为相关科研以及临床诊疗提供思路。

一、针灸改善膝关节骨关节炎症状的作用机制

膝关节骨关节炎的病因和发病机制复杂。作为膝关节骨关节炎的一种临床广泛使用的非手术疗法,针灸确切的疗效机制尚不清楚。目前针灸改善膝关节骨关节炎症状的机制研究主要集中于以下六个方面。

1. 改善血液流变学和局部微循环　中医学认为瘀血在膝关节骨关节炎的发生和发展中起关键作用,血脉瘀滞,气血不行,风寒湿等外邪乘虚侵袭,留于膝部,阻滞经络气血而致筋骨失养发病。研究表明针灸可调和气血,疏通经络,改善血液流变学和局部微循环,从而改善关节内的微环境、缓解临床症状。李秀彬等对 45 例膝关节骨关节炎患者行隔物温和灸治疗,观察治疗前后以及与 96 例健康者相比其血液流变学指标的变化,结果显示膝关节骨关节炎患者治疗前血液流变学指标与健康者相比有显著性差异($P<0.05$),治疗前纤维蛋白原含量上升,聚集能力增强,红细胞沉降率(简称血沉)加快、压积上升,全血黏度上升,说明膝关节骨关节炎的发病与血液循环障碍有关;治疗后血液流变学指标与健康者相比无显著性差异,纤维蛋白原含量下降,聚集能力减弱,红细胞沉降率减慢,全血黏度下降,提示隔物温和灸能显著改善膝关节骨关节炎的血液流变学指标。杨永晖等研究发现隔三七饼灸法能有效改善气滞血瘀型膝关节骨关节炎局部关节软骨面供血障碍及静脉回流障碍,加快膝关节骨端骨内静脉血流,减轻瘀滞,促进局部血液循环,松弛肌肉和缓解关节周围紧张状态,减轻滑膜炎症和骨内高压,促进局部炎性物质吸收,从而改善关节间隙。

2. 调节炎性介质表达,改善膝关节功能　膝关节骨关节炎是累及关节软骨、软骨下骨以及关节周围软组织的慢性疾病,多种炎性介质通过复杂的机制参与膝关节骨关节炎的形成,诱导和促进软骨、软骨下骨及滑膜等组织的损伤与病变,如白细胞介素-1(IL-1)、肿瘤坏死因子-α(TNF-α)、基质金属蛋白酶(MMPs)、基质金属蛋白酶抑制剂(TIMP)、前列腺素 E_2(PGE$_2$)及转化生长因子-β(TGF-β)等。其中,IL-1β 和 TNF-α 在膝关节骨关节炎发病中具有重要作用,IL-1β 能抑制软骨合成并加速软骨分解,并通过增加合成 MMPs 而加速软骨损伤,同时可刺激合成 PGE$_2$ 而加剧关节炎症的形成及促进软骨的吸收;TNF-α 主要在调节免疫应答、诱导细胞凋亡和杀伤靶细胞等过程中发挥作用,是软骨基质降解的重要介质,能引起急性炎症。

研究表明针灸能阻抑炎性细胞因子的生成,延缓或减轻关节软骨细胞结构和功能的损伤,从而延缓膝关节骨关节炎退变。Wang 等研究结果显示针刺可下调膝关节骨关节炎模型大鼠软骨细胞中 IL-1β 和 TNF-α 的表达水平。嵇波等对膝关节骨关节炎模型兔进行为期 3 周的针刀松解法治疗和电针治疗,采用放射免疫法检测血清炎性介质的变化,结果显示针刀松解法和电针均能阻抑膝关节骨关节炎模型兔血清中 IL-1β、IL-6 及

TNF-α 的生成,提示两种疗法可能通过减少炎性细胞因子的生成,减轻关节软骨细胞和滑膜细胞的结构损伤、功能改变,阻抑 MMPs 的生成及减轻软骨基质的降解等方面发挥作用。

3. 修复关节软骨　膝关节骨关节炎以膝关节软骨的退行性变性为主要特征,磁共振成像(MRI)技术可以反映包括早期在内的膝关节骨关节炎各病理分期的软骨退变情况,T_2 图成像技术是目前应用相对广泛的关节软骨生理性定量 MRI 方法,T_2 值的异质性升高可在一定程度上代表软骨胶原网架的损害情况。Zhang 等通过 MRI 扫描测量胫骨关节的 10 个软骨亚区域的 T_2 值来比较针灸和物理治疗膝关节骨关节炎的有效性及其可能的软骨修复功效,结果显示两组 T_2 值在第 4 周末均显著低于基线($P<0.01$),且针刺组显著低于物理治疗组($P<0.05$)。针尖可以到达的两个部位(胫骨内侧区域(MTa)和前外侧胫骨区(LTa))的 T_2 值显著低于基线值($P<0.05$),而物理治疗组 T_2 值治疗前后无显著性差异。以上提示电针可通过促进软骨修复发挥其疗效,与物理治疗相比效果更优,是较佳的治疗膝关节骨关节炎的非手术疗法。

4. 调控膝关节骨关节炎相关的基因表达　针灸改善膝关节骨关节炎症状具有多层次、多途径、多靶点的特点,通过比较分析针灸治疗前后差异基因的表达可从微观层面探讨针灸的疗效机制。基因芯片技术以其高通量、大规模、快速化、集约化的技术特点,成为目前整体性研究的重要工具,能在分子层面较好地阐释针灸作用的整体性、综合性特点。谭从娥等从 10 例经两周温针灸治疗的典型肾阳虚证膝关节骨关节炎患者中选取疗效较好的 4 例进行治疗前后基因芯片杂交试验,共筛选到 32 个显著差异表达基因,GO 功能及 KEGG 通路注释显示筛选出的差异表达基因主要集中于免疫类及信号转导通路。王米渠等从温针灸疗效显著的肾阳虚型膝关节骨关节炎患者中筛选出显著差异表达基因 57 个,其中表达水平下调的基因有 12 个;表达水平上调的基因有 45 个,集中于免疫类和能量代谢类基因。研究结果提示温针灸改善肾阳虚型膝关节骨关节炎的分子机制是复杂的,涉及免疫功能、炎症反应以及能量代谢等信号通路上多个差异表达基因的调控。

5. 作用于内分泌系统,影响激素的释放　下丘脑-垂体-肾上腺(HPA)轴和内源性阿片样物质是机体调控疼痛、应激及其他刺激反应的重要介质,HPA 轴激活可引起皮质醇和 β-内啡肽的释放,针灸可通过作用于 HPA 轴影响血浆皮质醇和 β-内啡肽的水平而发挥镇痛作用。Ahsin 等对电针干预的 40 例膝关节骨关节炎患者内分泌进行研究,结果显示,电针治疗后,血浆 β-内啡肽水平显著升高($P<0.01$),而皮质醇水平显著降低($P<0.05$)。研究结果提示针灸可通过调节内源性阿片样物质释放和抑制应激激素释放的神经生物学机制来发挥改善膝关节骨关节炎患者疼痛、僵硬和残疾等症状的作用。Qin 等用电针治疗卵巢切除后的膝关节骨关节炎模型兔,研究电针对兔雌激素水平、体重、关节软骨 MMP-13 表达水平的影响。结果显示经电针治疗后,膝关节骨关节炎模型兔与对照组相比血清雌激素水平升高、MMP-13 表达水平降低及体重减轻,提示电针可能

是通过产生内源性性激素抑制 MMP-13 的表达并引起体重减轻,以此来预防和治疗绝经后膝关节骨关节炎。

6. 调节膝关节骨关节炎相关脑区域连通性及其神经传导通路 疼痛是膝关节骨关节炎最常见、最突出的症状,针灸改善关节疼痛可通过调节相关脑区域连通性发挥作用。疼痛、情绪反刍及伤害性刺激等引起的慢性疼痛会导致大脑连通性变化,尤其是影响中脑导水管周围灰质(PAG)、内侧前额叶皮层(MFC)和双侧海马(HPC)的连通性。Egorova 等对 44 例膝关节骨关节炎患者进行针灸治疗以研究针灸对在慢性疼痛障碍中功能失调的脑区域的影响,结果表明针灸能通过调节 PAG-MFC 和 PAG-HPc 的连通性,使疼痛关键脑区域的连通性恢复平衡,改变疼痛相关的注意力和记忆,从而改善膝关节骨关节炎疼痛。Chen 等通过对 30 例膝关节骨关节炎患者进行静息状态功能性磁共振成像(fMRI)扫描,研究纵向针刺对膝关节骨关节炎老年患者的脑区功能连通性影响,结果表明针刺可以通过调节右前额叶网络(rFPN)、执行控制网络(ECN)和下行疼痛调节通路之间的功能连通性实现其对膝关节骨关节炎疼痛的缓解。

二、针灸疗法

(一)毫针疗法

毫针疗法,即用毫针刺入体表的经络腧穴或病变部位以治疗疾病的方法,是常用的一种针刺疗法。一般以针体长度在 4 寸以下(含 4 寸)者称为毫针,临床以 1.5～3.5 寸长度和 26～30 号粗细的毫针为常用。毫针刺入体表相应部位,可促进和调整经络气血运行,协调和恢复机体阴阳平衡状态,达到扶正祛邪、防治疾病的目的。毫针疗法也是治疗膝关节骨关节炎的常用方法之一。

1. 穴位的选择 选取的腧穴,直接关系到针刺的治疗效果,即所谓"凡欲行针须审穴"。如同其他疾病一样,膝关节骨关节炎治疗用穴的选取也必须遵循针灸取穴的基本原则。

(1)循经取穴法:循经取穴,即是基于"经脉所过,主治所及"理论的一种取穴方法。常用的有局部取穴法和远端取穴法。足三阴、三阳经脉都循行经过膝部,局部选取这些经脉位于膝部的穴位,可以更直接发挥针刺的治疗效果,即所谓"局部取穴"。如位于膝部前后的鹤顶、膝眼、犊鼻、膝阳关、委中等穴,就为临床所常用。

根据经络学说的理论,也可以沿循行经络在远离膝部进行取穴,即所谓"远端取穴"。如足阳明腧穴足三里、梁丘,足太阴腧穴阴陵泉、三阴交,足少阳腧穴阳陵泉、悬钟等,都是临床常用的穴位。

(2)辨证取穴法:以脏腑和经络理论指导,根据膝关节骨关节炎的病理改变和临床表现,辨证选取相应的穴位。膝关节骨关节炎与肝、肾、脾三脏关系密切,因而足厥阴、足少阴和足太阴腧穴在临床上常被选取,如足厥阴腧穴膝关、曲泉,足少阴腧穴筑宾、阴谷,足太阴腧穴阳陵泉、地机等。

(3) 辨病取穴法:以膝关节骨关节炎特定的病机进行取穴。膝关节骨关节炎的病位在膝部的筋与骨,因此可以选取阳陵泉、大杼和绝骨穴,因为这三穴分别是八会穴中的筋会、骨会和髓会。针刺这三个穴位,可以达到舒筋、壮骨和补髓的功效。

(4) 以痛为腧法:以痛点为腧穴,即《备急千金要方》所云的"阿是穴"。这种取穴方法一直为历代医家所沿用,是针灸取穴理论的一个重要组成部分。膝周压痛点是针灸治疗公认的必取之穴。

(5) 经验取穴法:在长期的临床实践中,许多医家发现一些穴位或其组合对膝关节骨关节炎有着特定的疗效,即所谓经验取穴法。如吴琛的膝三针(内、外膝眼,鹤顶)、朱虹的膝四针(阴陵泉,阳陵泉,内、外膝眼)、金氏膝三针(双侧三阴交、行间和阳陵泉)、曹金梅的膝四针(血海、梁丘、左膝眼、右膝眼)、管氏膝痛六宁穴(阳陵泉、阴陵泉、膝内、外廉(平膝眼水平线内外侧副韧带上正当膝关节间隙)、膝下(内外膝眼连线上、髌韧带中点)、髌骨(髌骨外线上 2 寸,梁丘两侧各旁开 1.5 寸,左右各 1 对))等均属经验取穴法。

2. 常用穴位

(1) 文献研究结果:刘向前等对 47 篇采用针刺治疗膝关节骨关节炎的文献所取穴位进行统计,将穴位按频数大小排列,依次是膝眼、阳陵泉、血海、梁丘、足三里、阴陵泉、犊鼻、鹤顶、阿是穴等。他们同时对 224 份住院病历所取穴位进行统计,频数居前的穴位依次是膝眼、足三里、阳陵泉、阴陵泉、血海、梁丘、阿是穴、犊鼻、肾俞、鹤顶。

李丽等对 2001—2006 年 77 篇针灸临床文献进行计量分析,结果显示,虽然针灸操作手法不尽相同,但临床取穴较为一致,均以"局部取穴"与"远端配穴"为取穴原则,常用的是膝周经穴和阿是穴。常用穴位有犊鼻、阳陵泉、内膝眼、血海、足三里、梁丘、阴陵泉、鹤顶、阿是穴、膝阳关、委中等。每次治疗取穴 5~9 个,其中主穴 3~5 个,配穴 2~4 个。

(2) 常用穴位:基于文献资料研究结果,根据治疗需要,膝关节骨关节炎针刺疗法可选用下列穴位进行配伍组合。

①膝部局部穴位:鹤顶、膝眼、犊鼻、膝阳关、膝关、委中、阿是穴。

②足阳明胃经腧穴:髀关、伏兔、阴市、梁丘、足三里、上巨虚、条口、下巨虚。

③足太阴脾经腧穴:三阴交、漏谷、地机、阴陵泉。

④足太阳膀胱经腧穴:承扶、殷门、承筋、承山。

⑤足少阴肾经腧穴:复溜、筑宾、阴谷。

⑥足少阳胆经腧穴:风市、中渎、阳陵泉、悬钟。

⑦足厥阴肝经腧穴:曲泉。

3. 针刺方法

(1) 进针手法:

①进针:进针时,一般用左右双手配合。右手持针,靠拇、示、中指夹持针柄,掌握进

针时的力量和针刺角度、深度,称为刺手;左手按压针刺部位或扶定针体,以固定腧穴皮肤,防止针体弯曲,并可避免疼痛,促使针刺感应的获得,称为押手。

A. 进针方法:包括指切进针法、夹持进针法、舒张进针法、提捏进针法等。指切进针法适用于短针,夹持进针法适用于长针,舒张进针法适用于皮肤松弛处(如腘窝部),提捏进针法适用于皮肤浅薄处(如膝前部)。

B. 进针角度:指针体与皮肤表面所形成的夹角。临床上,针体与腧穴皮肤成直角,垂直进针,称为直刺,适用于肌肉丰厚处,如大、小腿后侧,腰背部。针体与腧穴皮肤成45°角左右,倾斜进针,称为斜刺,适用于肌肉浅薄处,或内有重要脏器及不宜直刺、深刺的腧穴。针体与腧穴皮肤成15°~25°角,沿皮刺入,适用于肌肉浅薄处(如膝前部),一针透二穴也可用此法,称为横刺或沿皮刺、平刺。

C. 针刺深度:针体进入皮下的深度,一般以取得针感而又不损伤重要组织、脏器为准。应根据腧穴部位特点、形体瘦弱肥胖、年龄、体质、病证等具体情况决定。

②行针:又称针刺运针手法。毫针刺入后,为了获得、维持和加强针刺感应(又称"得气")所施行的操作方法。基本手法主要有提插法和捻转法,另有循、弹、刮、摇、飞、震颤等手法。

A. 提插法:就是将针从浅层插向深层,再由深层提到浅层,如此反复上提下插。

B. 捻转法:即是将针刺入一定深度后左右来回旋转的方法。捻转行针时,应掌握捻转的方向、力度、频率和持续时间等技术要点,以符合治疗的需要。

C. 循法:用手指顺着经脉的循行经路,在腧穴的上下部轻轻循按,主要是激发经气的运行,使针刺容易得气。

D. 弹法:用手指轻弹针尾,使针体微微振动,以加强针感。

E. 刮法:用拇指抵住针尾,以示指或中指的指甲轻刮针柄;或拿示、中指抵住针尾,以拇指指甲轻刮针柄,或用拇、示两指从下向上轻刮针柄,称"旋刮",可以加强针感和促使针感扩散。

F. 摇法:轻轻摇动针体,可以行气,直立针身而摇,可以加强针感;卧倒针身而摇,往往可促使针感向一定方向传导。

G. 飞法:以捻转为主,一般将针先做较大幅度的捻转,然后松手,拇、示指张开,一捻一放,反复数次,如飞鸟展翅之状,可以加强针感。

H. 震颤法:持针做小幅度的快速颤动,以增强针感。

③留针:行针得气后,将针体留置于腧穴内一段时间的方法。在行针后仍不得气时,可通过留针静候气至,出现针感,称为候气。在行针已得气后,留针可保持针感,并增强针刺治疗作用。在留针过程中,还可再次行针,以加强针感,并使针感沿经脉循行方向传导。留针时间的长短依具体情况而定。一般情况,留针时间为15~30分钟。

④出针:在行针或留针后,针刺达到一定治疗要求时,将针体退出体外的方法。出针时,先用左手拇、示两指将消毒干棉球按于针孔周围,右手持针做轻微捻转,并慢慢提针

至皮下,最后将针完全退出体外。在出针后,应迅速用消毒干棉球揉按针孔,以防出血,又称为扪法。出针后亦可不按揉针孔,使邪气外逸,这是针刺补泻的一种,属于开阖补泻的泻法。出针后要核对针数,以免脱漏。嘱患者休息片刻,注意保持局部清洁。

（2）电针与温针：

①电针：电针疗法指在毫针针刺得气后,在毫针尾端接通生物微电流,对机体导入不同性质的电流,以加强穴位针刺作用的治疗方法。其优点是,针与电两种刺激相结合,能够提高对某些疾病的疗效,并代替手法运针,节省人力。

电针疗法的配穴处方与毫针大致相同,但须选两个以上的穴位,一般以取用同侧肢体1～3对穴(即用1～3对导线)为宜。针刺穴位有针感之后,将输出电位器调至"0",然后打开电源开关,选好波型,慢慢调高至所需电流量。通电时间一般为5～10分钟。当电流开到一定强度时,患者有麻刺感,此时的电流称为"感觉阈"。若电流开到一定强度时,患者突然产生刺痛感,则引起疼痛感觉的电流,称为电流的"痛阈"。脉冲电流的痛阈因人而异,在各种病态情况下差异也较大。一般情况下,感觉阈和痛阈之间的电流,是治疗的最适宜强度。

②温针：温针疗法指在应用针法的同时加以温热刺激的一种疗法。一般多在针刺得气的毫针柄上或针体部用艾绒燃烧,使热通过针体传入体内,达到治病的目的。该疗法对主要表现为冷痛的膝关节骨关节炎患者较为适宜。

针尾上装裹的艾绒,一定要装好,以免燃烧时艾团和火星落下,造成烧伤。如用银针治疗时,装裹的艾团宜小,因银针导热作用强。点燃艾绒时,应先从下端点燃,这样可使热力直接向下辐射和传导,增强治疗效果。如有艾火落下,可随即将艾火吹向地下,或直接熄灭。同时嘱咐患者不要变动体位,以免针尾上装裹的艾绒一起落下,造成烧伤,同时也为了防止造成弯针事故。为了防止可能发生的烧伤,可在温针的周围皮肤上垫上毛巾、硬纸片等。

4. 针刺的注意事项

（1）针刺时医生必须专心致志,审慎从事,随时注意观察,询问患者的感觉和反应,掌握针刺后的情况,随时控制刺激量。

（2）患者在饥饿、疲劳、精神过度紧张时,不宜立即进行针刺。对身体瘦弱、气虚血亏的患者,进行针刺时手法不宜过重,并应尽量选用卧位。

（3）对出血性疾病、慢性病末期、诊断不明的危重患者慎用针刺。

（4）对胸、胁、腰、背脏腑所居之处的腧穴,不宜直刺、深刺。对肝脾大、肺气肿患者更应注意。对眼区和头部的风府、哑门等穴,以及脊椎部的腧穴,也要注意掌握一定的角度,更不宜大幅度地提插、捻转和长时间留针,以免损伤重要组织器官,产生严重不良后果。

（5）对于尿潴留等患者在针刺小腹部腧穴时,也应掌握适当的针刺方向、角度、深度等,以免误伤膀胱等器官而出现意外事故。

（二）灸疗法

灸疗法指将艾绒或其他药物放置在体表腧穴上烧灼、温熨等,借助灸火的温和热力以及药物的作用,通过经络的传导,温通气血,扶正祛邪,达到治疗疾病和预防保健目的的方法。对膝关节骨关节炎患者施用灸疗常选用内膝眼、外膝眼、阴陵泉、阳陵泉、血海、梁丘、鹤顶、肝俞、肾俞、犊鼻、足三里等穴位。

1. 艾炷灸　将艾炷直接或间接置于施灸部位上的灸法,即为艾炷灸。

（1）艾炷制作方法:选用艾绒 2 g,去除杂质后于双手掌心反复搓揉,使之紧实,然后置于平板上,用拇指、示指、中指三指边捏边旋转,把艾绒捏成上尖下平的圆锥形小体。手工制作艾炷要求搓捻紧实,耐燃而不松散。每燃尽 1 个艾炷,称为 1 壮。

（2）艾炷灸的分类:艾炷灸分为直接灸和间接灸两类。

①直接灸:将艾炷直接放在皮肤上施灸称直接灸,分为瘢痕灸和无瘢痕灸。

A. 无瘢痕灸:将艾炷置于穴位上点燃,当艾炷燃到 2/5 左右,患者感到灼痛时,即更换艾炷再灸。一般灸 3～5 壮,使局部皮肤充血起红晕为度。

B. 瘢痕灸:又称"化脓灸",施灸前用大蒜捣汁涂敷施灸部位后,放置艾炷施灸。每炷必须燃尽方可继续加炷施灸,一般灸 5～10 壮。因施灸时疼痛较剧,灸后出现化脓并留有瘢痕,所以施灸前必须征得患者的同意。对施灸中的疼痛,可用手在施灸部周围轻轻拍打,以缓解灼疼。在正常情况下,灸后 1 周左右,施灸部位化脓（称"灸疮"）,5～6 周后,灸疮自行痊愈,结痂脱落,留下瘢痕。

②间接灸:艾炷不直接放在皮肤上,而是用药物隔开放在皮肤上施灸。根据所用药物分为隔姜灸、隔附子饼灸、隔三七饼灸等。

A. 隔姜灸:选用大块新鲜生姜,切成厚 3～5 mm、直径 2～3 cm 的薄片,上戳小孔,置于施术处,上面再放艾炷灸之。生姜片的隔物灸有温经散寒的功效,一般适用于骨关节炎膝痛属寒湿阻滞证者。

B. 隔附子饼灸:将炮附子研粉,加适量的 60% 乙醇或黄酒、饴糖调制成直径 2～3 cm、厚 3～5 mm 的圆形药饼,中间均匀戳 4～6 个小孔,上面放艾炷灸之。附子饼的隔物灸有温阳散寒通经的功效,一般适用于骨关节炎膝痛属阳虚寒凝证者。

C. 隔三七饼灸:取三七粉,用乙醇调和成糊状,做成直径 2～3 cm、厚 3～5 mm 的圆饼,中间以针刺 4～6 个小孔,上面再放艾炷灸之。三七饼的隔物灸有活血散瘀通络的功效,一般适用于骨关节炎膝痛属气滞血瘀证者。

2. 艾条灸　艾条是取艾绒 24 g,平铺在长 26 cm、宽 20 cm,质地柔软疏松而又坚韧的桑皮纸上,卷成直径约 1.5 cm 的圆柱形封口而成。也有在艾绒中掺入其他药物粉末的,称药条。

药条药物处方:肉桂、干姜、丁香、木香、独活、细辛、白芷、雄黄、苍术、没药、乳香、花椒各等份,研为细末。每支药条的艾绒中掺药 6 g。

艾条灸分温和灸、雀啄灸两类,如与针刺相结合,称为温针灸。

(1) 温和灸:将艾条的一端点燃,对准施灸处,距0.5～1寸进行熏烤,使患者局部有温热感而无灼痛。一般每处灸3～5分钟,至皮肤稍起红晕为度。

(2) 雀啄灸:施灸时,将艾条燃着的一端在施灸部位的皮肤并不固定在一定距离,而是像鸟雀啄食一样,一上一下活动地施灸。本法热感较强,应避免灼伤皮肤。

(3) 温针灸:针刺与艾灸结合使用的一种方法,适用于既需要留针又必须施灸的疾病。方法是,先针刺得气后,将毫针留在适当深度,再将艾绒捏在针柄上点燃直到艾绒燃完为止。或在针柄上穿置一段长1～2 cm的艾条施灸,使热力通过针身传入体内,达到治疗目的。

3. 灸疗的注意事项

(1) 施灸的禁忌:

①凡实证、热证及阴虚发热者,一般不宜用灸法。

②颜面五官和大血管的部位不宜施瘢痕灸。

③孕妇的腹部和腰骶部不宜施灸。

(2) 灸后的处理:施灸后,局部皮肤出现微红灼热属正常现象,无需处理,很快即可自行消失。如因施灸过量,时间过长,局部出现小水疱,注意不擦破,可任其自然吸收。如水疱较大,可用消毒毫针刺破水疱,放出水液,或用注射器抽出水液,再涂以甲紫,或以纱布包裹。如行化脓灸者,灸疱化脓期间,要注意适当休息,保持局部清洁,防止污染,可用敷料保护灸疮,待其自然愈合。如因护理不当并发感染,灸疮脓液呈黄绿色或有渗血现象者,可用消炎药膏或玉红膏涂敷。

(彭昌华　朱元元　陈红兵)

第九节　推　拿

一、推拿治疗膝关节骨关节炎的中医机制

(一)疏通经络,散瘀止痛

经络是运行气血、联系脏腑和体表及全身各部的通道,是人体功能的调控系统。"气伤痛,形伤肿""不通则痛",经络阻滞是膝关节骨关节炎的病机,即膝关节骨关节炎的本

质是由于人体脏腑的虚弱,体内气血运行不利,加之外邪侵袭,产生闭阻不通的痹证,形成疼痛、功能障碍等症状。推拿手法可以有效地舒筋通络,缓解不通之处,使经络通畅,产生止痛效果,从而缓解和治疗关节处疾病。

(二)调和气血,扶正祛邪

《内经》中提到"正气存内,邪不可干""邪之所凑,其气必虚"。膝关节骨关节炎的本质是本虚标实,当机体虚衰时,各种外邪才能趁肌肤腠理空虚,正气无法抵抗而侵入体内,通过推拿手法能够运行气血至五脏六腑,从而调整脏腑功能,促进气血在皮肉筋骨输布,保证血脉筋骨中营气充足,脉外皮表卫气强盛,提高身体正气和皮肤腠理的防御能力,祛除外在邪气的干扰。

(三)松解粘连,滑利关节

膝关节骨关节炎的本质是筋骨病,关节间隙的减小、筋膜组织的瘢痕增生、关节附属结构的粘连、软骨面的磨损和破坏,导致膝关节无法正常伸直、屈曲、旋转,形成膝关节功能障碍。"骨错缝,筋出槽"是导致筋骨病的基本病机。推拿手法,特别是关节运动类手法,可以松解粘连的肌肉、韧带组织,理顺错乱的筋骨,滑利关节,消肿散瘀。

二、推拿施治手法要求

(一)持久

持久是指推拿医师能够长时间地按照各手法的相应要求进行施治,由于人体体表高低不平,在这种情况下,需要做到动作不随着时间推移而变形。推拿手法的持久能够保证达到治疗的有效量,从而调治经络,补益脏腑,祛除外邪,改善膝关节骨关节炎患者病情。

(二)有力

有力是指推拿医师在施治时能够传递适度的力量。在推拿施治中,力是疗效的基础。

(三)均匀

均匀是对手法施治的频率和幅度的要求,手法的节奏统一,轻重适宜。均匀与有力相结合,是推拿医师手法轻重适宜的体现,非暴力和突发力,全程均要用力而不得一时有力一时无力。

（四）柔和

推拿施治时,力度应当柔和有力。柔和是相对于刚劲而言的,是指动作平稳和自然。柔和是保证推拿施治对组织产生良性作用的基础,而不是暴力对组织产生二次损伤,以免加重患者病情。

（五）深透

深透是推拿手法应达到的结果。推拿医师在持久、有力、均匀、柔和的手法基础上,使患者能明显感觉到力度有效地深入体表,到达受损的关节和肌肉内部,使手法实现力透溪谷的效果,产生相应的生物效应,从而调整内部脏腑的功能。

三、推拿前后的注意事项

（1）推拿环境需要安静,空气流畅,不可在完全密闭、闷热、嘈杂不安的环境中进行。

（2）推拿前需要观察患者状况,询问是否存在空腹、低血糖等症状,对存在上述情况者不宜立即推拿。

（3）平时工作中,推拿医师需要剪短指甲,避免戴戒指、扳指、手环等,避免弄伤患者皮肤。

（4）推拿开始前和结束后,推拿医师需要清洁手部,避免交叉感染。

（5）在冬季,推拿医师需适当地搓热手部,以免与患者体表接触时患者感觉过于冰冷,使患者产生抵触情绪,降低疗效。

（6）推拿施治结束后,嘱患者避免受术部位受凉,如接触冷水、吹空调等,有条件者可对受术部位热敷。

四、推拿手法的补泻施治

推拿手法的补泻操作与药物的补泻不同,推拿是通过不同节奏、方式、方向的运动和施力,给予施治部位不同刺激,从而对膝关节骨关节炎进行虚实证的补泻操作。其可分为以下几种补泻操作。

（1）循膝关节部经络顺推为补,逆膝关节部经络推为泻。

（2）在摩法操作中,顺时针为补,逆时针为泻。

（3）轻刺激手法为补,重刺激手法为泻。

（4）慢速手法为补,快速手法为泻。

（5）持续时间较长的治疗为补,持续时间较短的治疗为泻。

五、推拿治疗的适应证和禁忌证

（一）适应证

（1）推拿操作适用于大部分以骨质增生、软骨破坏、肌肉韧带损伤为主，且症状和 X 线分期都属于轻中度的膝关节骨关节炎患者。

（2）部分症状表现严重及存在手术指征，但 X 线示关节间隙尚存，软骨面基本保留的患者，谨慎选择推拿治疗。

（3）部分伴有半月板损伤的膝关节骨关节炎患者。

（二）禁忌证

（1）膝关节疼痛伴随功能障碍，但由膝关节结核、骨肿瘤、风湿和类风湿关节炎等不属于骨关节炎引起的患者。

（2）膝关节周围有化脓性感染的患者。

（3）症状严重，X 线分期属于晚期，关节软骨严重破坏，并发关节内严重游离体、急性滑膜炎、大量关节积液及严重关节畸形，需要手术治疗的患者。

（4）症状严重，X 线分期属于晚期，膝关节间隙过于狭窄甚至消失的患者；膝关节间形成骨桥，膝关节呈现骨性强直的患者；患侧下肢有血管、神经损伤，具备手术指征的患者。

（5）心、肺、肝、肾功能严重下降，多器官衰竭，肿瘤，以及贫血等恶病质患者。

（6）全身皮肤疾病患者，或者是治疗部位有严重皮损患者。

（7）正在服用或者准备服用抗癌药物、类固醇类、免疫抑制剂等对身体功能有严重影响药物的患者。

（8）妊娠期、哺乳期或备孕期的妇女。

（9）骨折患者。

（10）传染病患者。

（11）有精神障碍史的患者。

六、推拿的辨证论治

（一）基本治法

1. 治疗原则　滑利关节，舒筋通络。

2. 推拿手法　一指禅推法、按揉法、擦法、摩法、拿法、捏法、关节活动类手法。

3. 取穴与部位　以膝关节周围穴位和经络为主，如阿是穴、内膝眼、犊鼻（外膝眼）、阴陵泉、阳陵泉、血海、梁丘、伏兔、风市、委中、委阳、承山等穴。

4. 操作方法

（1）放松肌肉：患者仰卧于治疗床上，推拿医师站于患者一侧，以㨰法施治于股四头肌等大腿前侧、大腿后侧、腘窝以及小腿后侧肌肉各2分钟。重点在腘窝及周围的韧带和肌腱处，以及小腿后侧肌肉处，捏拿股四头肌1分钟，捏拿小腿后侧肌肉1分钟。

（2）近端取穴：按揉内膝眼、犊鼻（外膝眼）、阴陵泉、阳陵泉、血海、梁丘、伏兔、风市穴各4分钟；捏拿委中、委阳、承山穴各1分钟，力度以患者感觉酸胀为宜。

（3）松解粘连：患者仰卧位，推拿医师站于一侧，以按揉法和拨法施治于膝关节、腘窝周围，重点施治于髌韧带、内外侧副韧带处各2分钟；髌骨周围各部位施摩法2分钟。其次，推拿医师一手扶持患膝下部，先捏髌骨5次，再用另一手拇指、示指分别按住髌骨上、下缘纵向推髌骨至上极限位20次，然后，用拇指及其余4指分别置于髌骨内外缘横向推髌骨20次，再复按住髌骨上、下缘纵向推髌骨至下极限位20次，提拿髌骨向上5次，以滑利髌骨周围粘连；同时，选取阿是穴进行拨法操作，以患者能耐受为度。

（4）滑利关节：患者仰卧位，推拿医师站于一侧，双手握持患者小腿远端拔伸并持续3秒，力量以膝关节有牵拉感为度，同时配合抖法松解患膝，反复3次。其次，推拿医师辅助对膝关节做屈伸法至极限位，以患者能耐受为度，屈膝时配合膝关节内旋、外旋被动活动，伸膝时配合下肢纵向牵拉，反复3次。最后，施以膝关节摇法。

（二）辨证施治

1. 风寒湿痹证

临床表现：膝关节酸楚疼痛，痛处固定，有如刀割或有明显重着感，患处有肿胀感，关节活动欠灵活，畏风寒，得热则舒。舌淡，苔白腻，脉紧或濡。

治法：祛寒除湿，散风止痛。

手法：一指禅推法、按揉法、拿法。

选穴：在基本治法基础上，加取脾俞、胃俞、阴陵泉、风池、风府、风门、肩井、命门。

操作：患者仰卧位，一指禅推法施治脾俞、胃俞、风门各1分钟，一指禅推摩法施治阴陵泉1分钟，按揉命门1分钟；患者坐位，拿风池1分钟，按揉法施治风府1分钟，拿肩井1分钟。

2. 风湿热痹证

临床表现：起病较急，病变以膝关节红肿、灼热、疼痛，甚至痛不可触，得冷则舒为特征，伴有全身发热，或皮肤红斑、硬结。舌红，苔黄，脉滑数。

治法：清热除湿，散风止痛。

手法：一指禅推法、按揉法、拿法。

选穴：在基本治法基础上，加取脾俞、胃俞、风池、曲池、大椎、肩井。

操作：患者坐位，按揉大椎、曲池各1分钟，拿肩井1分钟，拿风池1分钟；患者仰卧位,一指禅推法施治脾俞、胃俞各1分钟。

3. 气滞血瘀证

临床表现:膝关节刺痛,痛处固定,局部有僵硬感,或麻木不仁。舌紫暗,苔白而干涩,脉弦或迟。

治法:活气行血,消瘀散结。

手法:一指禅推法、按揉法、点法、搓法。

选穴:在基本治法基础上,加取血海、肝俞、足三里、太冲、章门、期门、膈俞。

操作:患者仰卧位,一指禅推摩法施治血海,按揉法施治足三里各1分钟,用点法在太冲处施治1分钟;患者俯卧位,一指禅推法施治肝俞;患者坐位,用按揉法在膈俞、章门、期门等穴施治1分钟,以有酸胀为度,然后搓胁肋部,以患者感觉体热为度。

4. 肝肾亏虚证

临床表现:膝关节隐隐作痛,腰膝酸软无力,酸困疼痛,遇劳更甚。舌红,少苔,脉沉细无力。

治法:滋补肝肾,育阴潜阳。

手法:一指禅推法、按揉法、擦法。

选穴:在基本操作手法上,加取肝俞、肾俞、涌泉、太溪、三阴交、八髎。

操作:患者俯卧位,一指禅推法施治肝俞、肾俞各1分钟,横擦八髎,以透热为宜;患者仰卧位,按揉三阴交、太溪、涌泉各1分钟,以有酸胀为度。

5. 阳虚寒凝证

临床表现:膝关节疼痛剧烈,得热缓解,遇寒更甚,浑身虚软,恶寒。舌白,脉紧。

治法:温肾助阳,祛寒止痛。

手法:一指禅推法、按揉法、擦法、拿法、捏法。

选穴:在基本治法基础上,加取肾俞、命门、百会、风池、风府、督脉。

操作:患者俯卧位,擦法施治督脉2分钟,捏脊2分钟,按揉百会、肾俞、命门各1分钟,以有酸胀为度;患者坐位,拿风池1分钟,按揉风府1分钟。

6. 痰湿壅盛证

临床表现:膝关节隐痛,痛感不强,伴头痛昏蒙,胸脘痞满,体倦,恶心呕涎,纳呆。舌白苔腻,脉滑。

治法:健脾、除痰、祛湿。

手法:一指禅推法、按揉法。

选穴:在基本治法基础上,加取脾俞、胃俞、丰隆、中脘、天枢、足三里。

操作:患者俯卧位,一指禅推法、按揉法施治于脾俞、胃俞,以酸胀为宜;患者仰卧位,按揉法施治于中脘、天枢、丰隆、足三里,以有酸胀为度。

(彭昌华　朱元元)

第十节 针刀治疗

一、针刀应用解剖

（一）髌韧带及周围结构

伸膝时，可观察到并能触及位于膝前区的股四头肌腱、髌骨及髌韧带的轮廓。髌韧带两侧隆起的深面有髌下脂体，屈膝时该处呈现浅凹，是关节腔穿刺的常用部位。此处结构可分为浅、深2层。

1. 浅层结构 该区皮肤薄而松弛，皮下脂肪少，移动性大，皮肤与髌韧带之间有髌前皮下囊。股外侧皮神经的末支分布于膝前区的外上部，股中间皮神经及股内侧皮神经的末支分布于膝前区上、内侧部，隐神经的髌下支及腓肠外侧皮神经分布于此区下内、外侧部。此处的浅静脉主要为大隐静脉行经膝部的属支及其与小隐静脉的交通支。

2. 深层结构 膝前区的深筋膜为阔筋膜的延续，并与其深部的肌腱相融合。膝外侧部有髂胫束，内侧部有缝匠肌及股薄肌腱，中间部有股四头肌腱附着于髌底及两侧缘，继而向下延续为髌韧带，止于胫骨粗隆。由于髌骨及髌韧带集中股四头肌各方向的牵引力，从而有力地完成伸膝功能；股四头肌腱在髌骨两侧有纤维向下，与阔筋膜一起形成髌支持带而附着于髌骨、髌韧带的两侧缘及胫骨内、外侧髁，具有防止髌骨移位和加强膝关节囊前部的作用，在股四头肌腱与股骨之间，有一大滑膜囊，称为髌上囊，此囊与关节腔相通。

（二）关节面

1. 股骨 股骨的关节部分包括两个髁。在后侧，它们呈圆形并相互平行；在前面，两个髁向前变平，而且内侧向外倾斜，以致内髁更长。正常时外髁的髌骨面比内髁更为突出，该突出的大小也有所不同。内髁表面呈"V"形切迹，而外髁呈沟形。位于股骨前侧的这些切迹与胫骨互为关节。在膝关节完全伸直时，两半月板前角恰好嵌入这些切迹内。

2. 胫骨 胫骨上面有两个圆形的髁，但是内髁呈椭圆形，而且从一侧到另一侧和前后侧，呈轻度凹陷。外髁较接近圆形，左右呈凹陷，两个髁被关节软骨覆盖，并进一步延伸向胫骨的内侧后面。

3. 髌骨 根据关节屈曲的程度,髌骨与股骨关节面的上面呈不同程度的接触。髌骨为股四头肌在发育中形成的籽骨,主要由髌底、髌尖、髌内侧缘及髌外侧缘组成。

(1)髌底:股四头肌腱以 3 个分离层抵于髌底。

(2)髌尖:髌韧带起自髌骨下缘及后面下部,内侧起点比外侧起点低 1 cm。

(3)髌内侧缘:内侧髌股韧带(髌内侧支持带深层)起于髌骨内侧缘,向后止于股骨内侧髁,可被动限制髌骨向外侧移位。内侧半月板髌韧带起于内侧半月板前内侧缘,向前止于髌内侧缘下 1/3 部,同时有膝固有筋膜附着于髌骨内侧缘前面。

(4)髌外侧缘:髂胫束及阔筋膜部分纤维止于髌骨外缘前面。外侧髌股韧带(髌外侧支持带深层)自髌骨外缘向后,止于股骨外侧髁;它与外侧半月板髌韧带和髂胫束融合在一起,形成比内侧更为坚强的纤维组织韧带,在体表可扪及。外侧半月板髌韧带起于半月板前外缘,向前止于髌外侧缘下 1/3 部。

髌骨的高度与股骨和胫骨的关系是非常固定的,通过膝关节侧位 X 线片观察,在正常情况下,髌骨的高度(从最上缘到下缘的尖端)等于髌韧带的长度,其与胫骨和股骨的关系也是非常固定的。髌骨的稳定主要靠肌肉、肌腱、韧带、筋膜等动静力装置增强。

从力学上分析,髌骨增强了股四头肌的功能,同时又是保护膝关节前面的一个重要装置。髌骨由中央嵴分成内侧和外侧两个面。在髌骨内缘有个小关节面,仅在屈曲到最后时,才与股骨髁相接;通过关节面的横嵴,将髌骨再分为上、中、下 3 个面。只有当膝关节充分伸直时,最下方的关节面才能和股骨相接连;当膝关节屈曲约 30°时,才与中面相接触;当膝关节屈曲 90°或以上时,髌骨的上面才与股骨相接触。

(三)膝关节的力线

1. 冠状胫股角(膝外翻角) 股骨和胫骨轴线指通过骨干中心所描画的线。正常情况下它们相互成 4°～9°的角,称为冠状胫股角。

2. 下肢力学的轴线 经股骨头中心至踝关节中心的连线。正常时,该线通过膝关节中心。

(四)前、后交叉韧带

韧带是保持膝关节稳定的一个重要组织。在膝关节中心相互交叉的十字韧带,起相互补充的作用,胫、腓侧副韧带也是交叉的,胫侧副韧带向前向下走行,而腓侧副韧带则向后、向下走行。4 个韧带之间自发性张力交错的关系,使关节保持在正常稳定的位置。

1. 前交叉韧带 起于股骨外髁的内侧面,其起点呈新月状。凸面向后并轻度向上,下端附着在胫骨棘前和胫骨棘之间。它明显向前移行,与外侧半月板前角相连接。前后交叉韧带是膝关节中最强的韧带,对保持膝关节的稳定起着非常重要的作用。

2. 后交叉韧带 起于股骨内髁外侧面,它也呈新月形,但其凸面向下。下端附着在髁间棘之间的沟槽内。当屈膝时,后交叉韧带靠后侧的股骨纤维向下、向前松弛,但韧带的其余部分仍保持着紧张状态。屈曲约30°时,大部分纤维相当紧张。后交叉韧带长度与前交叉韧带相似。

(五)肌肉

1. 股四头肌 在人体肌肉中,股四头肌体积最大、力量最强。股四头肌以4个头为起始端:股直肌位于大腿的前面,起自髂前下棘;股内侧肌位于大腿前内侧面,起自股骨的粗线;股外侧肌位于大腿的外侧面,也起自股骨的粗线;股中间肌位于股直肌深面,起自股骨体的前面。4个头向下形成一个腱,包绕髌骨的前面和两侧,继而向下延续为髌韧带,止于胫骨粗隆。作用:伸膝及稳定膝关节,股直肌还可屈曲髋关节。

2. 股二头肌 位于股后部外侧,有长、短两个头:长头起自坐骨结节,短头起自股骨的粗线,两头合并后,以长腱止于腓骨头。股二头肌腱对膝关节的外侧起着明显的稳定作用。

3. 半腱肌 位于股后部的内侧,肌腱细长,约占整个肌的下半部。起自坐骨结节,止于胫骨上端的内侧面。

4. 半膜肌 在半腱肌的深面。以扁而薄的筋膜起自坐骨结节,向下以腱止于胫骨内侧髁的后面。作用:后群的三块肌可屈膝关节、伸髋关节;当膝关节屈曲时,股二头肌还可使小腿外旋,而半膜肌和半腱肌则可使小腿内旋。

5. 缝匠肌 人体中最长的肌肉,呈窄长的带状,起自髂前上棘,经大腿的前面转向内侧,止于胫骨上端的内侧面。作用:屈髋关节和膝关节,并使屈曲的膝关节内旋。

6. 腓肠肌 有内、外侧两头,分别起自股骨内、外侧髁的后面,两头于小腿中部互相融合成一肌腹,向下移行为强厚的肌腱。比目鱼肌起自胫、腓骨后面上部,肌束向下移行为肌腱,腓肠肌和比目鱼肌的腱合成粗大的跟腱,止于跟骨结节。作用:使足跖屈,提足跟,屈膝关节。

7. 腘肌 起于股骨外侧髁压迹,向后下内行,经股二头肌和腓侧副韧带深面,止于胫骨后面比目鱼肌线以上的骨面。作用:屈膝关节并使小腿内旋,通过后交叉韧带和板后韧带的牵拉防止股骨向前移位。

(六)滑膜囊

在全身所有的关节中,膝关节的滑膜面积最大,它衬于关节囊内面,几乎覆盖关节内的全部结构。部分滑膜突向关节腔外,形成与关节腔相通的滑膜囊,其中以髌上囊最大;部分滑膜向关节腔内隆起形成皱襞,常见的是髌上滑膜襞、髌下滑膜襞及翼状襞。髌上滑膜襞位于髌上囊与关节腔之间。髌下滑膜襞位于前交叉韧带前方。翼状襞位于髌骨两侧,滑膜囊内有滑液,主要对肌肉运动起缓冲和润滑作用。过去对滑膜囊、脂肪垫等腱周组织的结构和功能等认识不足,其实,它们是骨关节周围的重要组成成分,滑液对骨关节周围的肌肉起润滑保护作用,保证了关节的正常活动。

(七)膝关节内的脂肪垫

滑膜与关节囊纤维层之间的一层脂肪组织即膝关节内的脂肪垫。其中主要为髌下脂体,位于髌骨、股骨髁的下方及胫骨髁上方与髌韧带之间。脂肪垫内的血管较为丰富。功能:当屈膝时,膝关节腔的前方空虚,脂肪垫被吸入以充填空隙;当股四头肌强力收缩时,脂肪垫内压增高,可防止膝关节过伸;润滑关节,吸收震荡,防止摩擦。

(八)膝关节动脉网

膝关节动脉网是由腘动脉的 8 条分支即膝上内、外侧动脉,膝中动脉,膝下内、外侧动脉,膝降动脉,旋股外侧动脉的降支及胫前返动脉彼此吻合而成。当腘动脉近侧被阻断或者部分有阻塞时,此血管网有一定的代偿功能。

(九)膝关节前侧

1. 髌韧带 一扁形强韧纤维带,起自髌骨下缘和后面下部,其内侧起点约低于外侧 1 cm,向下止于胫骨粗隆上部。髌韧带长 6~7 cm,在髌尖处宽约 3 cm,在胫骨粗隆处宽约 2.5 cm,厚约 7 mm,其方向略平行于下肢长轴,但由上向下向外偏斜,所以髌骨偏向外侧。髌韧带后面借髌下脂体与膝关节滑膜相隔,并借髌下深囊与胫骨隔开。

2. 髌内、外侧支持带 强韧的支持组织,位于髌骨及髌韧带两侧,与股四头肌和髌韧带共同组成伸膝装置。髌支持带起于股四头肌腱的内、外侧纤维,向下止于胫骨上端内面,内附着于髌骨侧缘前面,外侧纤维与外侧副韧带相连。髌支持带分为浅、深两层,浅层纤维束垂直,连接股四头肌与胫骨;深层纤维束水平,从髌骨侧缘连到股骨内、外上髁,又称为髌股韧带,而且,髌外侧支持带还与髂胫束和膝固有筋膜交织,髌内侧支持带与半膜肌、缝匠肌和膝固有筋膜相连,使膝关节的稳定性得到进一步的加强。

3. 半月板 纤维软骨板。内、外侧各一,呈半月形,位于股骨内、外侧髁及胫骨内、外侧髁的关节面之间。内侧半月板呈"C"形,较大,前端窄后部宽。其外缘中份与胫侧副韧带紧密相连。由于内侧半月板与关节囊和胫侧副韧带相连,因此胫侧副韧带损伤常合并内侧半月板撕裂。外侧半月板近似"O"字形,较小;两侧半月板前缘之间以膝横韧带相连。

(十)膝关节内侧

膝关节内侧结构连接非常紧密,因为它们是相互紧密地混杂在一起的。一般将其分为前、中、后 3 部。前 1/3 部由薄的囊韧带和膝内侧支持带组成,两者融合为一体,包围缝匠肌,上续股内侧肌扩张部,下附着于胫骨关节囊,向后扩展到腘窝中线,在腘窝处覆盖比目鱼肌内侧头和窝内其他结构。中 1/3 部由较强的囊韧带和浅层胫侧副韧带组成,两者紧密融合,这个韧带主要由平行和斜行的纤维组成。该韧带前部为平行纤维,其长度约为 10 cm,起于股骨内髁。该纤维向下向前止于胫骨髁内侧,这些纤维的宽度约为 1.5 cm。从该纤维向后延伸,形成浅层胫侧副韧带的斜行部分。这些纤维向背侧移行,与关节囊混合在一起。囊韧带与内侧半月板相连。后 1/3 部囊韧带较厚,名为后斜韧带,它的功能是支持来自半膜肌的肌鞘、肌腱及腘斜韧带。此外,膝关节内侧还存在其他稳定装置。

1. 胫侧副韧带　位于膝关节内侧,浅层为胫侧副韧带,深层为内侧关节囊韧带。胫侧副韧带起于股骨内上髁收肌结节,止于胫骨内面关节缘下方 4~5 cm 处。韧带呈基底向前、尖向后的扁宽三角形,基底部纤维纵向,长约 10 cm,向下移行并靠前,称为前纵部。后者与胫骨上端之间有胫骨下内动脉通过,并有一较恒定的滑液囊,关节屈曲时,韧带可向后滑动 4 mm,鹅足斜跨其下部,并有鹅足囊介于其间。后部位于关节线上下,由短纤维构成,分为后上斜部和后下斜部。后上斜部起于前纵部上端后缘,斜向后下,止于胫骨内侧髁后缘内侧半月板后缘。后下斜部起于前纵部下端后缘,斜向后上,越过半膜肌腱,止于胫骨内侧髁后缘。所以胫侧副韧带在内侧半月板表面的部分最宽,故对半月板的活动范围有限制作用。胫侧副韧带在保持膝关节内侧稳定及调节关节活动方面起着重要作用,当膝关节完全伸直时,韧带全部紧张;膝关节完全屈位时,韧带前纵部紧张,后上斜部和后下斜部松弛;膝关节处于半屈位时,韧带大部分松弛,此时,小腿可有轻微外展和旋转活动。

2. 内侧关节囊韧带　关节囊的一部分,较短,起于股骨内侧髁,止于胫骨内侧髁内面和关节边缘。分三部:前部伸膝时略松弛,屈膝时紧张;中部与内侧半月板相连,可分为半月板股部和半月板胫部。前者较紧张,使半月板与股骨联系较紧,后者较松弛,可令半月板与胫骨平台之间产生活动。

3. 后斜韧带　后斜韧带近端附着于收肌结节,远端附着于胫骨和关节囊的后面,有 3 个臂:上臂与后关节囊和腘斜韧带相连;中央臂附着于胫骨后关节缘及半膜肌上缘中点;下臂薄,附着于半膜肌腱鞘。后斜韧带对膝关节的稳定作用表现在当膝关节屈曲时,半膜肌收缩,使后斜韧带紧张,可稳定膝关节于屈曲姿势,并向外牵拉内侧半月板后角,使它避免嵌于两骨髁中间。

4. 鹅足　由缝匠肌、股薄肌和半腱肌的止点共同组成,其深面有鹅足囊。鹅足在膝关节生物力学中的作用十分重要,膝关节有平均 10° 的外翻角,正是因为有了膝关节外翻角,才使下肢的受力曲线由直线变成了平行四边形,即当膝关节受力过重时,可以通过平行四边形的原理,将部分力量转换到髋关节,人体为了维持这个外翻角的正常位置,在关节内侧加上了一个牵拉装置,这就是鹅足的作用。

(十一) 膝关节外侧

膝部有一层从前侧胫骨腱向后延伸的覆盖筋膜,至腘中线处与覆盖膝关节内侧的筋膜相联合。在后侧,此筋膜覆盖腓肠肌外侧头和腘窝。在膝部和大腿的外侧面,该筋膜增厚形成髂胫束。

1. 髂胫束 坚韧的板状纤维,起于髂前上棘和后侧髂骨翼的 2～3 cm 区。向下经过大腿外侧面,止于胫骨外髁的胫骨外侧结节。其下部纤维有辅助膝外侧副韧带的作用。当膝关节屈曲 10°～30°时,髂胫束最为紧张,而腓侧副韧带松弛;当膝关节伸直时,腓侧副韧带最为紧张,而髂胫束松弛。

2. 腓侧副韧带 从股骨外髁向下后走行,达腓骨头,为一个圆索状结构,与半月板不连接。当膝关节完全伸直时,其被拉紧,屈膝时则松弛。股二头肌借助其在韧带周围的环行腱纤维,使腓侧副韧带保持连续的张力。这有助于维持关节的稳定性。其向后走行,与内侧关节纤维相结合。在后侧髁间区,该处的关节囊增厚,形成腘斜韧带。

（十二）膝关节后侧

腘窝为一菱形窝,上外界为股二头肌,上内界为半膜肌和半腱肌,下外界为腓肠肌外侧头,下内界为腓肠肌内侧头。腘窝中的重要结构为腿血管神经鞘,鞘中由浅及深为胫神经、腘静脉及腘动脉。腓总神经行于股二头肌内缘,再经浅面绕过腓骨头。

二、针刀治疗

（一）治疗原则

针刀医学认为,膝关节内形成骨质增生的根本原因是膝关节内部的力平衡失调,而产生上述临床症状和体征。造成力平衡失调的主要病理因素是膝关节周围软组织起止点处所产生的粘连、瘢痕、挛缩和堵塞,使膝关节内部产生高应力点,导致膝关节受力的力线发生变化,形成骨刺、骨关节错位及出现关节间隙变窄。

依据网眼理论,膝关节骨关节炎的病理构架是膝关节周围的软组织产生广泛的粘连、瘢痕和挛缩。针刀松解的关键点是膝关节周围的肌肉、韧带的起止点及滑液囊、脂肪垫等,术后配合手法,以恢复膝关节正常受力线,解除拉应力和压应力的不平衡,使膝关节内部的力平衡得到恢复,从而使本病得到根本性的治疗。

（二）操作方法

膝关节整体松解术是依据网眼理论的总体思路,根据疾病的 X 线片分期及临床分期,分次松解关节内外、前后的病变关键点,以恢复膝关节的力平衡。

膝关节骨关节炎的病变关键点包括髌上囊、髌股韧带、髌下脂肪垫、髌内外侧支持带、腓侧副韧带、胫侧副韧带、鹅足囊、髌韧带止点、前交叉韧带起点内外缘及后交叉韧带起点内外缘。这些主要的粘连瘢痕点分布在膝关节前侧、内侧、外侧及后侧,是疾病病理构架的主要病变点和连接点,松解这些病变关键点,可破坏疾病的整体病理构架。

1. 膝关节前侧松解术

1)操作前准备

(1)体位:仰卧位,膝关节屈曲60°,双足平放在手术床上,如关节强直,不能弯曲,可在腘窝下放置一棉垫。

(2)体表定位:膝关节前部体表标志。中央部的髌骨,上延股四头肌腱,下续髌韧带,直达胫骨结节,股四头肌腱中间可扪及股直肌。深面为髌上囊,股直肌两侧分别为股内侧肌和股外侧肌,髌骨下缘,髌韧带两侧可扪及轻微的凹陷,分别为外膝眼和内膝眼。髌骨内、外侧缘分别有内侧髌股韧带(髌内侧支持带深层)和外侧髌股韧带(髌外侧支持带深层)。

病变关键点定位:髌上囊,髌下脂肪垫,髌内、外侧支持带,内、外侧髌股韧带。

(3)消毒:在施术部位,用碘伏消毒2遍,然后铺无菌洞巾,使治疗点正对洞巾中间。

(4)麻醉:用1%利多卡因局部浸润麻醉,每个治疗点注药1 mL。

(5)刀具:对粘连轻、病程短、膝关节功能基本正常者,使用Ⅰ型针刀;对粘连瘢痕重、病程长、膝关节功能明显受限者,使用Ⅱ型针刀。

2)针刀操作

(1)第1支针刀松解髌上囊:针刀体与皮肤垂直,刀口线与股四头肌方向一致,按针刀四部进针规程进针刀,经皮肤、皮下组织,穿过股四头肌后有落空感时,即到达髌上囊,先纵疏横剥2刀。然后将刀体向大腿方向倾斜45°,针刀沿股骨凹面,提插2刀,以疏通髌上囊与关节囊的粘连点。

(2)第2支针刀松解髌下脂肪垫:针刀体与皮肤垂直,刀口线与髌韧带走行方向一致,按针刀四部进针规程进针刀,经皮肤、皮下组织,穿过髌韧带后有明显的落空感时,再进针刀1 cm,即到达髌下脂肪垫,纵疏横剥2刀。

(3)第3支针刀松解髌外侧支持带:在髌骨中点外缘旁开2 cm处定位,针刀体与皮肤垂直,刀口线与下肢纵轴一致,按针刀四部进针规程进针刀,经皮肤、皮下组织,刀下有韧性感,深入其中,纵疏横剥2~3刀。范围不超过1 cm。

(4)第4支针刀松解髌内侧支持带:在髌骨中点内缘旁开2 cm定位,针刀体与皮肤垂直,刀口线与下肢纵轴一致,按针刀四部进针规程进针刀,经皮肤、皮下组织,刀下有韧性感,深入其中,纵疏横剥2~3刀。范围不超过1 cm。

(5)第5支针刀松解外侧髌股韧带外上缘:髌股韧带是髌内、外侧支持带的深层,起于髌骨侧缘,止于股骨内外髁。在髌骨外上缘定位,刀口线与下肢纵轴平行,按针刀四部进针规程进针刀,针刀紧贴髌骨外上缘骨面,铲剥2~3刀,深度不超过0.5 cm。

(6)第6支针刀松解外侧髌股韧带外下缘:在髌骨外缘外下份定位,刀口线与下肢纵轴平行,按针刀四部进针规程进针刀,针刀紧贴髌骨外下缘骨面,铲剥2~3刀,深度不超过0.5 cm。

（7）第7支针刀松解内侧髌股韧带内上缘：在髌骨内缘上份定位，刀口线与下肢纵轴平行，按针刀四部进针规程进针刀，针刀紧贴髌骨内上缘骨面，铲剥2～3刀，深度不超过0.5 cm。

（8）第8支针刀松解内侧髌股韧带内下缘：在髌骨内缘下份定位，刀口线与下肢纵轴平行，按针刀四部进针规程进针刀，针刀紧贴髌骨内下缘骨面，铲剥2～3刀，深度不超过0.5 cm。如膝关节内有积液，在抽出针刀时，会有部分积液通过针眼流出。只要针刀手术精确到位，整体松解术后，积液会自然吸收，不必用注射器将关节积液抽出。

2. 膝关节外侧松解术

1）操作前准备

（1）体位：同膝关节前侧松解术。

（2）体表定位：腓侧副韧带起止点。

（3）消毒：在施术部位，用碘伏消毒2遍，然后铺无菌洞巾，使治疗点正对洞巾中间。

（4）麻醉：用1%利多卡因局部浸润麻醉，每个治疗点注药1 mL。

（5）刀具：对粘连轻、病程短、膝关节功能基本正常者，使用Ⅰ型针刀；对粘连瘢痕重、病程长、膝关节功能明显受限者，使用Ⅱ型针刀。

2）针刀操作

（1）第1支针刀松解腓侧副韧带起点：针刀体与皮肤垂直，刀口线与下肢纵轴平行，按针刀四部进针规程进针刀，经皮肤、皮下组织达韧带起点骨面，纵疏横剥2～3刀，范围不超过0.5 cm。

（2）第2支针刀松解腓侧副韧带止点：拇指按住腓骨头，针刀体与皮肤垂直，针刀贴拇指指甲进针刀，刀口线与下肢纵轴平行，按针刀四部进针规程进针刀，经皮肤、皮下组织达韧带腓骨头顶端骨面，铲剥2～3刀，范围不超过0.5 cm。

3. 膝关节内侧松解术

1）操作前准备

（1）体位：同膝关节前侧松解术。

（2）体表定位：胫侧副韧带起止点，鹅足囊。

（3）消毒：在施术部位，用碘伏消毒2遍，然后铺无菌洞巾，使治疗点正对洞巾中间。

（4）麻醉：用1%利多卡因局部浸润麻醉，每个治疗点注药1 mL。

（5）刀具：对粘连轻、病程短、膝关节功能基本正常者，使用Ⅰ型针刀；对粘连瘢痕重、病程长、膝关节功能明显受限者，使用Ⅱ型针刀。

2）针刀操作

（1）第1支针刀松解鹅足囊：针刀体与皮肤垂直，刀口线与小腿纵轴平行，按针刀四部进针规程进针刀，经皮肤、皮下组织达鹅足囊部骨面，调转刀口线90°，铲剥2～3刀，范围不超过0.5 cm。

（2）第2支针刀松解胫侧副韧带起点：针刀体与皮肤垂直，刀口线与大腿纵轴平行，按针刀四部进针规程进针刀,经皮肤、皮下组织达韧带起点骨面,向上、向下各铲剥 2 刀,范围不超过 0.5 cm。

（3）第 3 支针刀松解胫侧副韧带止点:针刀体与皮肤垂直,刀口线与大腿纵轴平行,按针刀四部进针规程进针刀,经皮肤、皮下组织到达胫骨内侧髁的内侧面韧带的止点骨面,铲剥 2～3 刀,范围不超过 0.5 cm。

4. 膝关节后侧松解术

1）操作前准备

（1）体位:俯卧位。

（2）体表定位:让患者主动弯曲膝关节,扪及腓肠肌内、外侧头起点后再定点。

（3）消毒:在施术部位,用碘伏消毒 2 遍,然后铺无菌洞巾,使治疗点正对洞巾中间。

（4）麻醉:用 1% 利多卡因局部浸润麻醉,每个治疗点注药 1 mL。

（5）刀具:对粘连轻、病程短、膝关节功能基本正常者,使用Ⅰ型针刀;对粘连瘢痕重、病程长、膝关节功能明显受限者,使用Ⅱ型针刀。

2）针刀操作

（1）第 1 支针刀松解腓肠肌内侧头:先触摸到腘动脉搏动,确定血管走行后,在腘动脉搏动的内侧 2 cm 处定位,针刀体与皮肤垂直,刀口线与大腿纵轴平行,按针刀四部进针规程进针刀,经皮肤、皮下组织到达股骨内侧髁后面肌肉内侧头的起点处骨面,调转刀口线 90°,铲剥 2～3 刀,范围不超过 0.5 cm。

（2）第 2 支针刀松解腓肠肌外侧头:先触摸到腘动脉搏动,确定血管走行后,在腘动脉搏动外侧 2 cm 处定位,针刀体与皮肤垂直,刀口线与大腿纵轴平行,按针刀四部进针规程进针刀,经皮肤、皮下组织到达股骨外侧髁后面肌肉外侧头起点处骨面,调转刀口线 90°,铲剥 2～3 刀,范围不超过 0.5 cm。

3）注意事项　进针刀不可太快,如患者有剧痛感,可能针刀碰到了膝内上动脉或者膝外上动脉,不能盲目继续进针刀,此时将针刀退到皮下,调整方向后再进针刀,即可到达骨面。

5. 前交叉韧带起点松解术

1）操作前准备

（1）体位:同膝关节前侧松解术。

（2）体表定位:前交叉韧带起点的内、外缘。

（3）消毒:在施术部位,用碘伏消毒 2 遍,然后铺无菌洞巾,使治疗点正对洞巾中间。

（4）麻醉:用 1% 利多卡因局部浸润麻醉,每个治疗点注药 1 mL。

（5）刀具:对粘连轻、病程短、膝关节功能基本正常者,使用Ⅰ型针刀;对粘连瘢痕重、病程长、膝关节功能明显受限者,使用Ⅱ型针刀。

2）针刀操作

（1）第 1 支针刀松解前交叉韧带起点的外缘:针刀从外膝眼进针,针刀体与皮肤垂直,刀口线与大腿纵轴平行,针刀经皮肤、皮下组织,穿过髌外侧支持带,直达胫骨髁间隆起的前方外缘,再调转刀口线90°,在骨面上铲剥2~3刀,范围不超过0.5 cm。

(2)第2支针刀松解前交叉韧带起点的内缘:针刀从内膝眼进针,针刀体与皮肤垂直,刀口线与大腿纵轴平行,针刀经皮肤、皮下组织,穿过髌内侧支持带,直达胫骨髁间隆起的前方内缘,再调转刀口线90°,在骨面上铲剥2~3刀,范围不超过0.5 cm。

6. 后交叉韧带起点松解术

1)操作前准备

(1)体位:同膝关节前侧松解术。

(2)体表定位:后交叉韧带起点的内、外缘。

(3)消毒:在施术部位,用碘伏消毒2遍,然后铺无菌洞巾,使治疗点正对洞巾中间。

(4)麻醉:用1%利多卡因局部浸润麻醉,每个治疗点注药1 mL。

(5)刀具:对粘连轻、病程短、膝关节功能基本正常者,使用Ⅰ型针刀;对粘连瘢痕重、病程长、膝关节功能明显受限者,使用Ⅱ型针刀。

2)针刀操作

(1)第1支针刀松解后交叉韧带起点的内缘:确定后交叉韧带起点的胫骨髁间隆起的后方的平面,先触摸到腘动脉搏动,确定血管走行后,在腘动脉搏动内侧2 cm处定位,针刀体与皮肤垂直,刀口线与大腿纵轴平行,按针刀四部进针规程进针刀,直达胫骨髁间隆起后方骨面韧带起点的内缘,再调转刀口线90°,在骨面上铲剥2~3刀,范围不超过0.5 cm。

(2)第2支针刀松解后交叉韧带起点的外缘:确定后交叉韧带起点的胫骨髁间隆起的后方的平面,先触摸到腘动脉搏动,确定血管走行后,在腘动脉搏动外侧2 cm处定位,针刀体与皮肤垂直,刀口线与大腿纵轴平行,按针刀四部进针规程进针刀,直达胫骨髁间隆起后方骨面韧带起点的外缘,再调转刀口线90°,在骨面上铲剥2~3刀,范围不超过0.5 cm。

3)注意事项　进针刀不可太快,如患者有剧痛感,可能针刀碰到了膝内下动脉或者膝外下动脉,不能盲目继续进针刀,此时将针刀退到皮下,调整方向后再进针刀,即可到达骨面。

三、针刀术后手法治疗

(一)手法

让患者仰卧,医生一手握住踝关节上方,另一手托住小腿上部,在牵拉状态下,摇晃、旋转伸屈膝关节,然后用在牵引状态下的推拿手法,将内、外翻和轻度屈曲畸形纠正。此即纠正膝关节内部的力平衡失调。

（二）托板固定

对于有"O"形腿或者"X"形腿的患者,手术复位后,选用两块长条托板,固定于膝关节的内、外侧,长度上至臀横纹,下至踝关节上缘。用3条纱布绷带固定,其中2条固定于托板两端,第3条固定于中间膝关节下方胫骨结节下缘。注意在固定时,一定要将患肢的畸形角矫正。一般采取在手法矫正后,医生不放下患肢即将托板固定的办法。托板一般固定14天,固定期间,应密切观察下肢血供,防止因为夹板太紧引起下肢缺血性坏死。

（彭昌华　朱元元）

第十一节　生　物　疗　法

一、基因治疗

Kawanishi Y 等通过手术建立内侧半月板损失的大鼠模型,然后向大鼠的关节腔内注射合成的双链 miR-210,4 周后发现实验组内侧半月板损伤部位已被填充修复,而对照组无明显变化,12 周后实验组相对对照组内侧半月板损伤部位已经完全愈合,关节软骨的退化也受到抑制。在未来围绕 miRNA 而设计的治疗方案会给骨关节炎的治疗提供一种新的手段。

二、细胞因子和基因调控

正常机体生理状态下,滑膜、软骨细胞、基质及软骨下骨质的正常功能的发挥和结构的完整依靠组织分解和合成的动态平衡。细胞因子就是通过调控此过程来发挥作用的。分解性细胞因子包括白介素(IL)和肿瘤坏死因子(TNF);合成性细胞因子包括转化生长因子(TGF)、胰岛素生长因子(IGF)、骨形态发生蛋白(BMP)等。通过关节腔内注射细胞因子调节药物可调控关节内细胞因子浓度,增加合成,抑制分解,促进软骨和滑膜修复。事实上 PRP(富血小板血浆)本质上就是通过关节腔内补充细胞因子来发挥关节修复作用的。miRNA 可通过调控转录因子、细胞因子、生长因子、促凋亡基因、抗凋亡基因表达,来调控细胞的增殖与凋亡。Tian 等利用 oxLDL 处理转染 miR-476b 类似物,发现 miR-476b 通过脂蛋白脂肪酶(lipoprotein lipase,LPL)显著减少 IL-6、IL-1、TNF-α 等的分泌。Chen 等发现,缓激肽 B2 受体基因(BDKRB2)＋9／－9)可通过调节 Toll 样受体-2(TLR-2)的表达来调节促炎因子的活性,进而影响关节炎的发展进程。通过调控基因的表达、调控细胞因子的活性减缓关节炎发生、发展过程是膝关节骨关节炎治疗的一个崭新的思路。相比其他疗法,基因调控极具优越性,但还需要更进一步的探索研究。

三、自身组织分离干细胞治疗

自体骨髓间充质干细胞是人体内具有多分化功能的干细胞,在体内外特定诱导条件下可转化为软骨细胞,修复关节软骨,目前的动物实验和临床试验都证明间充质干细胞治疗安全有效,是早期关节炎理想的治疗方法。2016 年 Mehrabani 等报道,自体骨髓间充质干细胞治疗后 MRI 结果提示关节炎损伤减轻,视觉模拟评分(visual analogue scale,VAS)和膝关节的功能状况都有明显的改善。Lamo-Espinosa 等通过多通道随机对照研究发现 VAS、关节炎指数等指标呈现剂量依赖性,MRI 结果显示只有高剂量组有明显的关节损伤减轻。Pak 等使用自身脂肪组织分离干细胞、细胞外基质、透明质酸、PRP 混合膝关节注射,同样取得了不错的效果。

(彭昌华　朱元元)

第十二节　其他治疗

一、药物外治

膝关节骨关节炎属于退行性疾病范畴,为中老年人常见的疾病之一。其临床特征表现为关节僵痛和活动功能障碍,造成患者行动不便,生活质量明显降低。因此该病的治疗目标主要是减轻或消除疼痛,改善或恢复关节功能,控制病情发展,从而改善生活质量。近年来,膝关节骨关节炎的发病呈现年轻化的趋势,四五十岁人群的膝关节骨关节炎发病率逐年上升,对人们的工作和生活造成极大困扰,因而迫切需要快速、简单、有效的治疗方法来阻止该病的发展。西医保守治疗以口服及抗炎镇痛药、外源性补充关节活性物质注射药物为主,往往具有较大肝肾毒性及消化道刺激性。祖国医学中医外治法在防治该病方面具备明显简、验、便、廉的特点,相较于西医保守治疗具有疗效确切、价格低廉、不良反应小的优势特点,是早、中期膝关节骨关节炎治疗中应当优先考虑采取的治疗手段。对于骨关节炎的治疗,在使用口服药物前,一般建议先选择局部外用药物。近年来,各种中药外治法治疗膝关节骨关节炎的临床研究丰富,疗效显著,集中体现了该方法的优势。

(一)中药外治法有效性的中医理论探讨

张志泽、何建华通过对经典古籍的查阅认为"肝主筋""肾主骨",骨关节乃气血在经络聚集交汇之所。因此膝关节骨关节炎(膝痹)病机为肝肾精亏、瘀血风寒凝滞经络而致使骨关节气血痹阻失养而发病。《理瀹骈文》云:"外治之理,即内治之理,外治之药,即内治之药,所异者法耳。"因此中药外治法如同内服法一样遵循辨证论治之法,组方以滋养肝肾、驱寒渗湿、祛风活络为纲,因证施药,外用培补肝肾丰富气血,同时刺激经络腧穴以改善经络气血运行从而达到驱疾疗病之目标。一般认为外治中药组方唯有遵循辨证施治原则,方能取得良效。

(二)中药外治法有效性的现代医学证据

现代医学认为骨关节炎的发生与关节中软骨基质、炎性介质及软骨细胞凋亡这3个环节具有密切相关性。因此近年来众多学者从外用中药制剂与上述3个环节的相关性入手,证实了外用中药制剂有效成分可通过不同的作用途径发挥作用,调节关节软骨基质的生成,抑制炎性介质的表达,清除软骨细胞凋亡小体,从而有效抑制骨关节炎的发展。如史文宇等通过家兔关节炎模型实验发现,中药消定膏外敷能显著降低家兔关节液中肿瘤坏死因子-α的含量。田丰玮等发现,使用复方艾叶油乳膏治疗关节炎患者可明显降低患者关节冲洗液白介素-1、肿瘤坏死因子-α和前列腺素的含量,从而证明了中药外用对关节炎性细胞因子表达具有明显抑制作用。杨敏、田丰玮等认为金属蛋白酶的表达是目前普遍认同的在关节炎形成过程中具有重要作用的环节,通过实验使用复方艾叶油乳膏干预兔膝关节骨关节炎模型发现该药物具有干预金属蛋白酶表达的作用。

(三)中药外治膝关节骨关节炎的方法

膝关节骨关节炎是老年人的常见疾病,属于中医"痹证"范畴。本病主要表现为关节疼痛、僵硬、功能障碍。与膝关节骨关节炎相关的医疗问题及医疗费用急剧增加,使得有效的治疗与预防膝关节骨关节炎成为重大的公共卫生学问题。膝关节骨关节炎的治疗目的是减轻或消除疼痛,矫正畸形,改善或恢复关节功能,改善生活质量。对于膝关节骨关节炎,在采用口服药前,建议首先选择局部药物治疗。中药外治法在防治膝关节骨关节炎方面疗效显著,方法较多,是治疗本病的重要手段。现将中药外治膝关节骨关节炎的研究进展概述如下。

1. 中药贴敷 本法将中药外敷制剂局部贴敷于事先选择好的压痛点或区,原理是舒筋活血、祛风散寒、消炎止痛,可借助其药力将舒筋通络、祛风散寒之药直接作用于患膝局部,渗透肌肤,直达病所,改善局部血液循环,从而降低骨内压,促进炎症吸收,缓解或消除症状。常用的外用贴膏有复方南星止痛膏、奇正消痛贴膏、接骨膏、火龙膏、神应膏、透骨膏等。葛鸿庆等采用复方南星止痛膏外敷治疗膝关节骨关节炎 85 例,患者治疗前 VAS 分值为(7.96±1.24)分,治疗后为(3.05±1.01)分,两者比较有显著性差异($P<0.05$)。倪明等采用复方南星止痛膏外敷治疗膝关节骨关节炎(寒湿痹阻证)316 例,并与采用骨痛贴膏治疗的 108 例做对照。结果:2 组在治疗后 6 天、12 天症状分级量化积分、膝关节疼痛指数较治疗前均显著下降($P<0.05,P<0.01$)。张志强等采用奇正消痛贴膏外用治疗早期膝关节骨关节炎 32 例,并与采用尼美舒利胶囊及盐酸氨基葡萄糖口服的 28 例做对照。结果显示中药外敷组的疗效明显优于西药口服组。

(1)火龙膏:生姜(取汁)、乳香、没药(为末)、麝香、真牛皮广胶各适量,先把姜汁并广胶溶化,然后入乳香、没药调好,稍温后下麝香即制成膏状。有温经散寒、活血化瘀、通经活络、宣痹止痛的作用,可摊贴患处。

(2)神应膏:牛皮胶(水溶代膏)、芸薹子、安息香、川椒(生用)、生附子各适量,研为末,然后入胶中和成膏即可,有除风散寒、温经通络、蠲痹止痛的作用,对于关节炎因风邪走注疼痛,上下不定者适宜。膏制成后摊纸上,贴痛处即可。

(3)透骨膏:生地黄、马鞭草、吴茱萸、白面、骨碎补、龟板(酒炙)、鳖甲(酒炙)、蒲黄各适量,研为末后制成膏状,可用米粉、醋调药末成药膏后在火上温热,摊于痛处,用纸裹,候冷再烘,有祛风除湿、温经散寒、补益肝肾、强筋壮骨的作用,对于风湿患者、走注疼痛者适宜。

2. 中药涂抹 本法用单味中药或复方制成涂膜剂,在关节疼痛处涂抹,原理是舒筋活络止痛。比如红花、丹参、川芎等药物可以促进局部的血液循环,有利于促进静脉回流,减轻局部的肿胀,同时可以消除局部的炎性致病因子以及有害的代谢产物,能够减轻局部的疼痛症状。杨敏等观察兔膝关节骨关节炎模型关节软骨外涂复方艾叶油乳膏后的病理改变,结果表明外涂复方艾叶油乳膏能减轻软骨病理损伤,降低 MMP-13 表达。

3. 中药热熨 本法利用药物加热后的热能及药物本身的作用,将药物在患处或特定穴来回运转或旋转,原理是温热的生物学作用可降低肌张力,减轻肌紧张而致的疼痛,改善局部血液及淋巴循环,有助于消散炎症浸润。付秀珍等通过临床研究发现,早期采用四子散(白芥子、莱菔子、苏子、吴茱萸)热熨治疗膝关节骨关节炎可迅速缓解局部疼痛症状,有效改善膝关节功能。

4. 中药熏洗 本法用药物煎汤熏洗膝关节,或加用白酒、米醋等,加强活血通络作用,原理是使局部皮肤充血、微汗,改善局部血液循环,使局部的炎性因子通过毛细血管吸收、消散,同时药物分子蒸发为药物蒸气分子,可以透过皮肤直达病所,发挥药效。

5. 中药离子导入　本法是根据中医辨证施治的原则,利用单向的调制中频脉冲电流,将中药离子导入体内,直接作用于病灶部位,更好地发挥药物作用。同时,中频脉冲电流作用于人体局部深处,使肌肉发生有规则和无规则的各种收缩、按摩运动,通过对神经的刺激减轻疼痛感觉,加快局部组织的新陈代谢,具有改善血液循环、放松肌肉、疏通经络的作用,最终达到药物治疗和中频电疗的双重目的。

6. 中药关节腔注射、灌注、冲洗　本法将自制中药或中成药注射液注入关节腔,直达药用部位。关节冲洗的原理:调整关节腔内环境;冲洗液中的阳离子可以中和软骨表面的负电荷,使滑膜释放物失去与软骨表面的亲和力,进而使滑膜、软骨表面的炎症反应消失;增加对软骨的营养,从而有利于修复;将变性的关节液及脱落的碎屑、小的游离体及纤维素等冲洗干净。

二、电疗

治疗膝关节骨关节炎时,经皮神经电刺激疗法(低频电疗法)和中频脉冲电疗法均能有效减轻患膝的疼痛,同时中频脉冲电疗法还具有消炎、消肿、解痉、改善局部组织血液循环的作用,治疗时通过刺激肌肉收缩还可防止肌肉萎缩。

中频脉冲电疗法能增强局部组织膜和细胞膜的通透性,直流电存在电解、电泳、电渗现象,因此这两者都被用于中药汤剂、泼尼松龙等西药的药物透入,使药物在局部靶点发挥直接治疗作用。马哲等根据患者中医证候应用中药通痹散加减配伍(局部中频电药物渗透)。崔镇海等经皮离子导入自拟中药方(乳香、没药、丹参、当归)治疗90例不同时期膝关节骨关节炎。

超短波不仅能有效扩张血管,消炎止痛,降低骨内压,软化松解粘连,还能有效缓解痉挛,改善膝关节功能障碍。王志兰应用超短波治疗早期膝关节骨关节炎患者,能较好地缓解患膝肿痛,但存在愈后复发等系列问题。研究表明,毫米波的运用可抑制软骨细胞的凋亡,延缓软骨退变;超短波治疗有保护关节软骨的作用。因此,高频电治疗膝关节骨关节炎,对患膝软骨退变具有延缓和保护软骨的作用。

三、磁疗

磁疗治疗膝关节骨关节炎时,通过增加局部血液循环,加快炎性渗出物的吸收和消散,从而降低致痛物质的浓度,同时减轻膝关节肿胀对神经末梢的压迫作用;另外,磁疗能降低感觉神经末梢对外界刺激的反应,减少感觉神经的传入,达到持久的止痛效果,在膝关节急性期肿胀时使用,还可防止渗出液引起的粘连。其作用机制如下。

(1)磁场可加速膝关节局部血细胞在血管中的运动,解除毛细血管静脉端的瘀滞,可使血管通透性增强,促进瘀血及渗出物的吸收和消散,有利于膝关节炎症和瘀肿的减轻。

（2）磁场可加强膝关节骨组织的血液循环，改善局部营养，利于骨组织细胞新生，提高膝关节局部骨质的骨密度，且其产生的微电流对软骨细胞有促进生长的作用，故利于膝关节软骨组织的修复。

（3）磁场可降低膝关节末梢神经兴奋性，阻滞感觉神经传导，提高痛阈，还能增强致痛物质水解酶的活性，使组胺、缓激肽等致痛物质水解而镇痛，且能加速局部微循环和物质代谢，故能治疗缺血、缺氧及致痛物质聚积等导致的疼痛。

四、热疗

（一）热敷

热敷是将发热的物体置于身体的患病部位或特定部位（如穴位），以防治疾病的一种治疗方法。热敷方法有干热敷和湿热敷两种。

1. 干热敷　常用热水袋热敷。方法：将热水袋内灌入 1/2～2/3 的热水，斜放水袋将气排出，然后拧紧塞子，检查无漏水后，用布擦干热水袋表面，用布或毛巾包裹好，放在需要热敷的部位。使用中应注意水温不宜过高，使袋中水温保持在 50～60 ℃。做热敷时可根据需要及时更换热水，以保持一定的温度。如果发现皮肤潮红，应停止治疗。一般每次热敷 20～30 分钟，每天 3～4 次。

也可把盐、米、沙子炒热或种子类中药加热后装入布袋内，代替热水袋做热敷。中成药坎离砂、热敷散能自行发热，也可发挥类似热敷的作用。

2. 湿热敷　将小毛巾放在热水中浸湿拧干，放在需要热敷的部位，然后盖上干毛巾或棉垫，以保持热度。敷布的温度以不感觉烫、能耐受为度。湿热敷也可采用在热湿毛巾上放热水袋的方法，以保持热度。湿热敷一般可持续 20～30 分钟。在热敷过程中，应经常观察局部皮肤颜色，避免发生烫伤。

（二）蜡疗

蜡疗是一种把加热的蜡敷在患部，或将患部浸入蜡液中的理疗方法。石蜡的热容量高，导热系数小，散热时间长，且能与身体各部位紧密接触，是传导热能较好的一种介质。现代蜡疗技术是把中药与蜡疗有机地结合在一起，临床常用于膝关节骨关节炎的治疗。将石蜡加热后敷贴于患处，能使局部组织受热，血管扩张，循环加快，细胞通透性增加。由于热能持续时间较长，故有利于深部组织水肿消散、消炎、镇痛。

1. 蜡疗的作用机制　蜡疗治疗膝关节骨关节炎的可能机制如下。

（1）温热作用：促进血液循环，消除炎症，镇痛。

（2）机械作用：消除肿胀，加深温热作用，松解粘连，软化瘢痕。

（3）化学作用：石蜡中的化学成分能刺激上皮组织生长，有利于皮肤表浅溃疡和创伤的愈合。

（4）中药疗效：中药蜡疗将中药和蜡疗结合，有效地驱除致痛因子，消除炎症并能延缓关节老化的速度，从而达到治疗关节疼痛类疾病的目的。

2. 蜡疗的治疗方法

（1）包覆法：将治疗部位清洗，擦干，移除装饰品（如戒指）后，使欲治疗的肢体放轻松，浸入石蜡内，再拿出来。石蜡会在肢体表面形成固态状，此步骤重复 8～12 次后，再套以绝缘的塑胶袋，并用毛巾包覆以保持温度。此时若肢体因热而产生水肿倾向，则可以把肢体抬高，超过心脏水平，直到治疗结束。

（2）浸泡法：初始步骤与包覆法大致相同，直到蜡膜凝固于患部后，再将肢体放入石蜡浴中浸泡 15～20 分钟。

（3）蜡盘法：将已熔化的石蜡倒入准备好的盘中，待冷却成饼状后将石蜡饼取出盖覆于患部，比起包覆法，此法操作较简单迅速。

（4）涂刷法：适用于一些有角度限制或难以置放于石蜡盘的肢体部位，此时可将石蜡涂刷于这些部位数次，再以油布或棉垫缠绕包裹，以达到保温目的。

3. 蜡疗的注意事项

（1）皮肤有创面或溃疡不可用。

（2）体质衰弱、高热、急性化脓性炎症、肿瘤、结核、脑动脉硬化、心肾功能衰竭、有出血倾向及出血性疾病、有温热感觉障碍者以及婴幼儿禁用本疗法。

（3）石蜡经反复使用后，如有减少，可按比例加入一定的新蜡。

（4）治疗结束后，穿衣休息 30 分钟后再出门，防敞风受寒。

（彭昌华　朱元元）

第三章　膝关节骨关节炎的古代
医家医论

　　中医古代医籍和文献中仅有关于膝关节骨关节炎的记载，并没有关于膝关节骨关节炎的具体名称，有关痹病的症状描述、病因病机分析以及治疗方法和措施等散见于各古籍文献条文中，主要在"历节""鹤膝风""痿""痹""风湿"等条目中有描述，这些论"痹"的描述就是对本病较为详细的文献记载。如《五十二病方》中记载乌头、牛膝、防风等为治疗本病的常用药物。

　　早在春秋战国时期，随着《内经》的诞生和逐步完善，人们对"痹"的认识逐渐统一。《内经》把"痹"作为一种疾病的概念从病因病机到治疗给出了统一的认识，形成了治"痹"的一套医学理论；阐述了膝关节骨关节炎的命名、分类、病因、病机、诊断、治疗以及预后等内容。如《素问·脉要精微论》"膝者，筋之府，屈伸不能，行则偻附，筋将惫矣"，"风寒湿三气杂至，合而为痹也"，"逆其气则病，从其气则愈，不与风寒湿气合，故不为痹"。可见《内经》强调了膝关节骨关节炎先由脏腑内伤，功能失调以及营卫不和，然后风寒湿邪乘虚而入发病，形成以内因为主、外因为辅的膝关节骨关节炎的病因观。《素问·长刺节论》"病在骨，骨重不可举，骨髓酸痛，寒气至，名曰骨痹"点明了骨痹的病因、发病部位和症状特点，《素问·逆调论》曰："肾者水也，而生于骨，肾不生，则髓不能满，故寒甚至骨也……病名曰骨痹，是人当挛节也。"这表明肾衰是膝痹发生的病机关键，《灵枢·本脏》"是故血和则经脉流行，营复阴阳，筋骨劲强，关节清利矣"为我们指明了防治膝痹的策略是使人体血气调和、阴阳平衡，如此可使筋骨强盛，关节滑利。

　　东汉时期，张仲景在《伤寒杂病论》中进一步发挥《内经》的杂气致痹理论，指出了湿邪在膝关节骨关节炎中的重要性，如"太阳病，关节疼痛而烦，脉沉而细者，此名湿痹"。《金匮要略》指出痹证多因"汗出当风"或者"汗出入水中或久伤取冷"等形成"风湿相搏"的病机。湿邪作为六淫之一，其致病特点是属阴，好袭于人体下部，其质黏滞，感之每缠绵难愈，纠缠不休。膝关节骨关节炎的主要症状为关节疼痛、肿胀、沉重，其发病特点是病程长、缠绵难愈，与湿邪致病特点相符合，因此在临证治疗过程中需要加入祛湿之品，有助于缓解症状，提高疗效。华佗提出劳欲过度亦可致痹，他在《中藏经》中指出，"骨痹，乃嗜欲不节，伤于肾也"，增加了劳逸失常致痹的论述。

　　三国两晋至隋唐时期，骨伤科疾病越来越多，骨伤科专著相继问世，骨伤科疾病的诊治方法和理论得到丰富和发展,膝关节骨关节炎理论同样得到发展。巢元方所著《诸病源候论》"亦有血气虚,受风邪而得之者"对于膝关节骨关节炎的描述与《内经》基本相同,强调痹病因为人体虚弱,风寒湿邪乘虚而入。唐代蔺道人《仙授理伤续断秘方》则认为跌打损伤瘀血可产生痹病,在辨证内治之外,还提供了药物熏洗热熨等治疗方法,体现了膝关节骨关节炎需内外兼治的整体观。孙思邈在《备急千金要方》中提出了膝关节骨关节炎的"风毒"病因概念,第一次用"毒"邪病因去开拓膝关节骨关节炎的论治范畴,为后世医家打开了思路。正是孙思邈所提出毒邪致痹的概念,拓展了清热解毒治疗膝关节骨关节炎的思路。

　　宋元时期,学术活跃,出现了百家争鸣、蓬勃发展的局面,陈无择在《三因极一病证方论》中指出痰浊"由荣卫不清,气血败浊,凝结而成也",为后世医家创立痰浊瘀血致痹学说奠定了基础。滋阴派代表医家朱丹溪对痹病的病因有所改变,他完全摒弃"痹"的概念,而另立"痛风"一门,在其《丹溪心法》中指出"痛风者,四肢百节走痛,方书谓之白虎历节风证是也。大率有痰、风热、风湿、血虚",提出"有痰"可以导致痹痛,另在《格致余论》中指出痛风的病因为湿痰流注,"大率因血受热,已自沸腾,其后或涉冷水,或立湿地,或扇取凉,或卧当风,寒凉外搏,热血得寒,污浊凝涩,所以作痛"。因此总结他对痛风病因的认识。他突出的学术观点是内因(湿痰浊血)致痹,这一学说对后世活血化瘀、祛痰浊之法治疗痹病产生了深远的影响。以攻下派著称的张子和在其《儒门事亲》中指出"痹病以湿热为源,风寒为兼,三气杂合而为痹"。他认为痹病以湿和热为主要病机,而兼杂风寒之邪,这同《内经》所阐述的"风寒湿三气杂至,合而为痹也"有所不同,提出湿邪和热邪为主、风寒为兼的致痹学说。倡导脾胃学说的李东垣在《脾胃论》中认为"胃虚则无所受气而亦虚……脾病,体重即痛,为痛痹,为寒痹,为诸湿痹"。他从脾胃运化功能出发,说明人体脾胃运化功能不足、阳气不旺,容易停湿感寒而生膝关节骨关节炎,提出脾虚生湿亦可致痹学说,进一步丰富了膝关节骨关节炎的病因,为后世医家运用健运脾胃的方法治疗膝痹提供了丰富的理论依据。

　　明清时期,众医家对膝关节骨关节炎的认识有了进一步的发展,除了细致研究外因为风寒湿三气杂至,内因为正气亏虚,营卫不和之外,增加了有关痰瘀致痹的深入研究。学术成就体现在三个方面:首先是补肝肾治本。膝关节骨关节炎理论的确立,强调肝肾亏虚是骨痹发病的基础。龚信强调内因致痹,指出元精不足,自不能营卫和调而容易外感发病,特点是以虚候为主。他在《古今医鉴》中提出:"夫痹者……盖由元精内虚,而为风寒湿三气所袭,不能随时祛散,流注经络,入而为痹。其为病也,寒多则掣痛,风多则引注,湿多则重着。其病在筋者,屈而不能伸,应乎肝……其病在脉者,则血凝而不流,应乎心……其病在骨者,则重而不能举,应乎肾……其病在皮者,多寒,遇寒则急,遇热则纵,应乎肺……其病在肌者,多不仁,应乎脾。"他的病因观点与同样强调内因致痹的朱丹溪有所不同,朱丹溪强调的致痹内因侧重实邪,诸如痰浊血瘀等,都以实邪为主,而前者侧重虚候,强调元精不足是主要原因。持同样观点的还有明代名医张介宾,他认为"诸痹者皆在阴分,亦总由真阴衰弱,精血亏损,故三气得以乘之而为此诸证"。他在《景岳全书》中提出"阳非有余,而真阴不足""人体虚多实少"的理论观点,从而形成了他注重补益真阴元阳、慎用寒凉和攻伐之品的独特风格。在临床实践中,张介宾的峻补真阴治痹学说,对于体虚患痹或久痹虚羸之患者尤为适宜。其次就是痰瘀致痹理论的突破,明末清初医学家喻嘉言继承了宋元时期陈无择、朱丹溪等的痰浊致痹观点,在其《医门法律》中指出"浊痰不除,则三痹漫无宁宇也"的学术观点,认为膝关节骨关节炎的病因之中存在痰浊为患,痰瘀不除,膝关节骨关节炎永无痊愈之时,逐步确立了痰瘀致痹的学说。清代王清任在《医林改错》中提出"痹由瘀血致病"的学术观点,并创立了活血化瘀的治疗大法,他指出膝关节骨关节炎的病因不仅有风寒湿热、阴亏,更要重视瘀血在发病中的重要性,并予以相应的方药进行治疗。瘀血致痹学说,对后世治痹有非常重要的影响。最后是久病入络学说的提出,清代著名医家何梦瑶对于膝关节骨关节炎中痛和麻的证候有独特的认识,临床中膝关节骨关节炎患者的主要症状是疼痛,中后期会出现局部皮肤的麻痹感觉,此为痹久入络所致,何氏认为"痛之缓急与气和寒、湿之邪关系密切,而独不言风,认为风即寒也,外风即寒之浅者;而麻痹是由经气衰不能运行流利所致,并非由风所引起"。著名的温病大家叶天士主张痹证从络论治,他指出:"风寒湿三气合而为痹,然经年累月,外邪留着,气血皆伤,其化为败瘀凝痰,混处经络。"膝关节骨关节炎理论发展至清代,总体仍遵从《内经》原旨,外因为风寒湿三气杂至,内因为正气亏虚,营卫不和。各医家在此基础上或有发挥,或有独特见解,但总体上仍未脱离这个框架。

综观历代医家在论述膝关节骨关节炎时,总体遵循《内经》的理论观点。从《内经》确立了痹病的基本理论之后,后世在发展中虽有诸多的发挥,但仍然以内外因为主线,总结膝关节骨关节炎的病因,内因或为元阳精亏,真阴不足,或气血亏损,或脾胃失调而生内湿,或湿热内生,或痰浊瘀血,或七情失调等,分为虚实两候;外因则或重湿邪,或重风邪,或重热邪,或重寒邪,甚至提出风毒、暑邪等不一而足,然不论何者,皆没有脱离外感六淫的范畴。自唐代孙思邈《备急千金要方》提出风毒概念,创立清热解毒之法治疗痹病,到清初叶天士提出热痹之说后,医家顾靖远再次提出热痹的病因之说,从而指出了痹病的传变规律,并非为一成不变。临床实际中,我们经常可以见到类似患者,关节一直以肿痛恶寒为主要症状,但是在病情的发展过程中会出现局部皮肤发热、红肿的症状,这就印证了顾靖远提出的传变观点,可见其对指导后世临床是十分有益的,进一步拓展了膝关节骨关节炎的治疗思路。因此,对于膝关节骨关节炎的主要病因就集中在上述内外因之内,病机总由肝肾亏虚,风寒湿乘虚侵袭,气滞血瘀痰凝而成。从正气存内,邪不可干,邪之所凑,其气必虚的理论出发,湿寒致痹当以肝肾亏虚为前提,它不是致病根本因素。大多数的膝关节骨关节炎起病隐匿,无明显外伤史,瘀血作为第一致病因素的可能性很小,有明确外伤史者则另当别论。肝肾亏虚(阴虚或是阳虚)患者由于多因素影响,具体情况可能有所不同,所谓善补阳者阴中求阳,施治之法当以滋阴填精为基础,否则易致阴耗。由于外来寒湿入侵,损阳属必然,治膝关节骨关节炎温阳属必施之法。由于脾失健运,阴精资生无源,阴虚也属必然,所以膝关节骨关节炎日久,患者必肝肾阴阳俱虚。膝关节骨关节炎起病隐匿的特点使多数患者就诊时病程已属日久,临床所见患者多数当属阴阳俱虚,施治之法当阴阳俱补以治虚,偏于补阳以利于祛除寒湿。脾虚由肝肾亏虚和外邪入侵共致,在发生、发展中起重要作用,健脾之药不能少。所以施治应肝肾阴阳共补而偏于温阳,健脾燥湿化痰,舒筋活血通脉,才是较全面而适宜的法则。因此熟悉和掌握其病因病机,将更好地开拓治痹的思路,有利于我们全面把握膝关节骨关节炎的治疗方法。

一、膝痹的病名

古代文献中关于膝痹的论述颇多,多以症状出现于各论著之中,如早于《内经》的《阴阳十一脉灸经》就有"膝外廉痛"的描述,《内经》论述本病有"膝伸不屈""坐而膝痛"等表现,隋代巢元方《诸病源候论》中有"虚劳膝冷候",唐代孙思邈《备急千金要方》在针灸部分列有"膝病",宋代王执中《针灸资生经》列有"膝痛""脚膝痛"等。明清医家对本病论述更为详细,如明代《普济方》在针灸部分也论有"膝痛""脚膝痛",清代李用粹《证治汇补》列有"腰膝门",张璐《张氏医通》等列有"膝痛"。现代娄多峰最早提出膝痹之名;娄玉钤《中国风湿病学》首次完善膝痹理法方药。依其发病特点,临床中膝痹还有不同的称谓。

1. 膝痛 膝痛是本病的最主要症状,文献中最早以此症状来称呼本病。早在《内经》中就论有膝痛,如《素问·骨空论》曰:"膝痛不可屈伸。"《备急千金要方》曰:"光明主膝痛胫热不能行。"《针灸资生经》《普济方》《张氏医通》《古今医案按》等专门列"膝痛"进行论述;另外,《证治准绳》《理瀹骈文》等也论有"膝痛"。根据疼痛的具体部位不同,膝痛又有不同的称谓。膝痛伴有脚痛,称为脚膝痛,如《圣济总录》《普济方》《针灸大成》等论有"脚膝痛";膝痛伴有腰痛,称为腰膝痛,如《妇人大全良方》《傅青主男科》等论有"腰膝痛";膝痛连及腿部,称为腿膝痛,如《古今医鉴》《不居集》等论有"腿膝痛"。因为膝痛是本病最主要的症状,故也成为历代文献对膝痹最常用的称呼,甚至相互通用。其实两者是有所不同的,膝痹虽然以膝痛为最主要症状,但还包括膝肿等多种临床表现,因此有待进一步规范。

2. 膝肿 膝肿也是本病的主要症状,如《备急千金要方》曰:"膝肿,内踝前痛。"《针灸资生经》曰:"中封主膝肿。"后常以此症状作为本病之名。如《名医类案》专门列有"膝肿",《外科大成》论有"膝肿初起"。另外,《针灸资生经》《普济方》《神应经》等也论有"膝肿"。

3. 膝痹 古代文献无膝痹之名。娄多峰提出膝痹之名,在《娄多峰论治痹病精华》中论有本病,并列有膝痹医案 16 例。娄玉钤《风湿病诊断治疗学》首次把膝痹作为肢体痹之一进行论述;随后《中国风湿病学》最早独立章节对膝痹的定义、病因病机、辨证论治、调护预防等进行论述,完备其理法方药。其后被多书所采用。

二、膝痹的病因病机

膝痹发生不外内因和外因两方面。内因为肝肾不足,气血亏虚;外因以感受外邪,劳损外伤等为主。

(一)感受外邪

气运太过或不及,风寒湿热等外邪侵袭;或居住潮湿之地,冒雨涉水,感受风寒湿等邪,客于膝部筋骨肌肉,邪瘀痹阻,发为本病。或外感湿热,浸淫于膝,湿热痹阻,导致筋骨肌肉关节失养,而致本病。如《素问·气交变大论》曰:"岁水不及,湿乃大行,长气反用……腰股痛发……股膝不便。"《素问·至真要大论》曰:"少阴在泉,客胜则腰痛,尻股膝髀足病。"又曰:"太阳在泉,复内余,则……胫足膝中痛。"汉代华佗《中藏经》曰:"邪气妄入……流腰膝。"《备急千金要方》曰:"肾气虚弱,卧冷湿地当风得之,不时速治,喜流入脚膝。"宋代王衮《博济方》曰:"风冷气流痓,脚膝疼痛。"宋代《圣济总录》曰:"肾主腰脚,其经为寒邪冷气所客,注于腰脚,则膝胫髀胯腰脊冷痛。"《太平惠民和剂局方》曰:"风湿流注经络间……脚膝疼痛,不能步履。"又曰:"寒湿所伤……腰膝或肿。"窦材《扁鹊心书》曰:"风寒湿三气合而为痹,走注疼痛,或臂腰足膝拘挛。"陈无择《三因极一病证方论》曰:"坐卧湿地,或为雨露所袭……腿膝或肿。"《杨氏家藏方》曰:"风寒湿痹,客搏经络……脚膝无力,筋骨疼痛。"严用和《济生方》曰:"风冷邪湿,留滞下焦,足膝拘挛,肿满疼痛。"金代李杲《东垣试效方》曰:"寒湿相合……膝膑痛,无动行步。"明代龚廷贤《万病回春》曰:"风湿相搏,腰膝疼痛。"《证治汇补》曰:"寒湿多侵于下,脚腿木重,足膝疼酸。"日本丹波元坚《杂病广要》曰:"寒湿所伤……腿膝浮肿。"

(二)正亏虚

先天禀赋不足,或房事不节,或年老体虚,致肝肾不足。肝主筋藏血,肾主骨充髓,膝为筋之府,肝血盛,肾精足,则筋骨坚;肝肾亏虚,筋骨失养,可致本病。或平素体虚,或产后久病等,致气血亏虚;或饮食内伤,脾运失健,气血生化乏源,则膝部筋骨关节失养;或受外邪,邪留于膝,皆可发为膝痹。如《诸病源候论》曰:"肾虚受风寒,故令膝冷也。"又曰:"肾气衰少,脾肾肝三经受于风寒湿,停于腿膝。"唐代孙思邈《千金翼方》曰:"骨极令人酸削……漆重疼痛。"王焘《外台秘要》曰:"肾气虚弱,卧冷湿地,当风所得,不时瘥,久久流入脚膝。"宋代王怀隐《太平圣惠方》曰:"肾气不足,体倦乏力,腰背强痛,脚膝酸软。"又曰:"脏腑虚弱……腰膝疼痹。"《圣济总录》曰:"肾脏气虚,外邪杂至,脚膝缓弱。"《太平惠民和剂局方》曰:"肾经虚弱,下注腰膝。"《三因极一病证方论》曰:"肝肾脏虚,风湿进袭,流注腿膝,行步艰难。"金代李杲《兰室秘藏》曰:"阴虚火旺,骨蒸劳热,年老之人足膝疼痛。"明代董宿《奇效良方》曰:"肝肾俱虚,精血不足,足膝酸疼。"徐春甫《古今医统大全》曰："肾气衰弱，脾肾肝三经受风寒湿，停于腿膝。"李梴《医学入门》曰："肝虚为四气所袭，手足顽麻，脚膝无力。"吴昆《医方考》曰："肾气虚弱，肝脾之气袭之，令人腰膝作痛。"《张氏医通》曰："膝痛无有不因肝肾虚者，虚则风寒湿气袭之。"清代吴澄《不居集》曰："三阴亏损而腿膝痛，此皆非外邪有余，实由肝肾不足所致也。"

（三）痰瘀气滞

劳损外伤、久行久站等使膝部筋骨关节过度负重，慢性损伤可使气血运行涩滞，痰浊瘀血停滞于膝，发为本病。或外邪久滞，瘀而不去，气滞血瘀；或痰饮内停，留滞经脉，膝部经脉闭阻，而致本病。《太平圣惠方》曰："伤折后，脚膝腰胯被冷风攻击，疼痛不得行走。"《圣济总录》曰："瘀结痛冷，折伤闪挫，腰膝痹痛。"宋代陈无择云："胸背手脚颈项腰膝隐痛不可忍，连筋骨牵引钩痛……是痰涎伏在心膈上下变为疾。"《杨氏家藏方》曰："气滞，血脉凝涩，筋脉拘挛，肢节腰膝强痛，行履艰难。"明代王肯堂《证治准绳》曰："支饮者……膝冷成痹。"清代傅山《傅青主男科》曰："胸背手足颈项腰膝痛，筋骨……是痰涎伏在心膈上下。"《证治汇补》曰："髀枢左右一点痛起，延至膝骬肿大，恶寒，夜剧者，痰也。"《医部全录》曰："寒湿及清痰流注经络，腰膝、背胁疼痛。"沈金鳌《杂病源流犀烛》曰："受三气兼挟痰涎宿饮，故……膝冷成痹也。"翁藻《医钞类编》曰："风湿客于肾经，血脉凝滞……注腰膝，重痛无力，步行艰难。"

综上所述，膝痹发病由人体肝肾不足，气血亏虚，感受外邪，外力损伤，劳逸不当等原因所致，但概括起来不外"虚邪瘀"。本病病位在膝部，与肝、脾、肾等脏腑关系密切。其基本病机为膝部筋骨肌肉关节失养，外邪痹阻或瘀血痹阻。病性多为本虚标实，虚以肝肾不足、气血亏虚为主，实以外邪痹阻、瘀血阻滞为主。本病多发于体力劳动者、肥胖者、年老者及长期站立工作者，常因感受外邪及劳损外伤而诱发加重；若肝肾不足，气血亏虚，复受外伤或外邪，常为本虚标实之证。

三、历代医家对膝痹主要症状的描述

"膝痛不可屈伸。"（《素问·骨空论》《神农本草经》《类经》）

"膝伸不屈。""坐而膝痛。""膝痛，痛及拇指。""坐而膝痛如物隐者。"（《素问·骨空论》《类经》）

"尻股膝髀腨骱足病。""股胫足膝中痛。"（《素问·至真要大论》）

"膝中痛。"（《灵枢·杂病》《针灸甲乙经》《备急千金要方》《类经》）

"膝内廉痛引髌，不可屈伸。""膝外廉痛。"（《针灸甲乙经》《备急千金要方》《针灸资生经》《普济方》）

"膝寒痹不仁，不可屈伸。"（《针灸甲乙经》）

"膝冷成痹。"（《诸病源候论》《备急千金要方》《医心方》《证治准绳》《证治汇补》《杂病

源流犀烛》）

"腰膝疼痛。"（《肘后方》《太平圣惠方》《圣济总录》《太平惠民和剂局方》《普济方》《医方类聚》《经验良方》《万氏家抄方》《杂病源流犀烛》）

"腰膝酸痛。"（《备急千金要方》《太平圣惠方》《日华子本草》《圣济总录》《普济本事方》《魏氏家藏方》《本草纲目》）

"髀枢膝骨痹不仁。""筋挛,膝不得屈伸。""两膝挛痛。"（《备急千金要方》《针灸资生经》《普济方》）

"膝痛胫热不能行。""膝股重。"（《备急千金要方》《普济方》）

"膝内踝前痛。""膝股肿。""膝中寒。""膝寒不仁。"（《备急千金要方》）

"膝重疼痛,浮肿如水状。"（《千金翼方》）

"脚膝冷痹。"（《外台秘要》）

"脚膝疼痛。"（《食医心鉴》《太平圣惠方》《博济方》《圣济总录》《太平惠民和剂局方》《三因极一病证方论》《鸡峰普济方》《普济方》《医门法律》《辨证录》）

"脚膝顽痹无力。"（《食医心鉴》）

"腰膝筋骨疼痛。""脚膝骨髓酸痛。"（《圣济总录》《太平圣惠方》《普济方》《景岳全书》）

"虚劳膝冷疼痛。""膝胫酸疼。""腰胯连脚膝,晓夜疼痛不可忍。"（《太平圣惠方》）

"腰膝冷痛。"（《养老奉亲书》《圣济总录》《本草纲目》）

"腰膝无力疼痛。""脚膝酸疼。""腰膝积冷酸疼。""腰膝痹痛。""脚膝痹疼痿弱。""膝冷疼。"（《圣济总录》）

"脚膝重痛少力。"（《太平惠民和剂局方》《证治准绳》）

"膝胫不能屈伸。""腿膝酸疼。"（《太平惠民和剂局方》）

"胫麻膝痛。""腿膝酸痛。""膝内廉痛。""脚酸膝重。""膝股内外廉痛不仁。""膝痛如锥,不得屈伸。""膝痛不得屈伸。""膝中痛不仁。""膝股内痛。""膝胫内廉痛。""膝冷痛不已。""满膝不得屈伸。"（《针灸资生经》《普济方》）

"腿膝酸痛。""膝寒不仁,痹痿,不屈伸。""膝伸不得屈。""膝痿痛。"（《针灸资生经》）

"腰膝走注疼痛如虎啮。"（《普济方》）

"胸背、手脚、颈项、腰膝隐痛不可忍。"（《三因极一病证方论》）

"腿膝疼痛。"（《杨氏家藏方》《仙拈集》）

"腿膝麻痹、冷疼。""脚膝沉重,疼痛肿满。""腰膝肢体疼痛。"（《杨氏家藏方》）

"脚膝湿痹。""腰腿脚膝痛。""脚膝寒痹。"（《鸡峰普济方》）

"病两膝膑屈伸有声剥剥然,或以为骨鸣。"（《儒门事亲》）

"膝下筋急。"（《脾胃论》）

"足膝筋骨肉疼痛。"（《类编朱氏集验医方》）

"腰膝重痛。"（《东垣试效方》《摄生众妙方》）

"脚膝或肿或痛。""脚膝痹弱。"(《御药院方》)

"足膝疼痛。"(《兰室秘藏》《丹溪心法》)

"腰膝湿热痛甚。""腰膝积冷疼痛。""膝痛不能屈伸。""膝股痛。""膝痛痿。""腰膝冷重。"(《普济方》)

"两膝红肿疼痛。"(《神应经》《针灸大成》)

"足膝酸疼,步履不随。"(《奇效良方》《冯氏锦囊秘录》)

"腰眼膝髌皆痛。"(《丹溪摘玄》)

"膝肿痛。"(《名医类案》《古今医案按》)

"腰膝作痛。""腰膝作实而痛。"(《医方考》《冯氏锦囊秘录》)

"脚膝肿痛,行步艰难,腰膝、臂髀大骨痛。"(《明医指掌》)

"腰膝筋脉拘急。"(《万病回春》)

"股膝内痛。""腿膝酸疼。""膝股肿。"(《针灸大成》)

"膝痛,左膝痛了右膝痛;发时多则五日,少则三日,昼轻夜重,痛时觉热,行则痛轻肿却重。""膝髌痛。"(《证治准绳》)

"双膝酸痛筋不支。"(《幼科金针》)

"足膝疼酸。"(《证治汇补》)

"膝胫之痛。"(《张氏医通》)

"腰膝、背胁疼痛。"(《医部全录》)

"腿股膝髌胫足病。"(《杂病源流犀烛》)

"腰胯膝腿疼痛。"(《伤科补要》)

"膝腿肿疼。"(《医钞类编》)

"膝腿足痛。""足膝肿痛。"(《医学妙谛》)

"其膝痛在筋,则屈不能伸而肿。""膝胫痹弱重痛。"(《类证治裁》)

"腰膝关节疼痛。"(《奇方类编》)

历代医家从不同角度对膝痹的表现进行了丰富而形象的描述。综合文献所述,膝痹的主要症状有单膝或两膝局部疼痛、肿胀,伴有沉重无力、麻木、不仁、骨鸣、屈伸不利等。根据其证候特点,西医学的膝关节骨关节炎、创伤性关节炎、感染性关节炎、髌骨软化症及各种原因引起的膝关节滑膜炎等出现膝痹表现者,可参考本病辨证论治。

四、历代医家对膝痹的论述

在《内经》之前,长沙马王堆三号汉墓出土的帛书《阴阳十一脉灸经》对本病就有描述:"少阳……膝外廉痛,振寒。"这是现存文献对本病的最早论述。《内经》对本病也有相关论述。如《素问·脉要精微论》曰:"膝者,筋之府,屈伸不能,行则偻附,筋将惫矣;骨者髓之府,不能久立,行则振掉,骨将惫矣。"《中藏经》曰:"邪气妄入,则上冲心舌。上冲心舌,则为不语;中犯脾胃,则为不充;下流腰膝,则为不遂。"《太平圣惠方》承《诸病源候论》论曰:"夫虚劳膝冷者,此由肾气弱,骨髓虚,为风冷所搏故也。"《圣济总录》在"补虚理腰膝"中曰:"《内经》谓腰者肾之府,转摇不能,肾将惫矣,膝者,筋之府,屈伸不能,行则偻附,筋将惫矣,盖肾主腰,肝主筋,筋聚于膝。若肾脏虚损,肝元伤惫,则筋骨受病,故腰膝为之不利。"金代张从正《儒门事亲》论有"屈膝有声"和"膝胻跛行",形象地描述两膝为患,屈伸时可有摩擦音。《普济方》承《圣济总录》曰:"寒气多谓之冷痹,其证令人脚膝痛,行履艰难,四肢麻顽。"并列有"肝风毒流注入脚膝筋脉疼痛""水气脚膝浮肿""补虚理腰膝"等,与本病相关。明代张介宾《类经》在"刺四肢病"中对《素问·骨空论》所论本病进行解释。《傅青主男科》在"腰腿肩背手足疼痛门"中论有"胸背手足颈项腰膝痛"。清代冯兆张《冯氏锦囊秘录》曰:"肝肾虚热,风湿内攻,腰膝作痛冷痹症,及屈伸不便。肾水脏也,虚则寒湿之气凑之,故腰膝作实而痛。"何其伟《医学妙谛》论有"膝腿足痛"。林佩琴《类证治裁》承《张氏医通》在"腰脊腿足痛论治"中论有本病。《杂病广要》也承《张氏医通》论述膝痹。现代吕继端论曰:"腰膝足跟疼痛,此为肝脾肾三经相合之处,酸软乏力为阳虚精亏,痛甚为肾经虚热,或肾络亏虚,肾脉失养。"

五、历代医家对膝痹治疗的论述

(一)膝痹的治疗原则

膝痹治疗,当辨虚实、病邪,辨证论治。病初,邪盛证实者当以祛邪活血通络为原则;久病,邪少正虚者当以滋补肝肾、益气养血、蠲痹通络为原则。由于本病病位在膝,故治疗时应注意加用补肝肾、壮筋骨及膝部的引经药。另外,本病治疗应重视针灸、推拿等疗法,配合功能锻炼。此外,膝痹伴发膝部经筋痹者,应兼顾治疗。

(二)历代医家对膝痹的论治

1. 秦汉晋唐时期 《内经》最早提出针刺治疗本病,如《灵枢·杂病》曰:"膝中痛,取犊鼻,以员利针,发而间之,针大如牦,刺膝无疑。"《素问·骨空论》曰:"蹇,膝伸不屈,治其楗;坐而膝痛,治其机;立而暑解,治其骸关;膝痛,痛及拇指,治其腘;坐而膝痛,如物隐者,治其关;膝痛不可屈伸,治其背内。"《类经》对其解释曰:"蹇膝,膝痛而举动艰难也;伸不屈,能伸不能屈也;股骨曰楗。治其楗者,谓治其膝辅骨之上,前阴横骨之下,盖指股中足阳明髀关等穴也。""侠臀两傍,骨缝之动处曰机,即足少阳之环跳穴也。""因立暑中而肢体散解不收者,当治其骸关,谓足少阳之阳关穴也。""拇指,小拇趾也,足太阳经所出,故当治其,即委中穴也。""上为关,关者膝后之骨解也。""背内,足太阳经之大杼穴也。"《神农本草经》载牛膝主"膝痛不可屈伸"等。晋代皇甫谧《针灸甲乙经》承《内经》曰:"膝内廉引髌,不可屈伸……栋关主之。""膝不能屈伸,可以行,梁丘主之;膝寒痹不仁,可屈伸,髀关主之。""膝外廉痛,可屈伸,胫痹不仁,阳关主之;髀痹引膝股外廉痛,不仁,筋急,阳陵泉主之。"《诸病源候论》主张用汤熨针石、补养宣导治疗本病;对外治法尤为重视。如治"脾肾肝三经受于风寒湿,停于腿膝"的熏蒸方等。《备急千金要方》承《针灸甲乙经》针灸治疗本病,曰:"阳辅、阳交、阳陵泉主髀枢膝骨痹不仁……风市主两膝挛痛……大冲主膝内踝前痛;梁丘、曲泉、阳关、主筋挛,膝不得屈伸,不可以行;犊鼻主膝中痛,不仁;中封主少气,身重湿,膝肿,内踝前痛;解溪、条口、丘墟、太白主膝股肿,䯒酸转筋;合阳主膝股重……侠溪、阳关主膝外廉痛……光明主膝痛胫热不能行,手足偏小。《针灸资生经》从之。《外台秘要》用独活续断汤治"肾气虚弱,卧冷湿地……久久流入脚膝"。

2. 宋金元时期 《太平圣惠方》列有川椒丸、补益干漆丸、石斛丸等9首"治虚劳膝冷"方剂。另外,用萆薢散、茴香子丸、磁石丸、天麻石斛酒、大豆独活酒治"腰膝疼痛"等;雄黄摩风膏治"脚膝筋脉不利";淋熨虎骨汤治"脚膝腰胯被冷风攻击,疼痛不得行走"。倍力丸治"腰膝筋骨疼痛"。《普济方》从之。宋代陈直《养老奉亲书》载,三圣丸"治腰膝冷痛"。《博济方》用金粉丸治"脚膝疼痛"。《圣济总录》列有木瓜煎丸、虎骨酒、乌头煎丸等22首"补虚理腰膝"方剂。另外,其还记载了大量治疗本病的方剂,如加味四斤丸治"脚膝痹疼痿弱";牛膝大豆浸酒治"筋挛膝痛";胡芦巴散治"腰膝疼";羌活饮治"膝冷疼";黄芪酒、巴戟天酒、牛膝薏米酒、牛膝附子酒治腰膝疼痛等。许叔微《普济本事方》列有"治肾脏风攻注脚膝方",用地黄丸"祛风湿,壮脚膝",用虎骨酒治"腿膝冷麻"等。《太平惠民和剂局方》用巴戟天饮治"脚膝疼痛,行履不得",用思仙续断丸治"腿膝酸疼,艰于步履",用七圣散治"脚膝疼痛,不能步履"等。《针灸资生经》承《针灸甲乙经》《备急千金要方》曰:"中治膝不得屈伸,取其经血立愈。""风市疗胫麻膝痛。""三阴交疗膝内廉痛。""承山疗脚酸膝重;阳陵泉疗膝股内外廉痛不仁。""曲泉主膝不可屈伸。""阴谷治膝痛如锥。""阳陵泉治膝伸不得屈。""京骨治膝痛不得屈伸。""三阴交治膝股内痛;交信治膝胫内廉痛。""膝眼疗膝冷痛不已;伏兔疗膝冷;丰隆疗腿膝酸痹。""三里主膝痿痛。"并列本病医案1例。《普济方》从之。金代刘完素《黄帝素问宣明论方》用一粒金丹"治腰膝走注疼痛如虎啮";《普济方》从之。《三因极一病证方论》用抱龙丸治"风湿进袭,流注腿膝";四蒸木瓜丸治"脚膝疼痛";川膝煎治"肝肾虚,为风寒湿毒所中,流注腿膝,历节疼痛"。《杨氏家藏方》用健步丸治"腿膝麻痹、冷疼",用轻脚丸治"一切脚膝沉重疼痛",用鹭鸶藤散治"腿膝疼痛"等。宋代陈自明《妇人大全良方》曰:"腰膝痛者,寄生汤、养肾散;瘀血滞者,如神汤、舒筋汤。"《证治准绳》从之。张锐《鸡峰普济方》用牛蒡子酒治"脚膝寒痹";海桐煎、楮实煎治"久患脚膝湿痹";小黄芪丸治"脚膝疼痛";黄芪牛膝散治"腰腿脚膝痛"。李杲用开结导饮丸治"腰膝重痛",在《东垣试效方》中用苍术复煎散治膝膑痛无力;《丹溪摘玄》《证治准绳》从之。《兰室秘藏》中用黄柏知母酒治"年老之人足膝疼痛";《丹溪心法》从之。元代许国祯《御药院方》用补阴丹治"脚膝痹弱",用乳香没药丸治"脚膝或肿或痛";《普济方》《奇效良方》从之。

3. 明清时期 《普济方》承《太平圣惠方》《博济方》《圣济总录》等列有羚羊角散、槟榔散、五加皮散等 13 首治疗"肝风毒流注入脚膝筋脉疼痛"方；有槟榔散、郁李仁散、商陆散等 11 首治疗"水气脚膝浮肿"方；有牛膝木瓜丸、肾附丸、麋角丸等 41 首"补虚理腰膝"方。引《肘后方》用加减草宝汤治"腰膝疼痛"；用桐皮薏仁酒治"腰膝湿热痛甚"；用神力丸、石松浸酒治"脚膝疼痛"；用羊肾散"治久患腰膝疼痛"。在针灸部分承《针灸资生经》论治本病曰："治膝内痛，穴曲泉、膝关。""治膝内踝前痛，穴太冲。"明代陈会《神应经》曰："膝股肿，委中、三里、阳辅、解溪、承山。""两膝红肿疼痛，膝关、委中、三里、阴市。"《针灸大成》从之。《医方类聚》引《经验良方》用正本丸治"腰膝疼痛"。《奇效良方》用加味四斤丸治"足膝酸疼"；《冯氏锦囊秘录》从之。张时彻《摄生众妙方》用治湿神效火龙膏治"腰膝重痛"。《名医类案》列有"膝肿"医案 1 例。龚信《古今医鉴》用乳香定痛丸治"腿膝痛及筋骨风"。李时珍《本草纲目》用五加皮酒治"腰膝酸痛"；用戊戌酒治"腰膝冷痛"。《医方考》用独活寄生汤治"腰膝作痛"。《万病回春》用二十四味飞步散治"脚膝酸软疼痛"；用青襄酒治"腰膝疼痛"。杨继洲《针灸大成》曰："股膝内痛，委中、三里、三阴交。""腿膝酸疼，环跳、阳陵、丘墟。""脚膝痛，委中、三里、曲泉、阳陵、风市、昆仑、解溪。"《证治准绳》承《医学纲目》用和血散痛汤治"膝痛，左膝痛了右膝痛"；用茯苓汤治疗支饮所致"膝冷成痹"，《证治汇补》从之；用活血应痛丸治风湿下注，脚膝重痛少力；《医钞类编》从之。张介宾《景岳全书》用大营煎治"腰膝筋骨疼痛"。《万氏家抄方》用药烧酒治"腰膝疼痛"。清代喻昌《医门法律》用巴戟天汤治"脚膝疼痛，行步艰难"。祁坤《外科大成》用加味二妙散"治膝肿初起者"。《傅青主男科》用控涎丹治"胸背手足颈项腰膝痛"。陈士铎《辨证录》用真火汤治"脚膝疼痛，行步艰难"。《张氏医通》辨证论治本病，曰："身半已下者，湿中之也。故治膝胫之病，又须以去湿为主。大抵痛在筋者，多挟风热，则屈不伸而肿，二妙散加羌、防、升、柴；兼阴虚者则热而不肿，虎潜丸，或二妙加牛膝、肉桂；因卧湿地，流入脚膝，痹弱疼重，千金独活寄生。"并在"膝痛门"列有方剂 5 首。《医部全录》用五积散治"腰膝、背胁疼痛"。陶承嘉《惠直堂经验方》用秘传豆黄丸治"湿痹膝痛"。《杂病源流犀烛》用除湿汤"治腿股、膝膑、胫足病之因于湿者"，用牛菟丸治"腰膝疼痛"。俞震《古今医案按》列有膝痛医案 1 例。钱昌秀《伤科补要》用健步虎潜丸治"腰胯膝腿疼痛"。翁藻《医钞类编》用升阳除湿汤治"膝腿肿疼"。《医学妙谛》用单方治"足膝肿痛"。《类证治裁》承《张氏医通》论治曰："其膝痛在筋，则屈不能伸而肿。"并辨证为风热、阴虚则热、风湿、湿热、虚寒兼挟风湿、虚热等进行论治。另列有本病医案 3 例。李文炳《仙拈集》用步利丸治"腿膝疼痛"。吴世昌《奇方类编》用胡椒五加皮酒治"腰膝关节疼痛"。

（马晓飞　蔡绍明）

第四章 膝关节骨关节炎的近现代医家经验

中医古代文献中并没有膝关节骨关节炎的病名,经现代医家据其临床症状表现考证、推敲,应属于"痹""骨痹""鹤膝风"等范畴,这些病证各类古籍中并没有专门论述,而多散见于各古籍篇章。鉴于此,临床中医医生认识、治疗本病就要在挖掘中医传统宝库的同时借鉴现代医学的解剖、影像、生理病理等知识,从而形成在中医理论指导下的中西医并重的现代中医治疗模式。依据此模式,现将近现代医家对膝关节骨关节炎的认识综述如下。

一、病因病机

从现代解剖可以看出膝关节主要由股骨内外侧髁、胫骨平台等骨性结构组成,并以前、后交叉韧带连接,关节周围包绕内外侧副韧带、髌韧带等多条韧带。这些韧带对膝关节的运动及稳定起到十分重要的作用。假若关节失稳,周围韧带就会牵拉受力,较长时间后,关节周围软组织便会出现疼痛。通过 X 线观察发现膝关节骨关节炎主要表现为骨赘形成、关节间隙变窄、软骨下骨改变及关节腔内游离体等。现代临床普遍认为骨性改变是引起膝关节症状的内在原因。有研究表明膝关节骨关节炎软骨下囊变形成后,囊肿内静脉压的升高和改建的骨小梁可能是骨关节炎疼痛的原因。亦有研究发现骨赘的形成与关节软骨的缺失有很强相关性,而劳损是软骨缺失的直接主要原因。同时,有研究表明骨内微循环的病理变化主要是骨内静脉淤滞,从而引起骨内高压。骨内压升高后,血管血流减少,局部营养不足可引起骨小梁坏死,坏死的骨小梁在修复改造过程中可引起骨质硬化。如果骨内静脉淤滞影响到滑膜,致使滑膜分泌酸性滑液,则引起关节退变。实验证实,骨关节炎的动物模型中存在骨内高压及骨内静脉淤滞表现。祖国医学对该病的认识同现代医学对膝关节骨关节炎的认识有惊人的相似性。古代及近现代大部分中医医家普遍认为本病为本虚标实,内外相合而致病。《内经》中关于骨痹的记载"病在骨,骨重不可举,骨髓酸痛,寒气至,名曰骨痹"明确了该病病位在骨,现代医学的 X 线表现也印证了这一点。关于本病成因,《张氏医通》曰:"膝为筋之府。""膝者,筋之府,屈伸不能,行则楼附,筋将惫矣。"同时,《素问·宣明五气》曰:"五劳所伤……久立伤骨,久行伤筋。"筋骨劳损可以作为本病的病理基础,也是现代医学认为的软骨缺失的直接原因,为内因。又《素问·痹论》曰:"风寒湿三气杂至,合而为痹也。"《灵枢·刺节真邪》曰:"虚邪之中人也,洒淅动形,起毫毛而发腠理,其入深,内搏于骨,则为骨痹。"可以看出,风、寒、湿邪侵袭筋骨,闭阻经络,气血凝滞为该病的诱发因素,为外因。中医认为"正气存内,邪不可干",总体说来,无论内因和外因,均是由于肾气虚衰导致。"筋属肝","肾主骨",肝肾亏虚会导致筋骨退化并使机体易受风、寒、湿邪的侵袭。以上经典说明本病病机为肝肾亏虚、风寒湿邪侵袭、痰瘀凝滞。故本病多从补益肝肾、祛风除湿、活血化瘀、舒筋通络的角度论治。中医目前对于本病还没有一个统一的辨证分型。古代依据病邪性质不同,有"其风气胜者为行痹,寒气胜者为痛痹,湿气胜者为著痹""其热者,阳气多,阴气少,病气胜,阳遭阴,故为痹热"的记载。现代医家如吴林生等将本病分为行痹、著痹、痛痹、热痹、瘀痹、郁痹、虚痹七型。廖伟把该病分为湿热痹阻型、风寒湿痹证、血瘀阻痹证、肝肾不足证四型。刘向前通过对624例样本的流行病学研究发现,膝关节骨关节炎以肾阳虚、血瘀和寒湿的出现率较高,风、痰的出现率较低;并将该病归纳为肾虚寒湿瘀滞证、肝肾亏虚血瘀证、肝脾两虚肾虚血瘀证、肝肾阴虚血瘀证4种中医证型,其中肾虚、血瘀贯穿全部4个证候。从以上可以看出,目前虽没有一个公认的权威的辨证分型,但归纳起来无外乎肝肾亏虚型、寒湿痹阻型、湿热痹阻型、痰湿痹阻型、瘀血阻络型等,这些分型均反映出本病以肝肾亏虚为本,瘀血、寒湿为标的病机。这也与大部分医家普遍认为的病因病机相吻合。

二、论治出发点

中医病因病机及辨证大体明确后,临床上对该病的治疗法则也多集中在补益肝肾、活血化瘀、祛风除湿等方面,各家治则并无明显区别。各医家对本病治疗的侧重点有所不同,所以治疗方法及治疗效果亦有差异。

主要集中在从"筋"论治。中医的筋是筋络、筋膜、肌腱、韧带、肌肉、关节囊、关节软骨等组织的总称。主要作用是连属关节,络缀形体。"筋也者,所以束节络骨,绊肉绷皮,为一身之关纽,利全身之运动也","所以屈伸行动,皆筋为之"。中医学认为"膝为筋之府",可见膝关节的活动多与筋有关。从现代解剖学来看,膝关节骨性结构的稳定性需要膝关节周围诸多肌腱、韧带等的保持。韩清民等认为膝关节骨关节炎筋病表现为外邪侵犯膝关节,以致膝周围筋环境之稳态失衡而为病;或因筋脉空虚而招引内邪,即无形之虚邪(血虚生风,阳虚生寒,阴虚生热)同气相求、合并侵犯,激发机体反应,从而正邪相争,导致筋痹形成。通过临床研究他发现膝关节退变引起骨赘的产生部位都是在关节应力分布比较集中的区域,同时,这些位置往往也是筋的附着点,因此,他认为膝关节的退变以及由此引起的骨赘是膝关节周围筋功能失代偿所产生的结果,膝关节骨关节炎的退变是膝关节周围筋功能失衡所导致的结果。黄国良等对膝关节骨关节炎骨性改变的解释如下:在大多数情况下,它不会造成对血管、神经等组织结构的压迫和激惹,也不是引发患肢疼痛、肿胀、畸形和功能障碍等症状的直接原因,而是机体为了扩大病变关节承受应力面积,缓冲应力不利作用的一种自身调整的病理生理现象和保护性的代偿反应。

三、辨证分型

膝关节骨关节炎的证候和证型研究是近几年膝关节骨关节炎中医相关文献的重点。"证候"是对患者疾病过程中某一阶段病理的概括,是通过望、闻、问、切四种诊断方法得到的一系列相关联症状的总称,也简称为证或者候。"证型"是在中医辨证理论指导下,将疾病过程中某一阶段表现得相对稳定的证候给予定型分类。通过对膝关节骨关节炎临床证候的统计和分析,对疾病进行辨证分型可以提高膝关节骨关节炎诊治效率,促进中医治疗膝关节骨关节炎的推广。

(一)证候、证型分布

郭跃等对该院 217 例膝关节骨关节炎患者的临床证候进行收集整理,并运用聚类分析法以及主成分分析法对整理好的证候资料进行分析。统计分析显示,出现频率高于80%的证候依次为固定痛、刺痛、活动后加重、隐痛、关节肿胀、冷痛、痛处拒按、屈伸不利。对这些证候进行聚类分析,发现分为 3 类为最佳,包括脾肾阳虚型、肝肾亏虚型、血瘀气滞型。向珍蛹等运用流行病学的方法对 442 例膝关节骨关节炎患者的中医证型分布进行分析,442 例膝关节骨关节炎患者证型出现频率从高到低依次为寒湿阻滞、肾阳虚、肾气虚、肾阴虚、瘀阻脉络、肝阴虚。这些证型通过聚类分析可聚为肾阳虚、寒湿阻滞证 210 例,肾虚、肝阴虚、虚寒湿瘀滞证 153 例,五脏虚、寒湿痰瘀气滞证 79 例;肾阳虚、寒湿阻滞证是膝关节骨关节炎基本的中医证型。魏合伟等对 80 例膝关节骨关节炎患者进行中医辨证分型,同时在关节镜下观察关节软骨的损失程度,并分析两者的相关性,发现气滞血瘀型患者的软骨损伤的分级显著高于肝脾肾阳虚型、风寒湿痹型和肾阴虚型,且差异有统计学意义($P<0.05$)。魏合伟等建议可将关节镜下观察软骨损伤的Outerbridge 分级作为膝关节骨关节炎中医辨证施治的参考依据。

(二)女性膝关节骨关节炎辨证分型

流行病学数据显示女性膝关节骨关节炎发病率显著高于男性,所以对女性膝关节骨关节炎的研究一直是热点。高玉花对 144 例女性膝关节骨关节炎患者的临床资料进行回顾性研究,将研究对象按绝经期为节点分为围绝经期前、围绝经期、围绝经期后,同时对资料中出现的证候进行聚类分析,可聚类为脾肾阳虚证、肝肾亏虚证、寒湿痹阻证、瘀血痹阻证 4 类。其中围绝经期前女性患者以寒湿痹阻证为主,围绝经期以肝肾亏虚证为主,围绝经期后以瘀血痹阻证为主。这表明以绝经期为节点,考察不同时期女性膝关节骨关节炎患者的证型分类对临床具有一定指导意义。关于绝经前后证型不同的原因需进一步深入研究。何丽清等对 586 例年龄在 50～74 岁的女性膝关节骨关节炎患者进行前瞻性研究,分析中医体质与中医证型的关系,得出结论:对于 50～74 岁的女性膝关节骨关节炎患者,风寒湿痹型与阳虚质、气虚质、平和质显著相关;肾气亏虚型与阴虚质、气虚质、平和质显著相关;痰瘀互阻型与阳虚质、痰湿质、气虚质、血瘀质显著相关。这为临床辨证论治与辨体用药相结合的诊疗手段提供了参考。

(三)中医证型与生物学指标的相关性

膝关节骨关节炎中医证型与生物学指标的相关性也是近些年中医治疗膝关节骨关节炎的研究热点。魏合伟等对 80 例膝关节骨关节炎患者进行中医证型分型,同时检查患者血液中炎症因子白细胞介素-6(IL-6)、肿瘤坏死因子-α(TNF-α)水平,并分析两者的相关性,发现风寒湿痹型患者血清 TNF-α 的水平明显高于其他证型,且差异有统计学意义($P < 0.05$)。该研究表明血清 TNF-α 水平在一定程度上可以为膝关节骨关节炎患者的中医辨证提供依据。

四、药物治疗

(一)中药内服

中药内服治疗膝关节骨关节炎是在中医理论和辨证分型的指导下进行的。黄丹奇运用中医"肾主骨,治肾亦治骨"的理论治疗 90 例膝关节骨关节炎患者。所服用药物为补肾壮骨舒筋汤,1 天 2 次,6 周为 1 个疗程,并随证加减药物。补肾壮骨舒筋汤治疗膝关节骨关节炎有效率达到 86.7%。史彩萍对 90 例膝关节骨关节炎患者进行辨证分型,共分为瘀血阻滞型、阳虚寒凝型、肾虚髓空型,根据不同的分型给予不同的药方,口服给药。治疗后 IL-1、IL-6 均有所减少,患者免疫力得到提高,总有效率达到了 95.6%。

(二)中药外用

张旺琼等运用中药熏洗治疗膝关节骨关节炎,同时配合中医护理。中药熏洗方法采用传统的熏疗 1 号方,经过特殊工艺制备后对患膝进行熏洗,每天 1 次,每次熏洗 30 分钟,2 周为 1 个疗程,显效率 78.57%,有效率 92.86%。

(三)中药内服外用

何正锋在中医辨证分型的指导下对不同的证型采用不同的药方内服,同时联用中药熏蒸外洗治疗 50 例膝关节骨关节炎,治疗组有效率为 84%,高于对照组(甾体药物组)的 66%,体现了中医内外兼治、整体与局部相结合治疗的优势。

(四)中药定向透药疗法

中药定向透药疗法是中华名医宋宝欣教授经过数十年的潜心研究独创的,通过把药物密封、加热、雾化为分子微粒,形成雾场和涡流,导引分子微粒向体内深层移动,从而产生一系列的热效应和药物效应;而且通过皮肤给药,直达病灶,见效快,作用持久,可以避免口服药物对胃肠道的刺激和对肝肾的伤害等副作用。彭水姣等使用中医定向透药治疗仪将自拟通络止痛方煎煮获得的药液通过电极导入患膝,随访 6 个月,疼痛改善明显,非甾体抗炎药(NSAID)使用明显减少,生活质量明显改善,3 个月、6 个月复发率均低于药液外敷组和穿刺注射透明质酸钠组。

五、非药物治疗

(一)针灸

洪昆达等运用温针治疗不同中医证型膝关节骨关节炎,对于各种证型,温针治疗均为 10 次 1 个疗程,共进行 3 个疗程。各证型的膝关节骨关节炎患者治疗后疗效和症状均有所改善,与治疗前差异具有统计学意义($P<0.05$),且关节滑液中 TNF-α、IL-1、IL-6 含量均下降($P<0.05$)。其中,阳虚寒凝型温针治疗的效果最佳,优于其他 3 种证型($P<0.05$)。

(二)推拿

张凯运用中医手法结合玻璃酸钠治疗膝关节骨关节炎,每次注射玻璃酸钠后,次日采用中医手法治疗,每周 3 次,15 次为 1 个疗程。手法包括揉法、松髌法、痛点按压法、拿捏法、伸膝及屈膝法。中医手法结合玻璃酸钠关节腔内注射治疗膝关节骨关节炎,经 Ridit 分析,疗效明显优于单纯注射玻璃酸钠治疗,差异有统计学意义($P<0.05$)。

(三)中医护理

冯晓霞等观察中医临床护理路径在膝关节骨关节炎治疗中的作用。中医护理模式包括知识教育、穴位按摩、运动指导、情志护理、饮食护理。中医临床护理路径组的护理总有效率为 95.0%,明显高于对照组的 75.0%,差异有统计学意义($P<0.01$);另外,中医临床护理路径组各功能组评分、并发症发生率、患者满意度均优于常规临床护理路径组,且差异有统计学意义($P<0.05$)。

六、综合治疗

阮丽萍等采用中医健脾单元疗法来治疗膝关节骨关节炎患者,中医健脾单元疗法为新安医学特色,采用新风胶囊联合中医辨证论治以及中药外治。临床研究结果表明中医健脾单元疗法能显著改善膝关节骨关节炎患者心肺功能和生活质量,且患者相关生物学指标也得到显著改善,符合中医"标本兼治"原则。王莲红等采用骨刺颗粒联合针刺治疗膝关节骨关节炎,针刺穴位包括阳陵泉、内膝眼、外膝眼、三阴交、太溪、梁丘、阿是穴,每个穴位针刺 15 分钟,每天 1 次,持续 14 天。中医综合治疗组治疗后显效率为 83.3%,优于手术疗法组的 50.0%,差异具有统计学意义($P<0.05$),且 SF-36 健康调查表 8 个维度的评分均优于手术疗法组,差异具有统计学意义($P<0.05$)。瞿佶等运用中医三联疗法治疗 30 例膝关节骨关节炎,即中药汤剂内服、药袋热敷和手法治疗,对照组给予塞来昔布胶囊口服、扶他林乳胶剂涂搽,均为 1 个疗程(4 周)。治疗组临床治疗有效率优于对照组($P<0.05$),且中医三联疗法组治疗关节疼痛、僵硬以及各项总分均优于对照组($P<0.05$),表明中医三联疗法对于膝关节骨关节炎治疗效果较好。郑吉元等采用中医疗法配合输液式关节冲洗治疗膝关节骨关节炎。先对关节冲洗 3 次,隔天冲洗 1 次,3 次为 1 个疗程。冲洗后给予中药内服、正骨理筋手法、中药外敷。结果显示膝关节骨关节炎临床效果优良率占 83.3%,总有效率达 93.3%。这表明中医综合疗法配合输液式关节冲洗不仅可以调节关节腔内外环境的平衡,还可使膝关节功能得到恢复,效果良好,值得推广。宁煜等运用针刀松解联合中医手法治疗膝关节骨关节炎,观察组应用针刀松解联合中医手法治疗,对照组采用单纯的手法治疗,治疗周期均为 3 周。结果显示与治疗前相比,两组膝关节功能评分显著升高,视觉模拟评分均显著下降,差异具有统计学意义($P<0.05$);对于这两项评分,针刀松解联合中医手法组均优于单纯的手法治疗组,差异也具有统计学意义($P<0.05$)。针刀松解联合中医手法组总有效率明显高于单纯的手法治疗组,差异具有统计学意义($P<0.05$)。所以,针刀松解联合中医手法对膝关节骨关节炎具有较好的临床疗效。这与该疗法可以解除膝关节周围高应力点、调整运动力线有关。周静等采用中医特色疗法序贯通痹护理法治疗膝关节骨关节炎。序贯通痹护理措施:第一步,给予通痹醉药酒涂擦药物;第二步,给予中药海桐皮汤熏洗治疗;第三步,给予苗药"五藤散"中药膏贴;再加用常规护理。每天 1 次,2 周为 1 个疗程。中医特色序贯通痹护理组总有效率为 92.5%,优于常规护理组的 70%,差异具有统计学意义($P<0.05$)。中医特色序贯通痹护理组各项评分均优于常规护理对照组,差异具有统计学意义($P<0.05$)。

综上所述,中医治疗膝关节骨关节炎需认清病因病机,辨证分型,对证治疗。中医学认为正气不足是发病的内在病因,病机主要包括血虚风扰、湿郁化热、风寒湿相搏。传统望、闻、问、切四种诊断方法结合现代统计学、生物检查学等使得对膝关节骨关节炎的辨证分型研究更加深入和丰富,也使得中医对证治疗膝关节骨关节炎更加有效。中医治疗膝关节骨关节炎的方式多种多样,可以是药物治疗、推拿、针灸单独使用,但目前的趋势是多种治疗手段并用或序贯治疗的综合疗法,甚至是中西医结合的疗法。中医理论与统计学、生物学等现代医学研究方法的结合将进一步促进中医对膝关节骨关节炎的认识,为中医对证治疗膝关节骨关节炎提供依据。多种治疗手段相结合以及中西医结合的综合治疗手段将越来越多地应用于中医对膝关节骨关节炎的治疗。随着治疗方法的创新,中医治疗膝关节骨关节炎的效果也会越来越好。

(马晓飞 蔡绍明)

第五章　膝关节骨关节炎的西医理论

第一节　膝关节应用解剖

　　膝关节是人体最大且最复杂的关节。膝关节的主要结构包括股骨下端、胫骨上端及髌骨之关节面，膝关节之所以能活动自如又不会发生脱位，主要是前、后十字韧带，内侧副韧带，外侧副韧带，关节囊及附着于关节附近的肌腱提供了关节稳定性。此外，关节中间内、外侧各有一块重要的半月板，除了可以吸收部分关节承受的负重外，亦可增加关节的稳定性。另外，位于关节前后肌肉群的拉动，让关节可以弯曲及伸直。

　　膝关节囊的滑膜层是全身关节中最宽阔最复杂的，附着于该关节各骨的关节面周缘，覆盖关节内除了关节软骨和半月板以外的所有结构。滑膜在髌骨上缘的上方，向上突起形成深达 5 cm 左右的髌上囊，在股四头肌腱和股骨体下部之间。在髌骨下方的中线两侧，部分滑膜层突向关节腔内，形成一对翼状襞，襞内含有脂肪组织，充填关节腔内的空隙。还有不与关节腔相同的滑液囊，如位于髌韧带与胫骨上端之间的髌下深囊。整个关节由关节囊包裹成为关节空腔（独立的小环境）。正常关节液体很少，一旦受伤可以有血性积液，时间较长则变成黄色黏稠的液体；关节内存在伤病时往往有滑膜炎，活动多了就肿。积液多时浮髌试验阳性，即手指按髌骨有漂浮感并能感到髌骨与下方骨骼碰撞；滑膜有时会在关节缝隙处嵌塞引发疼痛，特点是关节负重时屈曲到某个角度时疼痛，需要与髌骨软化症鉴别。

一、膝关节的主要结构

膝关节是由股胫关节和股髌关节构成的椭圆屈戌关节（图 5-1）。

（1）股胫关节：由股骨和胫骨相应的内、外侧髁关节面构成椭圆关节。

（2）股髌关节：由股骨的髌面和髌骨关节面构成屈戌关节。股胫关节头大，关节窝

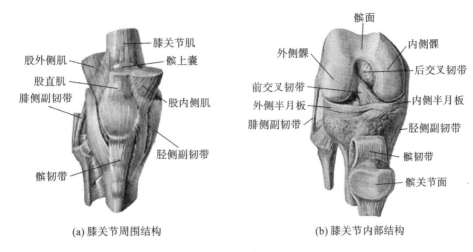

(a) 膝关节周围结构　　　　(b) 膝关节内部结构

图 5-1　膝关节

浅,使两关节面不相适应,关节囊薄而松弛。

二、膝关节的辅助结构

(1) 半月板:由 2 个纤维软骨板构成,垫在胫骨内、外侧髁关节面上,半月板外缘厚内缘薄。

①内侧半月板:呈"C"字形,前端窄后部宽,外缘中部与关节囊纤维层和胫侧副韧带相连。

②外侧半月板:呈"O"字形,外缘的后部与腘绳肌腱相连。有加深关节窝、缓冲震动和保护膝关节的功能。

(2) 翼状襞:在关节腔内,位于髌骨下方的两侧,含有脂肪的皱襞,填充关节腔。能增大关节稳固性,有缓冲震动的功能。

(3) 髌上囊和髌下深囊:位于股四头肌腱与骨面之间。可减少腱与骨面之间的相互摩擦。

(4) 加固关节的韧带。

①前、后交叉韧带:位于关节腔内,分别附着于股骨内侧髁与胫骨髁间隆起。有防止股骨和胫骨前后移位的作用。

②腓侧副韧带:位于膝关节外侧稍后方。起于股骨外侧髁,止于腓骨小头。有从外侧加固和限制膝关节过伸的作用。

③胫侧副韧带:位于膝关节的内侧偏后方。起于股骨内侧髁,止于胫骨内侧髁。有从内侧加固和限制膝关节过伸的作用。

④髌韧带:位于膝关节的前方,为股四头肌腱延续部分。起于髌骨,止于胫骨粗隆。有从前方加固和限制膝关节过度屈曲的作用。

三、膝关节的基本运动特点

(1)当膝关节完全伸直时,胫骨髁间隆起与股骨髁间窝嵌锁,侧副韧带紧张,除屈伸运动外,股胫关节不能完成其他运动。

(2)当膝关节屈曲时,股骨两侧髁后部进入关节窝,嵌锁因素解除,侧副韧带松弛,股胫关节才能绕垂直轴做轻度的旋转运动。

(3)膝关节运动时,半月板可发生位移,屈膝时向后移,伸膝时向前移;小腿旋转时半月板随股髁位移,一侧滑向前,另一侧滑向后。当膝关节屈曲,半月板后移时,股髁曲度较大的后部与半月板肥厚的外缘接触。若此时急剧伸膝,如踢球动作,半月板退让来不及,可发生挤压伤或破裂。

(4)膝关节位于人体两个最长的杠杆臂之间,在承受负荷和参与运动中易于损伤,股骨和胫骨以宽大的内、外侧髁关节面增大关节的接触面积,可提高关节的稳固性和减小压强。

(李层　胡杰　万安　张朝驹)

第二节　膝关节骨关节炎的病因病理

膝关节骨关节炎是多发于中年以后的慢性、退行性关节疾病,临床上以关节疼痛、变形和活动受限为特点。病理变化最初发生于关节软骨,以后侵犯软骨下骨板以及滑膜等关节周围组织,可见局灶性、侵蚀性软骨破坏,软骨下硬化、囊性变和代偿性骨赘形成等病理变化。发病机制尚不清楚,一般认为与衰老、创伤、炎症、肥胖、代谢障碍和遗传等因素有关。

膝关节骨关节炎的发病呈世界性分布,是最常见的关节炎,是导致老年人疼痛和残疾的首要病因。膝关节骨关节炎在古代也是普遍存在的。

膝关节骨关节炎的发病率可能与人种、年龄、职业、生活方式和遗传等因素有关。本病患病率随年龄增长而增高。Felson 等报道,70 岁以下和 80 岁以上人群的膝关节骨关节炎患病率分别为 7.0% 和 11.2%,在放射学上可证实的膝关节骨关节炎患病率则分别为 27.4% 和 43.7%。可见 60 岁以上人群膝关节骨关节炎的患病率增高十分明显。

一、病因

按病因学分类,骨关节炎有原发性和继发性两种。原发性骨关节炎为病因不明者;继发性骨关节炎则继发于某种明确的原因。但有时原发性与继发性骨关节炎很难截然区分。

继发性膝关节骨关节炎的病因如下。

(1) 外伤性。

(2) 先天性或遗传性。

①局部因素:肥胖,下肢不等长。内翻或外翻畸形,过度活动综合征,脊柱侧弯。

②全身性因素。

a. 骨发育不良。

b. 代谢性疾病:血色病,褐黄病,戈谢(Gaucher)病,血红蛋白病,Ehlers-Danlos 病,Morguio 病。

c. 钙沉积病:焦磷酸钙沉积症,羟磷灰石沉积病,破坏性关节病。

(3) 其他骨和关节疾病:无菌性骨坏死,感染性关节炎,类风湿关节炎,痛风,骨硬化症,骨软骨炎,化脓性和结核性关节炎。

(4) 其他疾病。

①内分泌病:糖尿病,肢端肥大症,甲状腺功能亢进症,甲状旁腺功能亢进症。

②神经病性关节病(Charcot 关节)。

③其他:冻疮,大骨节病。

(一) 年龄

在所有原发性膝关节骨关节炎发病的危险因素中,年龄是较明显的危险因素之一。本病患病率随年龄增长而增高,其具体机制可能包括两方面:首先,人到中年以后,肌肉的功能逐渐减退,加上外周神经系统功能减低、反射减弱,神经传导时间延长,导致神经和肌肉运动不协调,容易引起关节损伤。其次,骨和关节软骨组织与人体其他组织和器官一样,随着年龄的增长,骨的无机物含量进行性增高,如青年人为 50%,而中年人和老年人分别增加到 66% 和 80%。无机物含量越高,骨骼的弹性和韧性越差。另外,随年龄增长,供应关节的血流减少,软骨因营养减少而变薄,软骨基质减少而发生纤维化,骨与软骨连接区的重建率下降,负重分布发生改变,原来不负重的软骨区域可能转向需承受较多压力。一旦机械力超过关节软骨的承受能力,胶原蛋白基质发生破坏,软骨细胞损伤,释放降解酶而导致软骨丧失。通过动物实验发现,单独阻断下肢传入神经或单独切断膝关节十字韧带,可引发轻度骨关节炎,如同时阻断传入神经和切断十字韧带,则发生快速而严重的关节软骨破坏。

（二）损伤和过度使用

大多数的急性膝关节损伤包括交叉韧带和半月板撕裂是膝关节骨关节炎的常见病因。半月板切除后的人中高达89％出现骨关节炎改变。绝大多数前交叉韧带完全破裂的人可发生膝关节骨关节炎。骨关节炎与多种体育运动包括马拉松运动、足球运动等相关。

正常关节软骨光滑,富有弹性和耐磨的特性,以及一些特有的机械性能,这使它在关节内具有传导载荷、吸收振荡及润滑关节等功能。正常软骨基质中的胶原纤维排列规则,由软骨下骨板骨小梁的胶原纤维合成的小纤维素呈垂直走向表面,在移行层内呈喷射状向四周扩散斜行进入表层,转而与关节面平行走行并与骨膜纤维相连,形成一种拱形纤维网状结构和薄壳结构,软骨细胞则顺胶原纤维方向被包埋于其间并受到保护。这种结构使关节软骨对撕拉力耐受性很强,但对反复冲击性负荷十分敏感。因此,某些职业劳动、剧烈运动、膝内翻或外翻畸形和骨折复位不佳等可使整个关节或关节局部形成过高的压力,这种负载一方面可破坏软骨基质的拱形纤维网状结构和薄壳,进而破坏软骨细胞,使软骨细胞发生退变,而退变的细胞又使基质合成减少,更加剧了软骨细胞的破坏,形成恶性循环。另一方面,负荷造成的软骨微损伤能加速钙化软骨的重建,软骨非钙化带随反复的微损伤而越来越薄,失去了软骨的部分功能。此外,过量的负荷引起软骨下骨板骨小梁微骨折,虽然以后可经骨痂形成和重建而愈合,但重建的骨小梁一般比正常骨小梁僵硬,对冲击力的承受性差,容易在负荷下变形,使上下关节面相互接触面积减少,致使作用力集中于软骨内某些部位,使软骨更易受破坏。在毫无准备的情况下,即使看来是很轻微的负荷,如楼梯踏空也可引起关节损伤,而成为"原发性"膝关节骨关节炎的主要致病原因。这是因为从冲击负荷至神经肌肉反应的时间大约需 1/1000 s,意外的负荷使神经和肌肉没有足够的时间去激活防护性反射,在这种情况下,负荷可能传至关节而导致损伤。另外,负重关节的支持结构如韧带、肌腱或半月板有损伤者,或随年龄出现肌萎缩者,即使不从事增加负重关节紧张性的运动,也会因关节保护功能减退或丧失而易发生骨关节炎。最近的研究提示,股四头肌无力可能是发生膝关节骨关节炎的危险因素,股四头肌无力可引起膝关节减震能力差和稳定性差,继而诱发膝关节骨关节炎。

（三）肥胖

早在 20 世纪 30 年代就有人注意到肥胖者有发生膝关节骨关节炎的倾向。国外文献报道,肥胖患者膝关节骨关节炎发生率为 12％～43％,而膝关节骨关节炎患者伴发肥胖者占 12％～45％。有人收集了膝关节骨关节炎患者发生病变以前 30 多年的材料,发现 37 岁时超过标准体重 20％的男性,患膝关节骨关节炎的危险性比标准体重者高1.5倍;而 37 岁时超过标准体重 20％的女性,患膝关节骨关节炎的危险性比标准体重者高

2.1 倍。以后的 36 年中 60％的超重者发生膝关节骨关节炎,患严重膝关节骨关节炎的危险性在男性增加到 1.9 倍,在女性增加到 3.2 倍。体重负荷主要集中于膝关节内侧软骨,这正好也是大多数肥胖者发生膝关节骨关节炎的常见部位,提示肥胖可能是严重膝关节骨关节炎较重要的危险因素。肥胖引起膝关节骨关节炎的原因,除了因过多的体重增加关节负重外,还与肥胖引起的姿势、步态及运动习惯的改变均有关。

（四）遗传

遗传因素对膝关节骨关节炎的影响可能包括先天性结构异常和缺陷,软骨或骨代谢的异常,肥胖和骨质疏松症等。对软骨的主要成分——胶原蛋白与遗传因素关系的研究也支持膝关节骨关节炎发病与遗传因素有关。Palotie 等对限制性内切酶和限制片段长度的多态性研究发现,某些家族性骨关节炎与第 12 号染色体长臂上的 II 型胶原蛋白编码基因 COL2A1 的异常相关,其编码 α1(II)链 519 位上一个碱基发生突变,精氨酸的密码子被半胱氨酸的密码子所代替。后来,Bleasel 等又发现其外显子 11 的第 75 位上发生一个同样的碱基突变,推测 COL2A1 基因突变可能与胞嘧啶-鸟嘌呤这一对碱基的高变性有关。最近的一些资料表明,维生素 D 受体基因多态性与骨质疏松症及与过早发生的膝关节骨关节炎相关。但也有研究结论与此相反,这些研究者认为该基因的多态位点对骨关节炎发病有保护作用。最近对聚合素的研究未发现原发性膝关节骨关节炎有明显的遗传学异常。

（五）其他因素

1. 软骨基质改变　血色病、褐黄病、Wilson 病、痛风性关节炎和二羟焦磷酸钙沉积病患者,分别由于含铁血黄素、马尿酸聚合物、铜、尿酸盐晶体和二羟焦磷酸钙晶体在软骨基质内沉着,直接或者通过增加基质硬度间接损伤软骨细胞。但异物沉积前是否有基质的生物化学或物理化学方面的改变尚不清楚。

2. 骨内压升高　正常情况下,骨内和软组织内的血液循环系统之间保持着一种动态平衡,当各种原因引起骨内静脉回流受阻,动脉血流入过多,或关节内压明显上升时,均可引起骨内压升高,进而影响骨组织血液供应,导致关节软骨发生退行性变。

3. 性激素　动物实验发现,鼠的自发缓解性骨关节炎模型发现,应用雌激素可缓解骨关节炎症状。50 岁以上的妇女比年龄相仿的男性发生膝关节骨关节炎的概率高。流行病学研究显示,服用雌激素的妇女比不服用者发生膝关节骨关节炎少。最近的研究还发现,人类和数种动物的关节软骨中有雌激素受体,雌激素可能会影响调节软骨分解代谢和合成代谢的促炎症细胞因子和生长因子的水平。以上提示雌激素可能在膝关节骨关节炎的发病中发挥了作用。但也有一些研究得出相反的结论,如雌激素可使切除半月板的兔骨关节炎模型恶化;雌激素对症状性膝或髋关节骨关节炎没有作用或甚至使症状加重。

总之,膝关节骨关节炎病因迄今尚未阐明,其发病不是单一因素所致,可能为多因素作用的结果。

二、膝关节骨关节炎的发病机制

在创伤、代谢及遗传等多因素影响下,软骨发生磨损或软骨细胞出现代谢异常,损伤的软骨细胞释放溶酶体酶和胶原蛋白酶等蛋白溶解酶类,使软骨基质降解,出现胶原蛋白网络断裂,网络中的蛋白聚糖降解。随后合成代谢加速,脱氧核糖核酸合成增多,新细胞增生,蛋白聚糖、透明质酸酶和胶原蛋白合成加速,但新合成的基质异常,如蛋白聚糖中葡糖胺聚糖的成分和分布、单体的大小及其与透明质酸聚合的能力与正常均有不同,从而影响了软骨的生物学稳定性和对生物力学的适应性,使新合成的软骨也很快被降解和破坏。尽管蛋白聚糖合成代谢加速,但实际上合成速度远赶不上分解速度,组织中蛋白聚糖浓度仍持续下降。蛋白聚糖的丧失一方面导致软骨弹性下降,使传导到软骨细胞的机械压力增大,受压时大量间质液丢失;另一方面使水渗透性增加,使基质中液体的弥散增加,促使滑液中的降解酶易进入软骨,以及软骨中酶抑制剂进入滑液;另外,还可导致软骨表面膜破坏,润滑性降低,进一步使软骨易于受损。

当侵蚀进展到骨髓时,组织的修复较为有效,由纤维软骨和透明软骨混合形成新的软骨,但新形成的软骨缺乏正常软骨的生物学特点,故实际上仍未修复。原有的软骨和新生的软骨在降解过程中产生的颗粒和降解产物进入滑膜衬里,引起细胞吞噬反应,导致滑膜炎症和渗出。滑膜产生的炎症因子反过来又加速了软骨的破坏。如此反复循环,降解作用超过了细胞修复的能力,最后软骨消耗殆尽,骨质裸露,出现骨关节炎的晚期改变。在膝关节骨关节炎软骨损害过程中发挥重要作用的炎症因子很多,包括 IL-1、TNF-α、IL-6 和 IFN-γ 等,其中尤以 IL-1 和 TNF-α 最为重要。已发现 IL-1 和 TNF-α 不仅在膝关节骨关节炎关节液中,而且在滑膜细胞和软骨细胞内的表达水平明显升高。这两种细胞因子能促进软骨细胞产生大量的基质金属蛋白酶,而对金属蛋白酶组织抑制剂无影响,使基质金属蛋白酶/金属蛋白酶组织抑制剂失平衡,从而增强对软骨中Ⅱ型胶原和蛋白聚糖合成的抑制作用,使软骨进行性破坏。有研究表明,IL-6 和可溶性IL-6 受体(sIL-6R)共同作用时,可激发鼠的破骨细胞形成。人膝关节骨关节炎患者滑液中 IL-6 及 sIL-6R 的浓度与关节破坏的严重程度相关。这提示 IL-6 和 sIL-6R 也与骨关节炎的关节破坏有关。

软骨无神经支配,故关节疼痛并非来自软骨,疼痛原因包括骨小囊和骨小梁重建引起的静脉压力增加、一过性关节滑膜炎、骨重建部位的骨膜炎、软骨下微骨折、骨赘引起骨膜上抬、肌肉痉挛、滑膜绒毛受压、关节囊膨胀、滑囊炎和韧带牵拉等。

(李层　胡杰　万安　张朝驹)

第三节　膝关节骨关节炎的临床表现和检查

骨关节炎(osteoarthritis,OA)又称为老年性骨关节病,是以关节软骨变性、破坏及骨质增生为特征的慢性关节病,主要病理改变为关节软骨退变,继发骨质增生,本病的发生与衰老、肥胖、炎症、创伤、关节过度使用、代谢障碍及遗传等因素有关。其发病率随年龄的增长而增加,特别是当今世界的老龄化进程加剧,该病的发病率呈逐年上升趋势,将会对患者及其家庭,甚至社会造成更大的影响。年龄是其发病最主要的危险因素,关节负荷随体重指数(body mass index,BMI)增加而增大,关节表面软骨退变加速。另外,人种、性别、地理位置及遗传易感性与骨关节炎也有一定的关系。外伤对关节软骨造成不同程度的损坏,可诱发和加速退行性病变的发生。据调查研究,70岁以上的人,60%男性、70%女性存在一定的膝关节退变。最近的一项调查显示,65岁以上的老年人中,60%有明显的骨关节炎X线改变,而75岁以上的老年人中,近70%有不同程度的膝关节退变与赫伯登(Heberden)结节。

一、骨关节炎的临床表现

一般表现为以下几种。

1. 疼痛　大多数骨关节炎患者以关节疼痛为原因而就诊,以无法确切定位的深部疼痛多见。本病最常见的表现是关节局部的疼痛和压痛。负重关节及双手较易受累。一般早期为轻度或中度间断性隐痛,疼痛多在活动后发生或加重,休息后好转甚至消失。关节局部可有压痛,在伴有关节肿胀时尤为明显。随病情进展可出现持续性疼痛,或导致活动受限。在阴冷、潮湿环境疼痛会加重。急性发作期,疼痛剧烈,多伴有关节肿胀、僵硬和关节内摩擦音。有些患者晨起下床或关节保持固定位置过久时,即可有关节疼痛,即休息痛。若患者缓慢活动关节,一段时间后疼痛可消失,关节功能可恢复。疼痛发生可受天气变化影响,空气湿度增加、大气压降低可能促使关节疼痛症状加重。

2. 关节僵硬　关节发紧、活动迟缓称为关节僵硬,它可单独存在或与疼痛伴随出现,有些情况下,关节僵硬在疼痛出现之前即可存在。与疼痛一样,关节僵硬也受天气变化影响。患者可出现晨起或关节静止一段时间后僵硬感,活动后可缓解。本病的晨僵时间一般为数分钟至十几分钟,很少超过0.5 h。

3. 关节活动摩擦感　多见于膝关节。由于软骨破坏、关节表面粗糙,出现关节活动时骨摩擦音(感)。患者在主动或被动活动时关节接触面反复摩擦作响,这多因关节面不规则或关节内碎屑所致。显著的关节活动摩擦感具有诊断意义,有时会伴有关节活动摩擦音。

4. 关节肿胀 早期为关节周围的局限性肿胀,随病情进展可有关节弥漫性肿胀、滑囊增厚或伴关节积液。后期可在关节部位触及骨赘。关节肿胀可由关节渗液、骨性突起和滑膜炎等导致。除了远端指(趾)间关节外,骨关节炎受累部位很少出现红、热的炎症表现。

5. 关节无力、活动障碍 关节肿痛,活动减少,肌肉萎缩,软组织挛缩等可引起关节无力,活动受限。其缓慢发生,早期表现为关节活动不灵,以后关节活动范围减小。还可因关节内的游离体或软骨碎片而出现活动时的"绞锁"现象。骨关节炎患者多在关节活动时自觉摩擦感,晚期出现活动度下降、活动不便和关节无力的情况。关节疼痛、僵硬,关节畸形,关节面形态异常,骨质增生,软组织挛缩,肌肉痉挛与萎缩,以及全身失适应状态均可导致负重和活动关节功能丧失,引起关节无力和活动障碍。

二、膝关节的体格检查

1. 浮髌试验 患者仰卧,伸膝,放松股四头肌,检查者一手虎口对着患者髌上囊,压迫膝部,将膝内液体压入髌骨下,另一手轻压髌骨后快速松开,可觉察到髌骨浮起,此为阳性。正常膝内液体约 5 mL,当膝内液体达 50 mL 时,方为阳性。

2. 髌骨摩擦试验(Soto-holl 征) 患者仰卧,伸膝,检查者一手按压髌骨,使其在股骨髌关节面上下活动,出现摩擦音或疼痛者为阳性。阳性见于髌骨软化症。

3. 麦氏(McMurray)征 患者仰卧,检查者一手拇指及其余四指分别按住膝内外间隙,另一手握住足跟部,极度屈膝。在伸屈膝的过程中,当小腿内收、外旋时有弹响或合并疼痛,说明内侧半月板有病变;当小腿外展、内旋时有弹响或合并疼痛,说明外侧半月板有病变。

4. 伸直受限征(Helfet 征) 当膝关节半月板损伤有绞锁时,关节不能全伸,表现为伸直后胫骨粗隆不外旋,而维持在髌骨中线上。

5. 局部压痛(McGregor 征) 内侧半月板损伤时,内侧副韧带中间的关节面部分有明显的压痛点。

6. 重力试验 重力试验用于检查盘状半月板和侧副韧带。患者取健侧卧位,患膝外展,自动伸屈膝,若膝内有响声或疼痛加重,则病变在内侧半月板;若膝外侧痛,则可能是外侧副韧带损伤。若膝内疼痛减轻,则病变在外侧半月板。若膝内侧疼痛减轻,则可能是内侧副韧带损伤。患侧卧位,则相反。

7. 伸膝试验(Pisani 征) 外侧关节间隙包块,在伸膝时消失,屈膝时出现,可能为外侧半月板囊肿。

8. 指压试验(Fimbrill-Fisher 征) 检查者以指尖置于内侧副韧带前方的关节间隙,

屈膝,旋转小腿数次或同时伸膝,若为内侧半月板损伤,则可感觉到手指下有物体在移动,并可伴疼痛及摩擦声。可用同法检查外侧半月板损伤。

9. 研磨试验(Apley 征) 患者俯卧,膝关节屈曲 90°,检查者将小腿用力下压,并且做内旋和外旋运动。若外旋产生疼痛,提示外侧半月板损伤。此后将小腿上提,并做内旋和外旋运动,如外旋时引起疼痛,提示内侧副韧带损伤。

10. 侧位运动试验(Bochler 征) 患者伸膝,检查者一手握患者踝部,另一手扶患者膝部,做侧位运动,向内侧时外侧痛,提示外侧副韧带损伤;向外侧推时内侧痛,提示内侧副韧带损伤。

11. 抽屉试验 患者仰卧,屈膝,检查者双手握住膝部的胫骨上端,向后施压,胫骨后移,则提示后十字韧带断裂;向前施压,胫骨前移,则提示前十字韧带断裂。

12. 过伸试验(Jones 试验) 患者仰卧,伸膝,检查者一手固定患者膝部,另一手托起患者小腿,使膝过伸,出现疼痛者可能是半月板前角损伤、髌下脂肪垫肥厚或损伤、股骨髁软骨损伤。

三、辅助检查

(一)实验室检查

红细胞沉降率(ESR)、血常规一般无异常变化。伴有滑膜炎的患者可出现 CRP 和 ESR 轻度升高。继发性膝关节骨关节炎患者可出现原发病的实验室检查异常。出现滑膜炎者可有关节积液。一般关节液透明、淡黄色、黏稠度正常或略降低,但蛋白质凝固性良好。白细胞可轻度增多,以单个核细胞为主。滑液分析有助于排除其他关节疾病。

(二)影像学检查

影像学检查不仅可以帮助确诊膝关节骨关节炎,而且有助于评估关节损伤的严重程度,评价疾病进展性和治疗反应,及早发现疾病或相关的并发症。近几年,膝关节骨关节炎的影像学检查有了迅猛的发展,尤其是磁共振成像(MRI)方面的进展使骨关节炎的诊断上了一个新的台阶。

1. X 线检查 X 线检查是常规检查。膝关节骨关节炎的放射学的特征性表现:软骨下骨质硬化、软骨下囊性变及骨赘形成、关节间隙变窄等。严重时关节变形及半脱位。这些变化是膝关节骨关节炎诊断的重要依据。X 线检查不仅为本病的常规检查技术,有的学者还认为它是追踪膝关节骨关节炎患者病情变化的金标准。拍膝关节 X 线片时,患者应取站立位,拍前后位和侧位片。膝关节骨关节炎早期 X 线片多为正常,中晚期 X 线片可见关节间隙不对称性狭窄、关节面下骨硬化和变形、关节边缘骨赘形成及关节面下囊肿和关节腔游离液体等。

X线特点,除骨赘外,还有关节间隙狭窄多不一致。内侧狭窄较重,胫骨常向外侧移位而形成膝内翻。为方便流行病学调查,1963年Kellgren和Lawrence提出膝关节骨关节炎X线片分级修订标准:0级,无改变;1级,轻微骨赘;2级,明显骨赘,但未累及关节间隙;3级,关节间隙中度变窄;4级,关节间隙明显变窄,伴软骨下骨硬化。但此标准已显示其局限性,如忽视了不同部位的关节的特征。目前强调用总体性评分来评价,膝关节评分项目包括边缘骨赘、关节间隙、软骨下硬化、排列错乱、骨磨损和胫骨棘增生。每个项目分为四级:0级(轻度)、1级(轻度)、2级(中度)和3级(重度)。各个评分项目的总和即为总体性得分。基于流行病学的研究发现,最有价值的X线片改变随不同的关节而不同,如膝关节最敏感和最特异的改变是骨赘形成。

2. 磁共振成像(MRI)检查 MRI具有多层扫描成像能力,可直接检查关节软骨、滑膜、半月板、关节内和关节周围韧带、骨髓水肿和用常规方法不能观察到的其他结构,比普通X线片或CT片更敏感和清晰。它无创伤、无辐射,可进行连续性检查,安全地监测病情进展和评价治疗效果。其突出的优点是能直接反映软骨的情况如软骨厚度等,而普通X线片只能从关节间隙来推断关节软骨的状态,且重复性差,因有很多难以控制的因素(如关节的位置等)而影响关节间隙的判断。MRI甚至还可评估软骨形态学无改变者的软骨基质损害状态,有利于早期诊断。进展期膝关节骨关节炎还可见到软骨下骨髓水肿,局部的骨髓水肿通常出现在关节软骨丢失或软化的部位。虽然MRI有很多的优点,但其价格昂贵,需有丰富经验的医生阅片,在不发达地区和基层单位难以得到广泛的应用。

3. 关节镜检查 关节镜能直接观察关节内部情况。新一代关节镜检查引起的创伤明显减少,且能清楚观察关节软骨及其周围组织,已成为关节疾病诊断和治疗的重要手段。但由于关节镜检查毕竟属于创伤性检查,可能伴发感染或出血等不良反应,且费用较高,不可能作为常规使用方法。另外,关节镜不可能观察到全部关节软骨,因此尚难达到早期诊断目的。

4. 其他检查方式 近年来有应用Tc标记的磷进行膝关节骨关节炎早期诊断的报道。方法:静脉注射示踪剂后,在闪烁灯下扫描病变部位,如在3 h后成像(即关节周围有核素聚集),为延迟成像,提示骨的摄取功能异常,可能存在早期骨关节炎。该方法显示的改变比X线片早数月至数年。B型超声检查一般用于关节积液、肌腱撕裂者。

另外,影像学新技术如微焦摄影、CT和三维重建等的应用,除对膝关节骨关节炎诊断和鉴别诊断有意义外,对详细了解膝关节骨关节炎的病变进展及药物疗效都有参考价值。

（李层　胡杰　万安　张朝驹）

第四节　膝关节骨关节炎的诊断标准和鉴别诊断

一、膝关节骨关节炎的西医诊断标准

参考《中国骨关节炎诊疗指南(2021 年版)》(表 5-1)。

表 5-1　膝关节骨关节炎的诊断标准

序号	症状或体征
1	近 1 个月内反复的膝关节疼痛
2	X 线片(站立位或负重位)示关节间隙变窄、软骨下骨硬化和(或)囊性变、关节边缘骨赘形成
3	年龄≥50 岁
4	晨僵时间≤30 分钟
5	活动时有骨摩擦音(感)

注:满足诊断标准 1+(2、3、4、5 条中的任意 2 条)可诊断为膝关节骨关节炎。

二、膝关节骨关节炎的鉴别诊断

(1) 类风湿关节炎:①多发生在 20～50 岁,女性多于男性。②大多缓慢起病,少数急性发作,严重者多个脏器受累,持续时间长。③受累关节多对称或多发,不侵犯远端指间关节。④关节早期肿胀呈梭形,晚期功能障碍及强直畸形。⑤X 线检查提示局部或全身骨质疏松,关节面吸收、破坏,骨性强直畸形。⑥实验室检查提示血沉快,类风湿因子阳性。

(2) 急性风湿热:①发病急,全身症状重,持续时间短。②关节表面皮肤红热。③受累关节疼痛、压痛,严重者为游走性,无关节功能障碍。④多伴发心脏病变。⑤X 线检查无变化。

(3) 强直性脊柱炎:①多发于 15～30 岁青壮年男性。②发病缓慢,间歇疼痛,多关节受累。③脊柱活动受限,关节畸形,有晨僵。④X 线检查提示骶髂关节间隙狭窄模糊,脊柱韧带钙化,呈竹节状改变。⑤实验室检查提示血沉快或正常,HLA-B27 为阳性。类风湿因子多属阴性。

(4) 银屑病关节炎:①本病好发于中年人。②起病较缓慢,以远端指(趾)间关节、掌指关节及膝和腕关节等四肢关节受累为主。③关节病变常不对称,可有关节畸形。④病程中可出现银屑病的皮肤和指(趾)甲改变。

(5)痛风性关节炎:①本病多发于中年以上男性。②常表现为反复发作的急性关节炎,常累及第一跖趾关节和跗骨关节,也可侵犯膝、踝、肘、腕及手指关节。③表现为关节红、肿、热和剧烈疼痛。④血尿酸水平多升高,滑液中可查到尿酸盐结晶。⑤慢性者可出现肾脏损害,在关节周围和耳廓等部位可出现痛风石。

(李层　胡杰　万安　张朝驹)

第五节　膝关节骨关节炎的分期

膝关节骨关节炎的形成需要几年的时间,并且是分阶段进行的。该病难以治疗,因为直到晚期该病才可能出现症状。膝关节骨关节炎患者应该注意症状的变化和病情进展情况。

一、疾病分期

(一)前期

膝关节可能有骨赘生长,软骨可能受到轻微损坏。骨之间的间隙不会明显变窄,软骨出现破裂。1期膝关节骨关节炎患者不会感到疼痛或感到不适,X线片显示关节正常。

(二)早期

在这个阶段,可能会出现症状,医生也可查到一些磨损的迹象。膝关节 X 线检查和其他扫描可清楚地显示更多的骨赘生长,软骨开始变薄。骨之间的间隙看起来还是正常的,但是骨和组织之间开始变硬。当组织变硬时,骨也会变厚、变密,在关节软骨下也会形成一层薄薄的骨。患者出现关节僵硬或疼痛,长时间坐着会感到膝关节周围特别僵硬和不舒服。虽然可能会有一些轻微的损伤,但骨并没有互相摩擦,滑液是存在的,还能减少摩擦和协助膝关节的运动。

(三)中期

软骨的损伤继续进展,骨之间的间隙开始减小,X 线片可显示软骨损伤。在日常活动中,如跑步、走路和弯腰可出现疼痛和不适,可有关节炎症的早期表现。随着膝关节骨关节炎进展,软骨将继续变薄并分解,骨出现增厚并向外生长形成大的骨赘。关节周围的组织会发炎,并可能产生过多的滑液,导致肿胀加剧、滑膜炎、关节积液。

（四）晚期

这是膝关节骨关节炎的最晚期,此期症状非常明显,骨之间的间隙继续缩小,导致软骨进一步分解。最终关节僵硬,炎症持续,关节周围的滑液减少。关节间摩擦加剧,患者运动时出现明显的疼痛和不适。X 线片显示骨与骨接触,软骨已经完全磨损,几乎没有剩余。患者可能会出现更多的骨赘,在行走等简单活动中也会感到剧烈的疼痛。在某些严重的情况下,由于软骨的不对称缺失,骨可能会变形和成角。在这个阶段,手术治疗通常是唯一的选择。

二、X 线片分级

X 线片上显示的膝关节骨关节炎分级（根据 Kellgren and Lawrence 放射学诊断标准）如下。

(1) 0 级:正常。

(2) Ⅰ级:关节间隙可疑变窄,似有骨赘。

(3) Ⅱ级:关节间隙可疑变窄,明显有骨赘。

(4) Ⅲ级:关节间隙明确变窄,有中等量骨赘。

(5) Ⅳ级:关节间隙明显变窄,有大量骨赘、硬化和畸形。

三、疗效评价

（一）临床疗效判定标准

(1) 临床治愈:膝痛、肿胀完全消失,行走及上下楼梯无不适感。

(2) 显效:静息无膝痛,无肿胀,偶有活动时疼痛,行走时无疼痛,不影响工作及生活。

(3) 有效:膝痛时发时止,行走时仍有轻度疼痛,上下楼梯稍感不便,关节活动稍受限。

(4) 无效:膝痛、肿胀及活动时疼痛无明显改善。

（二）症状分级量化标准

膝关节骨关节炎症状分级量化标准如表 5-3 所示。

表 5-3 膝关节骨关节炎症状分级量化标准

症状或项目	轻	中	重
夜间卧床休息时疼痛或不适	偶有疼痛或不适	时有疼痛	频频疼痛
晨僵或起床后痛加重	有不适感,稍活动后消失	有疼痛,稍活动后减轻	疼痛明显,活动后不能减轻
行走时疼痛或不适	长途行走(≥1 km)后出现	短途行走(<1 km)后出现	一行走就疼痛,行走后疼痛加重
从坐位站立时疼痛或不适	有轻度疼痛或不适	疼痛或不适明显,但不需要帮助	疼痛明显,需要帮助
最大行走距离(可以伴痛行走)	>1 km,但有限	300 m~1 km	<300 m
日常活动	偶有困难	时有困难	不能
登上标准登机梯	能	困难	不能
走下标准登机梯	能	困难	不能
蹲下或弯曲膝关节	能	困难	不能
在不平的路面上行走	能	困难	不能

注:症状积分标准为按症状轻、中、重不同分别计 2、4、6 分。

(李层　胡杰　万安　张朝驹)

第六节　膝关节骨关节炎的非药物治疗

由于膝关节骨关节炎的发病机制尚不完全清楚,因此无法从根本上阻止关节软骨细胞的凋亡,只能进行增殖修复治疗。但由于破坏速度比修复速度快,虽然治疗方法很多,却无一种可以特效根治。目前临床对该病的总体治疗原则是非药物与药物治疗相结合,必要时手术治疗,治疗应注重个体化。膝关节骨关节炎治疗的目的是缓解疼痛和僵硬感,改善关节的功能,使关节结构保持完整,消除炎症,逆转病情。无症状的膝关节骨关节炎不需要治疗,症状明显者可采用有效的治疗。其中非药物治疗包含物理治疗和运动康复治疗。

物理治疗包括针灸、按摩、推拿、热疗、水疗、电刺激、超短波治疗、红外线治疗等,可改善病变关节局部血液循环,松弛肌肉,减轻疼痛。急性期物理治疗的主要目的是止痛、消肿和改善关节功能;慢性期物理治疗的目的以增强局部血液循环和改善关节功能为主,可以减轻疼痛症状和缓解关节僵直。

　　临床研究表明,适当的运动康复能有效缓解疼痛、提高患者生活质量。但要注意运动方式和持续时间。①合理的关节肌肉锻炼:关节在非负重状态下进行活动,以保持关节活动度;进行有关肌肉或肌群的锻炼以增强肌肉的力量和增加关节的稳定性。②对不同受累关节进行不同的锻炼:如手关节可做抓、握锻炼,膝关节在非负重情况下可做屈伸活动,颈椎和腰椎关节可进行轻柔的不同方向活动。③有氧运动:步行、游泳、骑自行车等有助于保持关节功能。具体内容可见本章第十三节。

一、手法治疗

　　体位:患者先取俯卧位,下肢伸直放松,踝关节下垫低枕。

　　(1) 治疗者以拿法或㨰法施于大腿后侧(腘绳肌)、小腿后侧约 2 分钟。

　　(2) 推、揉或一指禅推腘窝部 2 分钟。

　　体位:患者仰卧,下肢伸直放松,膝关节下垫低枕。

　　(3) 先以㨰法施于患肢阔筋膜张肌、股四头肌、内收肌群约 3 分钟。

　　(4) 然后摩、揉或一指禅推法施于内外膝眼、阿是穴,每穴操作约 40 秒。

　　体位:患者仰卧,下肢伸直放松,移去垫枕。

　　(5) 推髌骨。向上下内外各方向推动髌骨,先轻柔地推动数次,再将髌骨推至极限位,维持 2～3 秒,反复 3 次。

　　(6) 膝关节拔伸牵引:治疗者双手握持小腿远端拔伸并持续 2 秒,力量以有膝关节牵开感为度,反复 5 次;然后,以同法做持续牵引约 30 秒(如有助手,可由助手固定大腿远端,再行上述操作)。

　　(7) 被动屈伸,收展髋关节,至极限位(以患者能忍受为度),反复 3 次;被动屈伸膝关节,至极限位(以患者能忍受为度),反复 3 次。

　　其中,(1)(2)(3)(4)(5)(6)为基本手法;关节活动受限者加手法(7);有明显关节肿胀疼痛者去手法(5),并降低手法强度。实施手法前可用按摩油剂或膏剂涂抹患处,增强消肿止痛的作用。手法力量要求均匀柔和,以患者舒适耐受为度。每次治疗约 20 分钟,每日 1 次。

二、针灸治疗

　　1. 早期　以寒湿痹阻为主,症见膝部冷痛、沉重、遇寒痛增、畏冷肢凉、苔白滑或润、脉沉细。治疗采用局部配远端常规取穴,选 3～5 穴加温针灸以温经散寒,也可采用腹针。

　　(1) 选穴:以取膝关节周围腧穴为主,如血海、梁丘、鹤顶、膝眼、足三里、委中、阴陵泉、阳陵泉等。

（2）腹针：天地针（中脘、关元）、外陵、大横、滑肉门、下风湿点、气旁。对于左侧膝关节病变，取穴以腹部左侧穴位为主，对于右侧膝关节病变多取腹部右侧腧穴。

2. 中期 病邪入里，治疗除局部选穴外，尚应加用远部取穴，拔火罐疗法。

（1）选穴。

①局部选穴：血海、梁丘、鹤顶、膝眼、足三里、委中、阴陵泉、阳陵泉、阿是穴等。②远部选穴：三阴交、悬钟、大杼等。

（2）拔火罐：毫针常规刺加刺络拔罐以加强活血化瘀之力；在阿是穴常规消毒后，右手持三棱针对准痛点连续快速点刺3～4点，立即用火罐吸附于点刺处，可见罐内血液流出，留罐5～10分钟，以血液微凝成块为度。

（3）腹针：方法同早期。

3. 晚期 方法同早期。

三、中医外治法

（1）中药外洗：早期可运用活血中药、外用协定处方（损伤洗剂）治疗，每日2次，可有效消除关节肿胀，减少关节积液。

（2）中药外敷：主要运用清热凉血、缓解疼痛功效之中药组成，可用于早、中期的膝关节骨关节炎，3日1次。

（3）中药熏洗：主要使用活血化瘀、温经通阳、舒筋活络、接骨续筋之药物组成。一般常用药有淫羊藿、当归、红花、威灵仙、骨碎补、伸筋草、透骨草、鹿衔草、鸡血藤等随证加减。每日2次，两周为一个疗程，适用于各期膝关节骨关节炎，对膝关节置换术后，关节僵硬患者效果尤为明显。

（4）中药药物离子导入：如通过离子导入仪导入正清风痛宁。

四、针刀治疗

分析病情，寻找高应力点和引起功能障碍畸形的原因，选择不同治疗点，进行松解与解锁。高应力点主要包括：①韧带（髌前韧带止点，内、外侧副韧带起止点，髌骨斜束韧带起点）；②滑囊（髌上、下囊，鹅足囊，腘窝囊等）；③关节内（翳状皱襞起点、脂肪垫、髌尖内血管祥）；④神经卡压点（隐神经髌下支、腓总神经腓骨小头部卡压点）。

（1）松解法注意事项：一问（病史）、二查（功能）、三触（痛点及结节条索）、四读（X线、CT或MRI片）、五定位（对于疼痛患者定位疼痛神经属性）。应用针刀松解法治疗时，一般先选择仰卧位治疗膝前部，再选俯卧位治疗膝后部。

（2）操作方法：患者先仰卧以充分暴露膝关节（膝下垫一软枕），用碘伏消毒皮肤，根据病情轻重和功能障碍关键点(主要三大部分:肌腱、韧带、关节囊)进行松解治疗:①髌前松解;②膝后松解;③关节囊松解。松解部位:髌上囊、髌前皮下囊、髌下皮下囊、髌下深囊、膝外侧滑液囊、膝内侧滑液囊、腘窝囊肿。以上关节囊的松解法主要采取透通切割法,必要时做十字切开 2～3 刀,使囊内压减低。液体超过 5 mL 时,可用无菌针管抽出,再用原针头注入利多卡因、正清风痛宁、维生素 D_2 果糖酸钙进行穴位注射。

除上述方法外,带刃针疗法、松解疏通术、钩活术等针刀疗法亦可选择使用。

五、关节腔内治疗

1. 关节腔冲洗　在膝关节髌骨内上、外下或外上、内下穿刺,总量 1500～2500 mL,冲洗配方选用中药制剂(如复方苦参注射液或威灵仙注射液或丹参注射液)30～100 mL,在严格无菌下配制和操作。

2. 关节腔内药物注射

(1) 适应证:风寒湿痹或风湿热痹。

(2) 症状:膝关节肿胀明显,关节腔积液,浮髌试验阳性。

(3) 用中药制剂。

(4) 用法:每次 4～5 mL,每周 1 次。

六、其他疗法

(1) 灸法:给予艾灸,每次 20～30 分钟。每日 1 次。

(2) 拔罐:适量,每次 5 分钟,每日 1 次。

(3) 中频脉冲电治疗:患者适当部位,每次 30 分钟,每日 1 次。

(4) 刮痧:每个部位,3 日 1 次。

(5) TDP 照射:局部,每次 30 分钟,每日 1 次。

(李层　胡杰　万安　张朝驹)

第七节　膝关节骨关节炎的药物治疗

药物治疗是当前治疗膝关节骨关节炎的主要措施,虽然目前尚无药物可以逆转或停止膝关节骨关节炎的病理过程,但其可在短期内缓解症状。主要分为控制症状的药物、改善病情的药物及软骨保护剂。用于治疗膝关节骨关节炎的药物分为三类:①快作用缓解症状药物,可迅速镇痛和改善症状,该类药物包括镇痛剂、非甾体抗炎药(NSAID)以及局部使用的激素;②慢作用缓解症状药,起效较慢,停药后尚有一定治疗作用,对关节软骨有一定保护作用,如硫酸软骨素、硫酸葡萄糖胺、透明质酸钠等;③软骨保护剂,可减缓、稳定甚至逆转关节软骨的降解。

一、控制症状的药物

此类药物能较快地镇痛和改善症状,但对膝关节骨关节炎的基本病变结构不产生影响。

1. 镇痛剂 研究表明,膝关节骨关节炎的关节疼痛与滑膜炎组织学的严重程度的相关性差,有些无关节疼痛的膝关节骨关节炎患者的软骨损伤和滑膜炎症的严重性与有关节疼痛的膝关节骨关节炎患者无明显差别,这提示滑膜炎并非引起膝关节骨关节炎关节疼痛的唯一原因,其他因素如骨内压增加、软骨下微骨折、骨赘形成、肌肉痉挛和韧带牵拉等也可引起关节痛。甚至有人认为,引起关节疼痛的主要原因并非滑膜炎症,故目前多数人认为,无抗炎作用的足剂量止痛药物应作为膝关节骨关节炎的首选药物。临床上多项有关止痛药物和非甾体抗炎药的对比研究也显示,两者的止痛作用无显著差别,而止痛药物的胃肠道不良反应较少。还有研究发现,即使存在滑膜炎临床征象(如关节肿胀、积液和滑膜压痛),也并不预示着抗炎剂量的布洛芬比对乙酰氨基酚更为有效。

(1)非麻醉性镇痛药物:对乙酰氨基酚(扑热息痛)是较佳选择。对乙酰氨基酚有良好的镇痛和解热作用。其作用机制尚不清楚,推测是通过选择性抑制中枢神经系统的环氧合酶,并抑制外周疼痛的化学受体而发挥作用的,但最近的研究发现它可能是通过选择性抑制环氧合酶-3来发挥作用的。本品不影响前列腺素的合成,故避免了令人担忧的非甾体抗炎药对肾脏和胃肠道(尤其在老年患者)的不良反应,对儿童、妊娠和哺乳期妇女也较安全。由于本品具有经济、有效和不良反应少的特点,因此2000年美国风湿病协会强调了对乙酰氨基酚在治疗膝关节骨关节炎中的重要作用,并推荐它用于膝关节骨关节炎的初始治疗,但同时也认识到对乙酰氨基酚对某些膝关节骨关节炎患者的作用可能不及非甾体抗炎药。作者认为,对于仅有轻中度疼痛的膝关节骨关节炎患者,可优先选择对乙酰氨基酚,如疗效不佳,可配合局部涂抹止痛药或改用非甾体抗炎药。对乙酰氨基酚的用法:一般每次服 $0.3\sim0.6\,g$,每日 $2\sim3$ 次,每日剂量不应超过 $4\,g$。可单独使用或与非甾体抗炎药合用,但不宜长期使用。虽然对乙酰氨基酚是一种较安全的止痛药物,但临床上也会出现一些不良反应。最近的研究强调它能延长华法林的半衰期,故应监测服用大剂量的对乙酰氨基酚患者的凝血酶原时间。尽管剂量在 $4\,g/d$ 以下很少出现肝毒性,但对肝病患者应慎用,同时应避免用于长期酗酒的患者,以减少肝损害的危险性。同时应注意不要空腹服用,研究发现空腹服用对乙酰氨基酚 4～10 g/d 发生肝损害者甚至比酗酒者更多见。

（2）麻醉性镇痛药物:麻醉性镇痛药物包括人工合成的曲马多、右旋丙氧酚和可待因等,临床上适用于有中重度疼痛及对非甾体抗炎药有禁忌证(含肾功能不全)或使用以上口服药物无效的膝关节骨关节炎患者。

①曲马多:既对中枢神经有鸦片样作用,也可轻度抑制去甲肾上腺素和 5-羟色胺的再摄取,可经口、直肠或肠道外给药,推荐的平均有效剂量为 200～300 mg/d,分 4 次给药,单独使用或与右旋丙氧酚合用。作用特点是吸收快,镇痛作用较强,与布洛芬相同,呼吸抑制弱,但恶心、呕吐、眩晕、困倦和便秘发生率较高。为减少其不良反应,应以低剂量开始治疗(如 25 mg/d),以后逐渐增加剂量。

②右旋丙氧酚和可待因:口服给药。因有一定成瘾性,一般不单独使用,常与非甾体抗炎药和(或)对乙酰氨基酚合用。有研究显示,右旋丙氧吩 180 mg/d 和对乙酰氨基酚 2.0 g/d 合用疗效优于可待因 180 mg/d 与对乙酰氨基酚 3.0 g/d。也有研究提示,对乙酰氨基酚与右旋丙氧酚或可待因的联合治疗效果并无差别,只是与右旋丙氧酚联合治疗的耐受性更好。对乙酰氨基酚与可待因联合治疗的患者中有 1/3 出现恶心、呕吐、腹泻或便秘而终止治疗。因此,除个别病情特别严重、症状难以控制者外,一般不主张使用可待因。

（3）辣椒辣素:辣椒辣素是从干辣胡椒中提取出的,是有效的局部止痛药。与非甾体抗炎药抑制环氧合酶的机制不同,它能刺激外周神经中的 P 物质(一种能使血管扩张的神经肽)释放,使神经元 P 物质总量减少,以致从外周神经进入较深结构如关节的神经分支的 P 物质明显减少,从而发挥止痛作用。近期的试验研究显示,辣椒辣素还有抗炎作用,它可明显抑制早期膝关节骨关节炎患者关节中炎性介质 TNF-α 的产生。每天应局部涂抹 3～4 次,2～3 天有较好的疗效,最大疗效在第 3～4 周出现。本品不良反应少,使用部位可有短暂烧灼、刺痛感或潮红,一般治疗 10 天后自然消失。

2. 非甾体抗炎药　非甾体抗炎药既有止痛作用也有抗炎作用,至今仍是膝关节骨关节炎的重要的症状性治疗药物。非甾体抗炎药对骨关节炎患者的炎性表现(如关节疼痛、肿胀、积液及活动受限)有较好的治疗作用,临床上适用于对乙酰氨基酚治疗无效、有关节炎症的中重度骨关节炎。研究显示,非甾体抗炎药对骨关节炎患者的静息痛和步行痛的疗效优于对乙酰氨基酚。但是有的非甾体抗炎药对软骨基质的合成有抑制作用,长期应用虽然关节疼痛改善,但是骨关节炎的基本病变反会加重,因此这类药物如吲哚美辛、阿司匹林和保泰松等不应作为骨关节炎的长期治疗药物。而萘丁美酮、醋氯芬酸、依托度酸、双氯芬酸钠、舒林酸、阿西美辛及美洛昔康等药物对关节软骨的不良影响少,因此比较适合于骨关节炎患者口服使用。另外,配合使用非甾体抗炎药的外用制剂(如依托芬那酯凝胶)和 1% 双氯芬酸钠乳胶等对缓解关节症状也可起到辅助作用。

因膝关节骨关节炎发病率高的老年人(≥65 岁)是发生非甾体抗炎药物性胃肠道损

害的危险人群,故在选择非甾体抗炎药时应重点考虑到其胃肠道不良反应。流行病学研究显示,因消化道溃疡住院和死亡、年龄≥65岁的患者中,有20%～30%是因使用非甾体抗炎药所致,且老年人出现严重胃肠道不良反应存在剂量依赖性。当老年患者存在上消化道损害的危险因素(如有消化道溃疡或出血史、同时用糖皮质激素或抗凝血药、存在其他慢性疾病及长期吸烟和酗酒)时,应尽量不用非甾体抗炎药,可局部外用或改用镇痛剂。

3. 糖皮质激素 糖皮质激素可抑制滑膜组织合成IL-1β和TNF-α,具有较强的抗炎作用,可降低滑膜的通透性而发挥止痛作用。此外,激素还可阻断基质金属蛋白酶的合成和激活,对软骨代谢有一定作用。但若大剂量反复多次使用糖皮质激素,则阻碍软骨修复,使蛋白聚糖和透明质酸生物合成下降;加上糖皮质激素的止痛作用,可使疼痛消失,导致关节的过度使用而加重软骨损伤。故糖皮质激素不是治疗骨关节炎的基本药物,只适合于骨关节炎患者伴发滑膜炎出现关节腔积液时,做关节腔局部注射用。此类药物可单独使用,或与口服止痛药或非甾体抗炎药同时使用。目前适用于关节腔注射的药物有得宝松(每支含5 mg二丙酸倍他米松和2 mg倍他米松磷酸酯钠盐)和利美达松(每支含地塞米松棕榈酸酯4 mg)。这两种剂型均为缓释剂,注射1次疗效可维持2～4周。负重关节注射后数天内,应尽量减轻其负荷。同一关节用药每年不超过3次,2次之间的间隔不宜短于2个月,否则可能导致进行性软骨损伤和假性Charcot关节病。有人建议,可把激素注射到发炎的关节囊周围或肌腱部位而不进入关节腔,一方面可缓解症状,另一方面又不出现关节软骨损伤的不良反应。

总之,所有控制症状药物的使用应与非药物治疗措施相结合,使药物发挥最大的疗效。因这类药物的疗效因人而异,应强调治疗的个体化。目前还不能明确患者的何种症状或体征能真正提示选择哪一类药物治疗,但不管是滑膜炎体征还是组织学证据均不是优先选择非甾体抗炎药的指征。无论何种药物,均不能滥用。疼痛给患者带来痛苦,但其本身却是一种保护性反应,它的存在可提醒患者减轻受累关节的负荷,避免过度使用,以免加重受累关节的损伤。有人建议,仅对休息时或日常活动时疼痛的患者全身性使用止痛药或非甾体抗炎药较合适。当患者的症状得到控制后,应及时减少药物剂量或停用药物,并非以一种固定不变的剂量持续服用。

二、改变病情的药物和软骨保护剂

治疗膝关节骨关节炎理想的改变病情的药物和软骨保护剂应具备抑制多种基质成分分解酶、刺激软骨细胞合成蛋白聚糖、刺激滑膜细胞合成透明质酸、恢复和增强关节周围组织微循环等作用。这些药物见效较慢,一般需治疗数周才见效,但停药后疗效仍持续一定时间。同时又能减缓、稳定甚至逆转骨关节炎软骨降解过程。体外实验、动物模型或临床观察提示,以下药物可能具有此类作用。

1. 透明质酸（hyaluronic acid）　自1974年Peyron首次使用透明质酸关节内注射治疗膝关节骨关节炎并取得良好疗效以来，现在透明质酸已在临床上广泛应用。本品适用于使用非药物性治疗和止痛药治疗无效的膝关节骨关节炎患者，尤适用于对非选择性非甾体抗炎药和COX-2特异性抑制剂有禁忌证、疗效不佳或有不良反应者。对晚期患者或关节腔大量积液及过度肥胖者疗效较差。透明质酸是关节液的主要成分，也见于关节软骨，主要位于蛋白聚糖之连结处。临床使用的制剂是从鸡冠提取纯化的。到目前为止，尚未显示因分子量的不同而临床疗效不一样。其疗效持续时间远远超过在滑液中的半衰期。目前国内透明质酸产品有玻璃酸钠注射液，关节腔内注射，每周1次，共5次，疗效可持续半年左右。进口产品有欣维可（Synvisc），每次2 mL，关节腔注射，每周1次，3次为一个疗程。虽然透明质酸对关节疼痛的缓解不及关节内注射激素来得快（比激素慢1～2天），但疗效持续时间长，可维持6个月或更长时间。负重关节注射后前2天宜控制活动，以免药物渗出关节囊，引起局部肿痛。临床研究发现，注射一个疗程的透明质酸的疼痛缓解程度与口服非甾体抗炎药相似，优于关节内注射激素或与之相当。不良反应轻微，仅有短暂的注射部位轻中度疼痛，偶有一过性轻度或明显的关节疼痛和肿胀。

2. D-葡糖胺（D-glucosamine）　本品是由硫酸角质素和透明质酸组成的氨基己糖。它可化学合成，也可来自自然界较丰富的几丁质。临床试验证明，使用本品治疗1～2周可明显改善关节疼痛，疗程2个月或更长可使软骨早期病变得以修复。几项为期3年的随机双盲安慰剂对照试验发现，本品对膝关节骨关节炎兼有改善症状和延缓病程进展的作用，且未发现任何严重的不良反应。

葡糖胺有硫酸盐和碘化氢等类型。最先在我国应用的为口服硫酸盐，名为硫酸氨基葡萄糖，商品名是维骨力。推荐用法：每次314～628 mg，每日3次，与饭同服，持续8周，间隔半年左右可重复一个疗程。近几年，国外报道有连续使用本品3年而使病变得到控制的案例。因葡糖胺发挥疗效较慢，有人建议在开始服用的前2周内，同时服用一种非甾体抗炎药。

葡氨糖的不良反应小，主要是轻度恶心、便秘和嗜睡。与其他药物如抗生素或抗抑郁药合用均无相互作用。由于葡糖胺是葡萄糖衍生物，对于糖尿病或糖耐量异常者应注意其可能出现的潜在影响。

3. 四环素类抗生素　本类抗生素具有拮抗基质金属蛋白酶的作用，在体外，四环素能抑制人骨关节炎关节软骨匀浆对外源性Ⅺ型胶原的消化，使Ⅺ型胶原裂解减少，以此推测四环素在体内可能通过抑制关节软骨基质金属蛋白酶的活性，使骨关节炎软骨的破坏减轻。临床研究也发现，多西环素（doxyeycline，脱氧土霉素）100 mg口服，每日1～2次，治疗5日能显著抑制骨关节炎患者软骨抽提物中明胶酶和胶原酶的活性。多西环素$50\mu\text{mol/L}$可在mRNA和蛋白质两个水平下调滑膜细胞基质金属蛋白酶-8的表达，并可完全抑制基质金属蛋白酶-8对Ⅱ型胶原的降解。多西环素对基质金属蛋白酶-8的合成及活性的双重阻断作用则为骨关节炎临床治疗提供了有力的依据。

四环素类抗生素抑制基质金属蛋白酶的机制包括与基质金属蛋白酶活性部位的锌结合,阻断基质金属蛋白酶活性;与基质金属蛋白酶非活性部位的锌或钙结合,使基质金属蛋白酶发生构象改变和酶解活性丧失;阻断基质金属蛋白酶前酶的激活。目前,小剂量四环素和多西环素治疗骨关节炎的动物实验和临床观察正在进行,并已发现其能减少动物骨关节炎模型细胞外基质降解。近年来又合成了几种只能抑制基质金属蛋白酶而无抗微生物活性的四环素类抗生素,以防止对正常菌群的影响,在不远的将来可能成为治疗人骨关节炎有效和安全的药物。

4. 葡糖胺聚糖 几十年以来,人们尝试给患者补充外源性葡糖胺聚糖以减少软骨的损失,恢复软骨的功能,从理论上说,其可能机制如下:①直接补给软骨基质成分;②对软骨功能有反馈作用;③抑制降解酶的作用。现有以下品种:

(1)戊聚糖多硫酸钠:由半合成纤维素制备,已证明能减少鼠、兔和犬骨关节炎模型软骨中蛋白聚糖的丢失。它可能通过抑制白细胞产生细胞因子和前列腺素,使关节软骨中的粒细胞弹性蛋白酶及金属蛋白酶的活性下降。其是一种纤溶剂,可能还有改善骨关节炎软骨的循环作用。另一种制剂为戊聚糖多硫酸钙,其作用与戊聚糖多硫酸钠相似。

(2)葡糖胺聚糖-多肽复合物:本品商品名为Rumalon,是从牛软骨和骨髓中提取的。体外实验证明,它能刺激软骨基质形成,增加金属蛋白酶组织抑制剂的产生,能减轻动物骨关节炎模型的严重程度。临床上短期肌内注射能缓解骨关节炎症状,5年和13年的长期临床试验证明本品能减轻临床症状和减少非甾体抗炎药用量,但X线片显示病变无发展。本品不良反应少见,但因自牛提取,应警惕过敏反应。

(3)多硫酸葡糖胺聚糖:商品名为Arteparon,是从牛肺和气管组织中提取的,它是一种半合成混合物,主要成分是硫酸软骨素,可抑制人粒细胞弹性酶、组织酶C和B1。体外实验显示它能刺激蛋白聚糖的合成,在犬外伤骨关节炎模型中,肌内和关节内注射均可抑制软骨降解,经治疗的犬软骨中胶原酶活性明显低于对照组。

5. S-腺苷基蛋氨酸 本品是由蛋氨酸和腺苷硫酸盐合成的,在许多生物反应包括蛋白聚糖的硫化中起重要的辅助作用。在软骨培养中S-腺苷基蛋氨酸能增加蛋白聚糖的合成和软骨细胞分化。临床试验发现,S-腺苷基蛋氨酸口服缓解膝关节骨关节炎症状的作用优于安慰剂和非甾体抗炎药,但尚未在人类中发现该药抑制软骨破坏的证据。本品不良反应少于非甾体抗炎药。

6. 骨重吸收抑制剂 双膦酸盐包括羟乙膦酸盐、氯屈膦酸盐、帕米膦酸盐、阿仑膦酸盐、替鲁膦酸盐及利塞膦酸盐等品种,它们一方面通过包被在羟基磷灰石表面,防止矿物质外流,另一方面使破骨细胞溶解矿物质的功能受到抑制,并诱导成骨细胞产生抑制破骨细胞聚集的因子,降低骨的转换,使骨量增加。此外,还可抑制胶原酶和前列腺素 E,减少骨赘形成。关节内注射可使软骨层增厚,改善糖蛋白的聚集状态。目前应用于临床的产品主要为阿仑膦酸盐,其中福善美(商品名)为进口产品,固邦(商品名)为国产产品,使用方法:前者为 10 mg/d,后者为 10 mg/d,口服,在清晨空腹时(至少应在早餐前半小时)以 200～300 mL 白水送服。服药后至少保持直立位半小时,以减少食管不良反应。福善美现已有 70 mg 一粒的剂量,每周只需服药 1 次,使治疗更为方便。作者认为,临床上膝关节骨关节炎同时合并骨质疏松是较常见的,本品对这些患者尤为适用。

7. 人工合成的基质金属蛋白酶抑制物　近年来,Steimmeyer 等采用人工合成的基质金属蛋白酶抑制物 U-24522 可直接抑制牛关节软骨基质金属蛋白酶——蛋白聚糖酶的活性,并拮抗 IL-1 刺激关节软骨外植体蛋白聚糖的丢失,但不能改善关节软骨的形态、发育和蛋白聚糖合成。对第二代基质金属蛋白酶抑制物 Marimastat、Batimasta 和 Ro113-0830,国外正在进行 Ⅰ 和 Ⅱ 期临床观察,同类药物 Bryostatin-1 通过阻断蛋白激酶 C 的活化而抑制基质金属蛋白酶-1、基质金属蛋白酶-3、基质金属蛋白酶-9、基质金属蛋白酶-10 和基质金属蛋白酶-11 的合成,以减轻关节软骨破坏。但当这些药物真正用于临床时,研究者却发现它们可引起肌肉、骨骼的不良反应(如黏附性滑囊炎等),且呈剂量依赖性。目前认为,以抑制基质金属蛋白酶-13 为主的药物可能疗效更好,并有更好的耐受性。

8. 促进软骨修复的细胞因子　动物实验表明,关节内注射 IL-1/TNF-α 单克隆抗体受体拮抗剂、胰岛素样生长因子-1 或转换生长因子-β 等,能延缓或阻断骨关节炎软骨的降解,促进软骨的修复。但尚未解决的问题是如何使它们在关节内能持久存在或表达,以长期缓解病情。

9. 其他　有人认为,活性氧对关节软骨的损害在骨关节炎发病机制中发挥了重要作用,而维生素 C、维生素 D 和维生素 E 是强大的抗氧化剂。有研究显示,食用维生素 C 含量低的饮食可明显地增加膝关节骨关节炎的放射线进展及疼痛感,摄入较大剂量的维生素 C 可减缓膝关节骨关节炎的进展。每天服用 0.15 g 维生素 C 可使发生骨关节炎的危险性下降了 1/3。这可能与维生素 C 促进 Ⅱ 型胶原合成并发挥作用有关。维生素 E 在体外可抑制花生四烯酸的形成及抑制脂加氧酶活性,回顾性研究提示它能改善骨关节炎患者的症状。

双醋瑞因对表达在软骨和滑膜细胞的 IL-1、IL-6、TNF-α、一氧化氮和金属蛋白酶有明显的抑制作用,因而具有抗炎特性,可缓解骨关节炎症状。一项为期 3 年、对 50 例膝关节骨关节炎患者的随机双盲安慰剂对照研究发现,双醋瑞因可明显延缓膝关节间隙狭窄的进展。本品开始用量为 5 mg/d,晚饭后服,1 个月后改为 5 mg,每日 2 次,可长期(至少 6 个月)应用,有用药 2 年安全的报道。主要不良反应是胃肠道反应,如 37% 出现轻度腹泻,肾功能不全时应减量,避免与抗生素同时使用。

目前的一些动物实验和体外实验结果显示,某些药物可能具备一定的抗骨关节炎的生化功能,如非皂化的鳄梨大豆制剂、亚氨基环多醇、金属蛋白酶抑制剂 BAY-12-9566、秋水仙碱、氨基己糖苷酶抑制剂和胶原酶等。它们可能是治疗膝关节骨关节炎的新型候选药物。

最近研究人员通过基因的添加和修正来控制某些膝关节骨关节炎致病基因产物的表达,从而治疗膝关节骨关节炎,如将表达 Ⅱ 型胶原基因的滑膜细胞注射到受累关节中,通过表达 Ⅱ 型胶原达到修复软骨、减轻炎症的目的。动物研究发现,与转入 Lacz 基因相比,IL-1 受体拮抗剂基因转入被切断前交叉韧带的犬膝关节骨关节炎滑膜中的关节内软骨损害程度明显降低。

三、用药原则和注意事项

(一)用药原则

(1)用药前进行危险因素评估,关注潜在内科疾病风险。

(2)根据患者个体情况,剂量个体化。

(3)尽量使用最低有效剂量,避免过量用药及同类药物重复或叠加使用。

(4)用药 3 个月后,根据病情选择相应的实验室检查。

(二)注意事项

口服非甾体抗炎药(NSAID)的疗效与不良反应对于不同患者并不完全相同,应参阅药物说明书并评估服用 NSAID 的风险,包括上消化道、脑、肾、心血管疾病风险后选择性用药。如果患者上消化道不良反应的危险性较高,可使用选择性 COX-2 抑制剂,如使用非选择性 NSAID,应同时加用 H2 受体拮抗剂、质子泵抑制剂或米索前列醇等胃黏膜保护剂。如果患者心血管疾病危险性较高,应慎用 NSAID(包括非选择性和选择性COX-2 抑制剂),同时口服两种不同的 NSAID 不但不会增强疗效,反而会增高不良反应的发生率。

(三)镇痛药物

使用 NSAID 治疗无效或不耐受者,可使用非 NSAID 类药物、阿片类镇痛剂、对乙酰氨基酚与阿片类药物的复方制剂。但需强调的是,阿片类药物的不良反应和成瘾性发生率相对较高,建议谨慎采用。

(李层　胡杰　万安　张朝驹)

第八节　膝关节骨关节炎的关节腔内注射疗法

一、关节腔内注射疗法的适应证和禁忌证

（一）适应证

（1）急性发病的关节肿胀、疼痛，尤其表现在单个关节。

（2）未确诊的关节肿胀伴积液，需采集关节液作诊断用途时。例如，取关节液行偏振光镜检查尿酸盐晶体，以排除痛风性关节炎。

（3）已确诊关节炎，但个别持久不愈的关节的关节腔有较多积液，影响患者关节功能时。

（4）适用于通过关节镜进行肉眼观察、滑膜活检或切除以及游离体清除等处理者，可同时抽取滑液。

（5）向关节腔内注入造影剂以做关节造影等检查。

（6）作为关节腔内注入药物等治疗的必要操作。

（二）禁忌证

（1）穿刺部位局部皮肤有破溃、严重皮疹或感染。

（2）有严重凝血机制障碍，如血友病等。有些凝血机制障碍患者已经行预防性治疗，并非绝对禁忌，但仍需慎重。

（3）关节结构已遭破坏，关节间隙消失，或呈纤维性或骨性强直者。

二、关节腔穿刺技术

（一）选定关节穿刺点

关节穿刺点应避开血管、神经、肌腱或皮损等，并易于进入关节腔。可通过活动关节并触摸关节间隙来选定这些穿刺点。穿刺部位选定后，以甲紫（龙胆紫）作标记。常用的穿刺部位如下。

膝关节是容易穿刺的关节之一。患者仰卧，①关节处于伸直位时，从髌骨上极外上

方或内上方,斜向髌股关节中心进入关节腔;②关节处于微屈位时,从髌骨下方的髌韧带内侧或外侧关节间隙穿刺;③如果滑液量多,可在突出的髌上囊处穿刺(图5-2)。对因关节融合或有明显骨赘采用以上入路失败的患者,可应用以下方法:患者取坐位,膝关节屈曲,以髌骨内侧远端边缘为进针点,针头微向上朝向关节腔穿刺。该法常难以获取滑液。以上均选用长度为 3.81 cm(1.5 英寸)的 18～20 号针头。

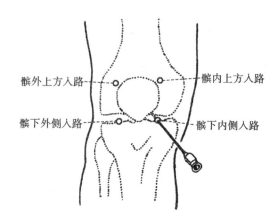

图 5-2　膝关节穿刺入路示意图

(二)关节腔穿刺术的操作及注意事项

(1)为便于关节内容物的重新悬浮,操作前应使患者的关节做被动或主动的各个方向的运动。穿刺时一定让患者放松。如患者紧张,关节内的压力可达 49 kPa 以上,很难顺利穿刺。

(2)按选定的穿刺点进行关节腔穿刺,术者的手指不可接触进针点的皮肤及穿刺针。术者一只手的手指可指向穿刺点旁 1～2 cm 处皮肤,并使皮肤稍微绷紧,以便支持及固定穿刺针筒,而利于另一只手准确进针和进入关节腔。穿刺针进入皮肤的速度要快,轻轻抽取同时将针向前推进,直到出现滑液。

(3)单纯抽取关节液进行检查时,可在消毒后直接穿刺,无须麻醉(如患者合作);否则可用 1‰利多卡因做皮肤或浅麻醉(局麻),但勿向深部注入麻醉剂,以免麻醉剂注入关节腔影响检查结果。

(4)穿刺针头不可太细和太短,否则较黏稠或含大量颗粒物质的滑液难以抽出,并引起针头堵塞。如估计关节内液体量较多,选用的针筒不可太小。

(5)穿刺如遇到骨性阻挡,宜略退针少许,或略退后并稍改换穿刺方向,再边抽吸边进针。切忌在深部大幅度改变方向或反复穿刺,以免损伤关节。

(6)有关节液而不能抽出时,可能因为针头堵塞或被关节腔内容物阻塞,可推进关节腔少许或略改变针头位置继续抽吸观察。单纯诊断性穿刺,取样 1～5 mL 即可送检。

(7)拔除针头后,应用碘伏消毒穿刺点。在负重关节(如膝关节)的关节腔穿刺术后,患者应尽可能休息 1～2 天,也有人建议使用拐杖 3 周。尤其是接受抗凝治疗的患者,应制动 1～2 天,必要时,可在关节附近加用冰块和应用弹性绷带缠绕关节,作用有两方面:一方面减少出血的可能性,另一方面注射的药物不至于通过淋巴途径快速吸收,保证局部作用的持久性。

(8) 为保护操作者,应待所有操作完成后才摘掉手套。

三、关节腔内药物治疗

(一) 糖皮质激素

1. 适应证　膝关节骨关节炎。如骨关节炎继发滑膜炎且关节软骨丧失很少时,关节内注射糖皮质激素(以下简称激素)可产生较好的疗效。

2. 禁忌证　关节腔内注射激素治疗的主要禁忌证如下。

(1) 化脓性关节炎(含结核性)。

(2) 关节周围脓肿。

(3) 菌血症。

(4) 关节周围有严重的骨质疏松。

(5) 关节内骨折。

虽然关节腔穿刺引起的医源性感染罕见,但已有不少的报道。除应严格无菌操作外,还应避免穿过蜂窝织炎和活动性银屑病皮损区。存在某些严重感染(如心内膜炎、肾盂肾炎引起的败血症)时,应暂缓进行关节腔穿刺和激素注射。有损伤的关节如类风湿关节炎受累关节,更容易因血行播散发生自发性细菌性关节炎。化脓性关节内注射激素可使感染扩散、愈合延迟,也列为禁忌。

关节不稳定可因多次关节内注射激素而引起类似神经病性关节病。从理论上说,关节内注射激素可进一步加重关节的不稳定。外伤后如出现关节内骨折,注射激素可使骨折愈合延迟,故均列为禁忌。关节周围严重的骨质疏松也可因关节内注射激素而恶化,故一般不主张进行。

3. 剂型和剂量的选择与疗效　最早用作关节腔注射的激素是醋酸氢化可的松,它至今仍在临床上广泛应用。目前临床上应用的制剂较多,但关于它们的疗效及作用持续时间的研究报道很少。不同制剂的疗效及作用持续时间可能与制剂本身的物理特性(如溶解度、半衰期和抗炎强度等)、所治疗疾病及注射的关节等因素有关。

目前,国内最常使用的是得宝松,它是二丙酸倍他米松和倍他米松磷酸二钠的复合制剂。每支 1 mL,含倍他米松磷酸二钠 2 mg 和二丙酸倍他米松 5 mg,前者是可溶性的,能快速被组织吸收,快速发挥疗效;而后者为难溶性的,注射后成为一个供缓慢吸收的储库,发挥维持疗效的作用(4 周)。倍他米松磷酸二钠可被其他短效溶剂如地塞米松磷酸钠等替代。另外,较常用的是曲安奈德、己曲安奈德、地塞米松磷酸钠和琥珀酸甲泼尼松龙等(表5-4)。应注意的是:注射前均需摇匀,且不能使用过期的激素。有外科医生在手术后发现,常注射过期激素的关节内可见到沉积物,可诱发晶体性关节炎。

膝关节注射的激素剂量尚无共识,有人建议强效激素的注射量应少一些。一般来说,大关节如膝关节应注射1～2 mL。

表 5-4　常用作关节内注射的皮质激素

激素名称	规格/(mg/mL)	每毫升相当于泼尼松的剂量/mg	抗炎强度*
得宝松(复方倍他米松制剂)	7	41.65～70	25
曲安奈德	40	50	5
	10	12.5	
	5	6.25	
己曲安奈德	20	25	5
地塞米松磷酸钠	4	40	30
琥珀酸甲泼尼松龙	20	25	5
	40	50	
	500	633	

　* 以氢化可的松为1。

4. 不良反应　自从20世纪50年代后期报道了关节腔内注射激素可引起Charcot样关节病的不良反应以来,已陆续发现了其他的一些不良反应。但这些不良反应的发生率较低,有些还存在争论。

关节内注射的激素被全身吸收后,除产生不仅限于注射关节的治疗反应外,还可能会产生一些全身性不良反应,如暂时抑制下丘脑-垂体-肾上腺轴;引起糖尿病患者短暂的血糖水平增高;注射频繁者可引起后囊下白内障;而发生库欣综合征者罕见。

激素注射后数小时(有时到48小时)还可出现局部炎症的加重,有时难与医源性感染相鉴别。这常见于注射过期的针状晶体激素者,可能是因晶体被滑液中的白细胞吞噬,释放炎性物质,诱发关节炎,但也可能是由混悬液中的防腐剂引起的。其他的局部不良反应有关节潮红、局部发疹、软组织萎缩(尤其是小关节)、萎缩区周围的钙化和瘀斑。

有些患者注射激素后数分钟到数小时在面部和躯干出现明显的红斑、发热和出汗,尤其是注射曲安奈德者。有些患者有头痛,有些类似于亚硝酸盐样危象反应,可持续数分钟到数天,甚至有患者因症状严重而拒绝再次注射。

还有一些女性患者(含绝经后患者)在激素注射后可出现异常的子宫出血,尤其是应用曲安奈德者。其确切机制尚不清楚。

5. 注意事项

(1) 严格的无菌操作。虽然激素注射后出现关节感染罕见,其发生率仅为(1～2)/15万,但一旦发生感染,后果往往是灾难性的。

（2）避免将激素直接注入附近的神经,以防神经坏死和萎缩。

（3）1 天内注射的关节数量限于 2 个。

（4）虽然目前尚无资料显示同一关节注射的频率在何种范围内是安全的,但多数学者认为 1 年内以不超过 3 次为宜。

（5）如关节腔内注射激素 1～2 次的疗效差或维持时间很短,建议不再继续注射治疗。

（二）透明质酸

1. 适应证　主要适用于膝关节骨关节炎患者,尤其适用于经非药物性治疗和非甾体抗炎药治疗无效者。

2. 禁忌证　同"关节腔穿刺的禁忌证"。因骨关节炎晚期或关节腔有大量积液及过度肥胖者疗效较差,应慎用。

3. 剂型和剂量的选择与疗效　临床使用的制剂是从鸡冠中提取纯化的。到目前为止,尚未显示因制剂分子量的不同而临床疗效不一样。目前国内透明质酸产品有玻璃酸钠注射液(商品名施沛特),2 mL,关节腔内注射,每周 1 次,5 次为一个疗程。进口产品有欣维可(Synvisc,HylanC-F Na hyaluronate),2 mL,关节腔内注射,每周 1 次,3 次为一个疗程。它们的疗效可持续 6 个月或更长时间。从临床初步观察来看,欣维可的疗效似乎优于施沛特,且不良反应较少。

4. 不良反应　多无明显的不良反应,偶尔在注射部位有短暂的轻中度疼痛及一过性关节疼痛和肿胀。

5. 注意事项　注射后的前 2 天应适当控制活动,以免药物渗出关节囊,引起局部肿痛。注射的当天也应保持注射针眼的清洁,不沾水,尤其是夏季,以避免感染。

四、关节腔内注射疗法的并发症及预防

（一）关节感染

关节感染是关节腔穿刺最严重的一种并发症。如严格掌握适应证及无菌操作技术,则很少发生,即使发生,其发生率多低于 1/10000。如适应证掌握不严格或未按无菌操作技术要求,则很可能发生关节感染,可造成关节损毁或引起败血症。关节穿刺部位一经消毒即应视为无菌区,应按严格无菌技术进行操作。关节腔穿刺后应以无菌敷料包盖,保证穿刺针眼清洁,并连续观察局部情况,如发现有感染可能,则按关节感染予以早期处理。

最常见的关节感染为化脓性细菌感染,为金黄色葡萄球菌感染。此时宜加大有效抗生素用量,并按化脓性关节炎的诊治原则进行处理。

（二）穿刺部位血肿或关节积血

现普遍采用的穿刺部位,均已按解剖特点避开了重要的血管和神经等组织,如严格执行,很少发生关节出血。如患者本身存在易出血的病变或患有凝血障碍等血液病,应严格掌握关节腔穿刺的适应证,可做可不做的关节腔穿刺则不做,必须要做的关节腔穿刺则在术前应予相应治疗,纠正凝血障碍后再决定做关节腔穿刺。已接受抗凝治疗者在术前最好停用抗凝药物。术后应制动1～2天或在关节附近加用冰块和应用弹性绷带缠绕关节。

（三）关节软骨面损伤

一般不易发生关节软骨面损伤。如器械不良(如穿刺针头不光滑或残缺),操作粗暴或未按正确要求进行操作,则可能损伤关节软骨。穿刺术后早期常不被发现。如软骨面损伤严重,则可形成病灶,尤其在负重关节可引起继发性关节退行性变。

（四）断针

穿刺针本身折断或质量低劣,于操作时易断损。所以在穿刺前应仔细检查各项穿刺物品,如针头、麻醉剂及消毒剂等,并按操作要求进行,手法要轻巧。

（李层　胡杰　万安　张朝驹）

第九节　膝关节骨关节炎的膝关节镜手术

关节镜技术发源于20世纪70年代,现在已发展成骨科的重要技术手段,通过关节镜对关节内的结构和病变直接观察和治疗,较开放手术更细微,体现了骨科手术技术的微创化、精准化的趋势。

关节镜是一只长杆状的光学仪器,中央有几组透镜,外面为金属包壳,直径4 mm,长度20 cm左右。它的一端可以插入关节,另一端连接到摄像装置上,通过图像转换器将关节内的图像显示在电视屏幕上。医生根据电视中的图像观察关节内的情况,进行诊断和治疗。关节镜有放大作用和超高清晰的颜色分辨力,所以很多切开关节在肉眼直视下都无法分辨的病变在关节镜下却一目了然。关节镜是一项标准的骨科技术,医生利用关节镜、特殊的微创手术器械,可以使一些手术微创化,很多关节(如膝、髋、肩、踝、肘、腕等)能用关节镜。目前膝关节镜使用最多,适应证最广。

一、膝关节镜手术治疗的疾病

（一）膝关节骨关节炎

膝关节骨关节炎即老年性关节炎，是骨科门诊的常见病。是软骨的老化磨损、缺失，伴半月板退化磨损、损伤，游离体形成，滑膜炎，反复积液，出现疼痛、僵硬、行走不便的情况。通过关节镜修整磨损半月板，取出游离体，松解髌骨外侧支持带，灌洗关节可以使症状得到减轻。关节老化是自然过程，通过膝关节镜手术可以切除病变滑膜，去除骨赘，修整软骨磨损，清理瘢痕粘连、滑膜皱襞，冲洗关节腔，从而使症状减轻，关节功能保存，配合药物康复治疗，使一部分患者可以不用做关节置换手术。特别对于基础病多而不能耐受大手术的高龄患者，膝关节镜手术可缓解症状，改善生活质量。

（二）关节内游离体

关节内游离体影响关节活动，给行动带来不便。游离体是膝关节镜手术的绝对适应证，特别对于一些多发游离体的滑膜软骨瘤病，关节镜能发现形成游离体的原因，一同处理，防止复发，通过很小的伤口能解决大问题，术后关节功能恢复立竿见影。

（三）滑膜炎

类风湿、风湿类疾病患者常表现滑膜炎、关节反复肿胀积液，还有关节感染引起的滑膜炎症渗出。药物治疗有时不能控制膝关节肿胀、积液，需在关节镜下切除滑膜，取出产生积液的组织，进行关节灌洗、清创。同时通过关节镜观察和切取病理标本，有助于诊断及鉴别诊断。

（四）半月板损伤

这是最常见的膝关节疾病，大约占膝关节镜手术的一半。损伤可由外伤引起，也可是退变。对于年龄较小、损伤新鲜、有血液循环的垂直纵向半月板撕裂，可以做半月板缝合修补，愈合率约为90％。其他类型的半月板损伤大多需要进行修整。对于严重损伤，可以镜下切除。

（五）交叉韧带损伤

交叉韧带损伤是体育活动、交通事故中常见的损伤。交叉韧带负责膝关节的前后向稳定，一旦损伤就会导致关节不稳，继发半月板和软骨损伤，所以要积极治疗。目前标准的方法是关节镜下韧带重建。膝关节镜手术的优点是定位准确，使重建的韧带更符合原有的解剖结构，可较好地恢复关节功能。

（六）软骨损伤

软骨损伤分为三类：第一类是退变性的，可对关节面进行修整，防止更大面积的磨损和剥脱。第二类是外伤性的，如果不是大面积缺损，镜下软骨移植修复软骨缺损技术是最成熟的手术方法。第三类是发育性的，最常见的是剥脱性骨软骨炎，常见于骨骼发育未成熟的少年，这种损伤常常深达骨质，同时伴有游离体形成，先通过关节镜取出游离体，同时或待骨骼发育较成熟时做骨软骨移植。

膝关节镜技术，结合先进手术器械设备的使用，使膝关节疾病治疗手段有了质的飞跃。镜下揭示了一些疾病的真实原因，如滑膜皱襞综合征。膝关节镜直视下可修复缝合半月板，移植软骨，切除病变滑膜，精准重建叉韧带。关节镜技术不断发展，将造福更多的患者。

二、膝关节镜手术入路

根据手术需求，前外侧及前内侧为标准的手术入路。在膝关节间隙的上缘，髌腱旁15 mm 即内外侧膝眼凹陷处，一侧作为关节镜入口，另一侧作为器械入口，进行关节内探查和手术操作，必要时可附加髌腱正中入路（髌腱正中髌骨下极向下 10 mm）。

（一）前外侧入路

前外侧入路是膝关节镜手术最基本的手术通道，膝关节镜手术建立的第 1 个通道通常由前外侧通道开始。

具体方法：膝关节屈曲 90°，触及髌骨下极，顺其向下确认髌韧带外侧缘，同时确认膝关节外侧间隙。在关节外侧间隙近端约 1 cm，对齐髌骨外侧缘的位置（即髌韧带外侧缘），此处按压时可以感觉阻力较小，习惯上称之为"软点"。在此处使用 11♯尖刀片刀刃朝上平行于髌韧带朝向股骨髁间窝方向做一戳口，切开关节囊。此时应该注意避免刀片戳入太深而伤及外侧半月板前角或髁间窝内的韧带组织，也可使用小直血管钳辅助戳开关节囊并扩大内口以方便关节镜鞘管引入。关节囊切开后，使用钝头的鞘管内芯连同鞘管插入髁间窝，然后轻柔伸直膝关节，改变鞘管内芯的方向使之滑过股骨滑车进入髌上囊。撤出鞘管内芯，置入 30°关节镜镜头，关节腔内注入生理盐水。

前外侧通道所涉及的局部解剖结构比较简单，由浅至深依次是皮肤、皮下组织、深筋膜、髌下脂肪垫外侧部分和关节滑膜层。通道周围没有重要的血管、神经、肌腱等结构，通道朝向股骨髁间窝方向，内口位于外侧半月板前角上方。器械插入角度或位置错误可能导致关节软骨或半月板前角损伤。

一般在建立前内侧通道之前，可以先做膝关节腔的初步探查。探查顺序一般为：髌上囊、髌股关节、外侧沟、内侧沟。探查内容包括关节滑膜形态、有无屈伸过程中与股骨前髁嵌顿的异常滑膜皱襞、髌股关节软骨情况等,关节内游离体常见于髌上囊和内外侧沟。探查结束后逐渐屈曲膝关节,使镜头滑过内侧髁表面进入内侧间室前侧。

(二)前内侧入路

膝关节屈曲 90°状态下,镜头进入内侧间室前方间隙后,即可在镜下创建前内侧入路。具体方法:旋转镜头使视野朝向前侧,可以观察到内侧半月板前角的边缘和前侧关节囊,按压内侧"软点"(内侧软点的确定方法与外侧类似),在镜下观察以评估前内侧通道皮肤入点,这时使用腰穿针头有助于准确建立前内侧通道。使用一注射器针头向髁间窝方向刺入关节腔,镜下调整针头在关节囊上的出针点,使之位于内侧半月板前角边缘近端约 0.5 cm。腰穿针方向尽可能平行于胫骨平台,与建立前外侧通道略有区别的是,前内侧通道可距离髌韧带内侧缘 1~1.5 cm 处建立,过于靠近髌韧带边缘的前内侧通道对 ACL(前交叉韧带)解剖位重建不利。腰穿针定位满意后拔除,沿相同入点和方向使用 11#尖刀片横向皮肤戳口进入关节囊,镜下监视刀片在关节囊内的入点和深度,以避免半月板、关节软骨或韧带结构副损伤。

前内侧通道由浅入深的解剖学层次与前外侧通道一致,在关节镜监视下使用针头定位,在准确建立前内侧通道的同时,可以有效避免组织结构副损伤。前外侧和前内侧通道建立之后,可以先用刨刀清理妨碍术野的滑膜组织,然后进行膝关节腔的进一步探查,探查顺序为内侧间室、髁间窝、外侧间室。探查膝关节内侧间室时,将膝关节置于10°~30°的屈曲位并施加外翻外力,同时保持胫骨轻度外旋位以利于探查顺利进行。从前内侧通道置入探钩,由后到前探查内侧半月板,注意探查半月板的下表面和各个部分的张力是否正常。内侧半月板探查结束后探查内侧股骨髁和胫骨平台内侧的关节软骨,在镜下做膝关节全范围屈伸以探查股骨髁。内侧间室探查结束后,膝关节屈曲 90°,将镜头退回到髁间窝。髁间窝探查内容包括髁间窝的宽度、深度和边缘,ACL、PCL(后交叉韧带)的形态和张力。可以参照探钩前端的宽度评价髁间窝的形态,过窄的髁间窝可能对交叉韧带造成卡压。合并骨关节炎的患者,增生的骨赘会明显改变髁间窝的宽度。髁间窝探查结束后,使膝关节处于"4"字体位并施加内翻外力使外侧间室张开,让镜头进入外侧间室进行探查。与探查内侧间室类似,使用探钩进行外侧间室的探查,主要探查结构包括外侧半月板、关节软骨、腘肌腱裂孔和腘肌腱。一般情况下外侧间室较内侧间室松弛,所以外侧间室结构较容易探查,前外侧入路置入 30°关节镜观察外侧半月板前角尤其是其下表面存在困难,这时可以将关节镜从前内侧通道置入来观察外侧半月板前角。

(三)后内侧入路

虽然前外侧和前内侧通道可以探查大部分关节腔内结构,但是如果需要完整地探查后关节囊、摘除后关节囊游离体以及进行 PCL 重建等操作,经常需要建立后关节囊的工作通道。

一般先建立后内侧通道,具体方法如下。膝关节屈曲90°,关节镜从前内侧通道置入监视髁间窝,从前外侧通道置入1枚交换棒,在关节镜监视下,将交换棒经由PCL和内侧股骨髁之间插入后内侧关节囊,该过程一般有明显的滑入落空感,然后用关节镜替换交换棒,使镜头进入后内侧间隙。将镜头旋转对准内后侧股骨髁可观察到内侧半月板后角的边缘、股骨后髁关节面以及后关节囊,关闭手术室照明灯,可在膝关节后内侧皮肤表面观察到透光现象,在体表触压后内侧通道的入针点(一般在股骨后髁后方和关节线近端各0.5~1 cm处),镜下观察关节囊的突起,确定合适的关节囊内入口位置,与建立前外侧通道类似,使用腰穿针辅助定位,然后在皮肤戳口,使用直钳或鞘管内芯在关节镜监视下钝性插入关节囊,建立后内侧通道。

后内侧通道周围局部解剖相对复杂:按照前述的定位方法,膝关节屈曲90°时,大隐静脉和隐神经在其前侧2~3 cm处;“鹅足”腱性部分在其远端,通道穿破部分缝匠肌腱,在股薄肌腱上方0.5~1 cm处;在进入关节囊时,膝上内侧动静脉在其前侧约1 cm处。皮肤戳口后,使用直钳略做钝性剥离并进入关节囊可以最大限度地避免对上述结构的损伤。

将关节镜由后内侧通道置入,从前外侧通道置入探钩,穿过PCL和内侧股骨髁之间的间隙进入后侧关节囊,在此探钩的帮助下,可以更加全面地探查后内侧关节囊内的各个结构。在PCL重建手术中,由于多次用到此通道,可以经此通道旋入工作套管;另外,为了更便捷地进行关节囊后方的操作,可以在其近端2~3 cm处再使用相同的方法创建一附加的后内侧通道,也称为后内侧高位通道,由于重要的血管神经结构均在其前方或后方,内侧高位通道不会增加血管神经损伤的风险。在手术中,一般经由高位通道置入关节镜,而常规后内侧通道可以进行器械操作。

(四)后外侧入路

建立后外侧通道的方法与后内侧相似,膝关节屈曲90°,前外侧置入关节镜监视髁间窝,前内侧通道置入交换棒,经由ACL和股骨外侧髁之间的间隙进入后外侧关节囊。由于ACL和外侧髁的间隙较松弛,所以相对容易进入后外侧间隙。关节镜替换交换棒进入后外侧间隙后,将股骨后外侧髁作为体表标志,与建立后内侧通道方法类似,触压后外侧通道的皮肤入点,同样应用腰穿针定位,关节镜监视下钝性建立后外侧通道。

膝关节屈曲90°时,可以使腓总神经和股二头肌腱远离通道的位置。由于腓总神经位于股二头肌腱深层偏下方,所以在股二头肌腱上方进入可以避免伤及腓总神经。

(五)中央入路

在髌韧带中线、髌骨下极1 cm处做小切口,屈膝90°,将套筒穿刺锥向股骨髁切迹方向刺入,将膝关节伸直,套筒沿髌骨下方插入髌上囊。也可经髁间入路,观察膝后内侧关节间隙。或经中央入路或前内侧入路,内旋胫骨由 PCL 与股骨内髁之间进入后内侧关节间隙。也可经中央入路或前外侧入路,由 ACL 与股骨外髁之间的间隙进入后外侧关节间隙。先用 30°关节镜引导套筒通过交叉韧带与髁间进入后关节囊,然后用 70°关节镜观察后关节腔室更方便。

(六)髌上入路

经此入路将关节镜置于髌股关节之间,可较好地观察髌骨关节面、股骨滑车及不同屈膝角度髌股关节的对合情况,也可经内侧髌上入路行滑膜切除或将髌上入路作为出水通道。

(七)髌骨旁入路

在髌骨内侧或外侧做小切口,将套筒针向前内侧或前外侧方向穿刺。屈膝 20°～30°,沿髌骨边缘下行即可达到膝前关节囊。用 30°关节镜进行观察,经内侧入路可看到外侧半月板的前角,经此入路可观察髌前脂肪垫及内、外侧半月板前角。

(李层　胡杰　万安　张朝驹)

第十节　膝关节骨关节炎的保膝手术——HTO

膝关节骨关节炎(knee osteoarthritis,KOA)是多发常见病,治疗上很棘手。特别是随着经济发展,人均寿命延长,该疾病的发生率增加,对中老年人生活质量的影响越来越大。胫骨高位截骨术(high tibial osteotomy,HTO)问世近 60 年来,治疗内翻型 KOA 疗效肯定,是治疗该疾病的选择之一。

一、HTO 的历史

1958 年,Jackson 首先提出胫骨上端截骨术和股骨髁上截骨术治疗伴有内外翻畸形的 KOA,使患者疼痛得以缓解;1961 年,Jackson 和 Waugh 报道了胫骨结节下截骨术治疗 KOA,经治疗的 10 例患者疼痛均得到缓解;1962 年,Wardle 报道了胫骨结节以下1～2 cm 截骨,17 例患者中,除 3 例以外其余患者疼痛均得到缓解;1963 年,Conventry 提出胫骨结节以上水平截骨,即 HTO,并称其为安全、有效的治疗措施。

HTO 于 19 世纪在德国出现;闭合式楔形截骨术于 1958 年出现,1965 年被推广;

开放式楔形截骨术于 1987 年出现,2000 年被改良。据文献报道,行 HTO 患者 5 年优良率为 85%～90%,10 年优良率为 70%～80%。1967 年,北京积水潭医院矫形骨科首先报道 HTO,到 20 世纪 80 年代,HTO 成为 KOA 保膝的常规手术,总有效率达 85% 以上。

随着 TKA(全膝置换术)的成熟和推广,国内大多数关节外科医生不再广泛应用 HTO,TKA 成为国内 KOA 的主流手术,但其他国家,如韩国、日本等依然流行 HTO。

二、HTO 的初衷及发展原因

KOA 常伴有膝内翻畸形,并产生关节内的持重应力分布改变,导致力线的不平衡,继而加速 KOA 的病变,使症状加剧。HTO 是用于治疗 KOA(早期、中期)的一种手术方法。HTO 手术设计的初衷是通过胫骨近端截骨,把力线从发生炎症和磨损的膝关节内侧间室,转移到相对正常的外侧间室,从而达到缓解关节炎症状的目的。目前,HTO 分为两种:外侧闭合楔形截骨、内侧开放楔形截骨。对于正常力线的膝关节来说,就是内侧负重多(60%),而外侧负重少。如果胫骨还存在一定程度的内翻畸形,就会显著增加作用在内侧间室软骨上的压强,一旦超过软骨承受的范围,就会引发一系列软骨磨损和炎症的恶性循环,形成内侧骨关节炎。在骨关节炎没有发展到外侧之前,HTO 通过纠正胫骨内翻畸形,把下肢力线适当转移到正常的外侧间室,从而明显地减低内侧间室的压强,将其恢复到软骨能够承受的正常范围内,可以有效地阻止软骨的磨损,缓解疼痛症状,甚至使已磨损的软骨和受伤的半月板自我修复。

三、HTO 的适应证与禁忌证

相对于 TKA"宽泛"的适应证,HTO 的适应证要窄得多。目前认为 HTO 的较佳适应证是患者年龄<65 岁,膝关节活动度基本正常,屈曲畸形应小于 10°;胫骨内翻畸形大于 5°,内侧胫骨近端角(MPTA)<85°,外侧软骨和半月板功能正常。也就是说,HTO 适合于相对年轻,伴有一定程度胫骨内翻的膝关节内侧骨关节炎患者。

(一)适应证

(1)膝关节骨关节炎患者,因膝关节疼痛及功能障碍影响工作和生活,非手术治疗无效者。

(2)骨关节炎在 X 线片上显示以单髁病变为主,而且与内、外翻畸形相符。

(3)手术后患者能够使用拐杖,术后有足够的肌力进行康复锻炼。

(4)膝关节屈伸活动范围>90°。

(5)患侧血管正常,没有严重的动脉缺血或大静脉曲张。

（二）禁忌证

（1）由于软骨下骨丢失，单侧胫骨平台凹陷超过 10 mm 者。

（2）膝关节屈曲挛缩畸形大于 20°者，屈曲受限大于 90°者。

（3）对于神经营养不良性关节、感染性关节、类风湿关节炎、骨缺血性坏死、创伤后关节炎伴膝关节内、外畸形者均不宜选用高位截骨术。

（4）内翻畸形大于 12°或外翻畸形大于 15°者。

（5）双侧关节间室被波及者。

（6）患侧的髋、踝及足部关节的功能与截骨后进行膝关节康复锻炼相关联，同侧髋关节畸形和活动受限并非截骨术的禁忌证，但应进行先期手术使髋关节恢复至功能位，再行截骨术矫正膝关节畸形。

（7）Coventry 等认为超过 70 岁可列入相对禁忌证。

（李层　胡杰　万安　张朝驹）

第十一节　膝关节骨关节炎的保膝手术
——膝单髁置换术

膝单髁置换术（UKA）作为治疗膝关节单间室病变的有效方法，在国内迅速发展，有创伤小、出血少、恢复快等优势。随着加速康复外科（ERAS）理念在关节外科领域应用不断深入，若结合 ERAS 理念，规范 UKA 围手术期管理，从而减少并发症、缩短住院时间、提高患者满意度，将有利于更好地促进 UKA 的发展和推广应用。目前膝关节置换中单髁置换开始受到国内医生的重视，对于单间室的骨关节炎，单髁置换具有微创、手术时间短、并发症少、不需要输血、术后恢复快、更接近正常膝关节功能的优点，患者在术后膝关节屈曲范围更大，并且步态更加接近于正常，特别是上下楼梯这一类活动。

此外，单髁置换相对于全膝置换患者住院时间更短，这使其成为更具成本效益的选择。在目前使用的单髁假体中，牛津膝关节单髁置换假体（简称牛津膝假体）采用独特的活动平台设计，具有鲜明的特点。

一、发展历程

1974 年，Goodfellow 等根据全膝人工关节的经验，设计了第一代牛津半月板承重单髁假体。1987年,第二代牛津膝假体问世,其有两种类型:内侧间室型、外侧间室型。1998年,第三代牛津膝假体问世,仅用于内侧间室,经微创小切口即可完成假体植入,并且有了不同的型号和左右之分。

一直以来,TKA的稳定效果使得人们的精力都集中在TKA,因为只要进行了TKA,效果基本都还不错。既然如此,为什么还要做单髁置换呢?

二、UKA的优点

(1) 优良的生存率:据相关报道,Oxford活动假体的10年生存率为98%,20年存活率为91%。

(2) 微创手术,术后快速康复:切口较小,暴露范围小,保留ACL,出血量少,截骨量较少,软组织破坏较少,康复时间短,住院时间短。

(3) 良好的术后功能:患者可以得到较好的关节活动度,以及接近正常的本体感觉。

(4) 翻修后效果好:Levine等人报道,31例单髁置换行全膝翻修术患者取得与初次TKA相同的随访年限;研究指出,单髁置换可能不会对翻修效果造成不良的影响。

三、UKA的适应证及禁忌证

(一) 适应证

(1) 膝关节内侧单个间室间隙变窄(占大多数),无对侧间室病变,无严重髌股关节病变,膝关节诸韧带结构完整。

(2) 膝关节内翻畸形($<10°$),没有明显的屈曲挛缩($<5°$),膝关节至少有$90°$的活动度。

(3) 其他(少部分):膝关节局灶性骨坏死、失败的胫骨近端截骨术、创伤后骨关节炎、外侧单个间室骨关节炎。

(二) 禁忌证

(1) 一般禁忌证:TKA的禁忌证同样适用于UKA。

(2) 特殊禁忌证:ACL或PCL缺失、严重损害;内侧间室裸露的骨与骨接触;关节内的内翻不能充分纠正;内外侧的半脱位,不能在外翻应力下纠正;屈曲畸形$≥15°$;麻醉下屈曲范围$<100°$;外侧间室部分软骨变薄或磨损;髌股关节存在骨缺损;既往做过胫骨外翻截骨。

尽管近些年UKA的人群有所放宽(如年轻趋小、体重偏重、ACL损伤的患者也可以做单髁置换),但是单髁置换的人群选择相对全膝置换还是严苛的。

（三）患者选择

UKA 作为治疗膝关节骨关节炎的有效方法，选择合适的患者是手术成功的基础。适合行单髁置换术的病例有着累及单个间室的膝关节病变。在临床评估中，需要结合症状、体征及影像学特征，确认病变来源于膝关节单个间室，排除感染、炎性疾病等涉及多间室的疾病。由于外侧单髁置换相对较少，故本文主要涉及内侧单髁置换。

内侧 UKA 的最佳手术指征：①症状源于膝关节内侧间室，且疼痛明显，保守治疗效果不佳。②膝关节活动度≥90°。③膝关节稳定，内外侧副韧带、前后交叉韧带功能完整。④内翻畸形≤15°，并可被动矫正。⑤固定屈曲挛缩≤15°。⑥放射学检查证实为内侧间室病变：负重前后位 X 线片示内侧间室"骨对骨"；侧位 X 线片示胫骨内侧平台后部及股骨内侧髁后部的关节面完整；外翻应力位 X 线片示外侧间室间隙正常（≥5 mm）。

四、UKA 的手术步骤及要点

（一）术前准备

1. 患者教育 患者教育是患者知情同意内容的一部分。良好的术前宣教可缓解患者的术前焦虑症状，增强信心，增加依从性，取得配合，缩短住院时间，降低手术并发症发生率，并提高患者满意度。建议根据患者的自身情况，运用个体化、多模式的术前宣教方法，使患者了解自己的病情及治疗方式，知晓是否有替代治疗方式，以及各种替代治疗方式的优缺点，明白自己在治疗计划中所发挥的重要作用，并获取患者及其家属的理解、配合。宣教的方式包括口头教育、宣传手册、多媒体视频或动画、亲身示教和演示等。

2. 术前影像学检查 术前高质量的影像学检查对评估膝关节病变程度非常重要。推荐术前常规拍摄患侧膝关节负重状态下正侧位、髌骨轴位、下肢全长 X 线片。必要时，拍摄内外翻应力位、屈曲 90°侧位片和 Rosenberg 位 X 线片。负重状态前后位 X 线片或内翻应力位 X 线片示内侧间室关节间隙变窄或消失，呈"骨对骨"改变。负重侧位和屈曲 90°侧位 X 线片示磨损位于胫骨内侧平台前中部，平台后部及股骨内侧髁后部的关节面完整。外翻应力位 X 线片证实外侧间室间隙正常，且内翻畸形在膝关节屈曲 20°时可通过外翻应力手法矫正。下肢全长 X 线片显示下肢力线畸形主要来源于关节内病变，无明显关节外畸形。MRI 检查可进一步明确关节软骨磨损、滑膜炎症、半月板损伤情况，以及前后交叉韧带、侧副韧带情况，从而更准确地评估软骨损坏的程度，排除炎症性关节病，并可早期诊断骨坏死。对于临床评估不明确的患者，应进一步行 MRI 检查。对于评估明确的患者，可不做 MRI 检查。

（二）目的

UKA 的目的是改善下肢对位和功能以及减轻疼痛，建立相对于中位机械轴略微矫正不足的机械力线。不要过度矫正力线。

（三）体位

取仰卧位,使用膝关节固定架,患肢悬空,便于术中操作及屈曲膝关节。

（四）麻醉

UKA的麻醉方法有椎管内麻醉、全身麻醉和周围神经阻滞等。单一或联合应用均安全有效。应根据患者的具体情况选择麻醉方案,但从患者耐受性、术后镇痛时效及经济学方面考虑,推荐使用椎管内麻醉。

麻醉过程应联合应用股神经阻滞、收肌管阻滞或关节周围局部浸润麻醉,通过协同或相加作用不仅可增强麻醉镇痛效果,减少麻醉药物用量,而且术后还可更好发挥多模式镇痛效果,利于术后早期康复训练,降低不良反应的发生率。

（五）手术技术要点

UKA仅是对内侧间室表面置换,用假体去填充软骨磨损的空隙,恢复韧带张力,进而恢复到膝关节病变前的状态,获得较好的膝关节运动,因此手术技术是UKA获得成功的关键一环。

1. 微创操作,保护软组织 内侧UKA可采用髌旁内侧斜切口,直达病变部位,无须翻转髌骨。UKA不松解软组织,但须去除股骨内侧髁内缘及髁间窝两侧缘的骨赘。在胫骨和股骨截骨过程中,需要在内侧放置拉钩保护侧副韧带。

2. 屈伸间隙平衡 UKA需要良好屈伸间隙平衡。活动平台假体,屈曲间隙是在屈膝90°～110°位置测量,而伸直间隙是在屈膝20°位置测量,因为完全伸直位的膝关节后方关节囊呈紧张状态,测量的伸直间隙小于实际值。

3. 假体位置良好 胫骨假体冠状面垂直胫骨解剖轴,矢状面有适当后倾,过大的后倾导致后方塌陷和失败,应当避免。股骨假体应放置在股骨内侧髁的中央,冠状面避免内外翻,矢状面避免过伸或过屈。

4. 避免过度矫正 UKA要求松紧合适,内侧间室过紧会导致对侧关节间室的过度负荷,加速对侧间室退变而导致UKA失败。

5. 骨水泥技术 骨水泥技术包括骨面冲洗、干燥、固定、去除残留骨水泥。为预防松动,假体界面须有良好的骨水泥固定。为预防骨水泥残留,在骨水泥抽丝期时植入假体;假体后方骨水泥要少放,以减少溢出;必要时,使用刮勺去除残留的骨水泥。

6. 控制出血 行UKA患者失血量不会太大,一般无需输血。然而,对于老年患者,仍要积极控制出血,减少出血量,减少手术并发症,以利于术后康复。

7. 引流管留置 关于UKA术后是否留置引流管尚存争议。留置引流管的目的是引出术后关节腔内积血,减少关节肿胀,防止术后炎性渗出。但是,UKA本身创伤小,出血少,加上多模式控制出血管理措施的应用,使得留置引流管应用价值降低,可不放置。对于术中出血多或术后出血风险高的患者,可放置引流管,但建议放置时间不应超过 24 h。

五、术后处理

(一)应用抗生素预防感染

假体周围感染是关节置换术后灾难性的并发症。与 TKA 相比,UKA 术后感染发生率较低,为 0.2%~0.7%,但仍需严格预防。建议根据《抗菌药物临床应用指导原则(2015 年版)》中抗菌药物的使用原则预防性使用抗生素。预防性使用抗生素的给药方式通常选择静脉输液,应在皮肤切开前 1 h 内给药,在输注完毕后开始手术。抗生素的有效覆盖时间应包括整个手术过程。一般来说,无需联合用药,总体预防用药时间不超过 24 h。

(二)预防静脉血栓栓塞症

静脉血栓栓塞症(venous thromboembolism,VTE)是术后并发症之一。但 UKA 患者术后症状性 VTE 的发生率比 TKA 低,为 0.1%~0.9%。肺栓塞发生率为 0~1.2%。已制定的用于 TKA 风险-收益比的国家指南可能不适用于 UKA,但需要进一步研究以确定最适合 UKA 的 VTE 预防指南。目前,仍建议根据《中国骨科大手术静脉血栓栓塞症预防指南》原则进行,应用 Caprini 血栓风险因素评估表评估血栓危险度。根据 VTE 危险度评分情况选择预防措施,预防措施包括基本预防、物理预防和药物预防。UKA 由于创伤小,目前有学者推荐用阿司匹林预防。

(三)疼痛管理

与 TKA 相比,UKA 术后疼痛程度低,阿片类药物需要量少。但是,积极管理 UKA 患者术后疼痛,对提高患者满意度、减少并发症和促进早期康复至关重要。目前,UKA 围手术期疼痛管理采用多模式镇痛的方式,将不同作用机制的镇痛药物和方法联合使用,以达到更好的镇痛效果。

1. 预防性镇痛 推荐选择不影响血小板功能的药物,如选择性 COX-2 抑制剂。

2. 术中镇痛 推荐使用"鸡尾酒"式镇痛药物进行局部浸润注射。

3. 术后镇痛 建议根据疼痛程度阶梯性、个体化镇痛。另外,冰敷可缓解疼痛,减轻关节肿胀和炎症反应,也是一项治疗选择。给予失眠或焦虑患者镇静催眠或抗焦虑药物,也是疼痛管理中需要关注的环节。

（四）康复锻炼

与 TKA 相比,UKA 在术后康复上可预测性更好,术后关节功能更佳,在围手术期康复功能锻炼上没有严格要求。但是,积极功能锻炼可增加肌肉力量,改善关节活动度,减轻术后疼痛,缩短术后恢复时间,减少相关并发症,减少住院时间及费用。推荐术前即开始指导患者功能锻炼,增加肌肉力量。麻醉恢复后患者即可在床上或下床进行功能锻炼,锻炼内容包括肌肉力量训练、关节活动度训练等,如股四头肌收缩练习、踝泵运动、直腿抬高运动及踝关节抗阻屈伸运动等,但需要循序渐进。鼓励患者术后早期下床活动,但应因人而异,且需在助行器的辅助下进行。良好的疼痛控制有利于进行积极主动的功能康复。近年来,新的康复理念不仅强调关节的活动度和肌力练习,还强调本体感觉和敏捷性的整体训练,通过规范的康复功能锻炼加快康复进程,提高运动功能的恢复水平,获得更好的 UKA 术后满意度。

（五）术后摄片

良好的术后摄片对评价假体位置、下肢力线非常重要,并且可与后期随访 X 线片比较。基于上述目的,X 线片拍摄需要有可重复性。推荐术后拍摄患侧膝关节正侧位、髌骨轴位和下肢全长 X 线片。拍摄方法如下。

(1) 前后位 X 线片:以胫骨假体关节面为中心照射,患者仰卧于 X 线床,双脚并拢,双膝呈标准正位状,中心线对准髌骨下缘垂直射入。

(2) 侧位 X 线片:以股骨部假体为中心照射,患者侧卧于 X 线床上,屈膝 $20°\sim30°$,膝部外侧缘紧靠暗盒,髌骨与暗盒垂直,中心线对准关节线垂直射入,通常没有前后位投照那么精确,重复性也稍差。

(3) 髌骨轴位 X 线片:Merchant 位拍摄,中心线与髌骨长轴平行,从髌股关节面水平摄入。

(4) 下肢全长 X 线片:摄片范围包括踝关节、膝关节及髋关节。患者直立于摄影架前,后背贴近摄影架,双手自然下垂,膝关节尽量伸直,髌骨垂直指向正前方,足部与双肩同宽,并轻度内旋,使腓骨小头与胫骨重叠接近三分之一。

（六）出院后管理

出院标准及随访:因 UKA 创伤小、手术时间短、恢复快、并发症发生率低,患者可于手术当天或术后 1~2 天出院。建议根据医院实际情况,制定切实可行的、量化的出院标准。一般来讲,患者生命体征平稳、已恢复正常饮食、可下地活动、活动度达到日常生活需求、疼痛可控、切口无感染迹象、无其他需住院处理的并发症或合并症,则可允许出院。行 UKA 患者出院后,仍应进行规律随访,建议患者在术后 6 周、3 个月、半年、1 年时在门诊进行复查,此后每 1~2 年复查 1 次。

出院后复查管理内容：行 UKA 患者出院后，短期内应继续进行有效的镇痛、VTE 预防、功能锻炼以加速康复。术后镇痛、VTE 预防可参考相关临床指南内容。根据患者膝关节功能情况，建议外科医生术前为患者制订个性化的社区和（或）家庭康复方案。

目前尚无专门针对 UKA 的随访量表，但可参照 TKA 的量表进行随访以评估膝关节功能和患者满意度。推荐随访时使用膝关节学会评分、美国特种外科医院膝关节评分、西安大略和麦克马斯特大学评分、牛津大学膝关节评分等评价术后疗效。

单髁置换对医生的技术要求较高。有学者通过研究指出初次翻修的原因中，假体松动占到 43％，相邻间室骨关节炎的进展占 26％，其他机械力学原因占 15％。之前的文献指出手术技术对 UKA 的成功与否起到决定性作用，标准的手术技术能够降低手术失败率。

相比全膝置换，单髁置换的器械相对也比较单一，缺乏更多准确、模式化的器械，这会给操作者带来不同程度的困难。假体大小的选择、位置的确定、力线的校准以及软组织的平衡等，相比全膝置换而言难度也较大。

UKA 良好效果的取得，取决于准确的患者选择，精湛的手术技术和恰当的围手术期管理。良好的 UKA 围手术期管理需要不同科室人员互相协调，互相配合，以实现每一优化处理措施的切实落实。同时，本共识在实施过程中应考虑到患者病情程度的不同及个体差异，切忌机械套用推荐意见。应在保证患者安全的基础上，结合医院实际条件，规范 UKA 围手术期的处理流程，提高 UKA 治疗效果，改善患者的治疗体验。

（李层　胡杰　万安　张朝驹）

第十二节　膝关节骨关节炎的全膝置换术

全膝置换术（TKA）目前已成为治疗某些膝关节疾病的标准手术之一。TKA 在解除患者膝关节疼痛、保留功能、矫正畸形等方面都取得了很大的成功，其疗效令人鼓舞。TKA 的成功不仅取决于正确地选择患者，选用设计合理、质量优良的假体，正确的手术操作也是非常关键的。以下主要对 TKA 操作中的手术入路及术后疼痛进行介绍。

一、手术入路

常用的人工膝关节置换术手术入路的皮肤切口包括膝正中切口、偏内侧弧形切口和偏外侧弧形切口，其中以膝正中皮肤切口最为常用。自髌上缘以上 5～7 cm 处至胫骨结节内侧做膝关节前正中皮肤切口,此切口较弧形切口瘢痕小,术后皮肤一旦出现感染或愈合问题,不易直接与关节囊相通。最好在膝关节屈曲状态下做切口,可使皮下组织翻向两侧而增加显露范围。如果以前的手术切口瘢痕位于可利用的部位,通常应将其包括在切口中。如果存在多处切口瘢痕,因为膝前部皮肤血供主要来自内侧,所以应选用最外侧可利用的切口瘢痕。一般如以前有内、外侧皮肤切口或横切口,则不能用前正中切口。皮肤切口应有足够的长度,以避免牵开过程中皮肤张力过大,从而导致皮肤坏死。

切开皮肤、皮下组织及深筋膜浅层,于深筋膜浅层与其深层之间进行剥离,剥离范围不宜过大,且应层次清楚,手法轻柔,严禁钳夹皮肤。关节囊入路有几种方式,各有优缺点,下面分别叙述。

(一)内侧髌旁入路

内侧髌旁入路被认为是经典的膝关节置换术的手术入路,朗金柏克(Von Langenbeck)最早对此入路进行了详细的描述,因此该入路又称 Von Langenbeck 入路。自切口上端向下,在股四头肌腱中内 1/3 沿纵轴切开股四头肌联合部分,至股内侧肌髌骨止点附近绕向髌骨内缘(注意保留髌骨内缘少许髌腱组织,以便于术后缝合关节囊),向远端沿髌韧带内缘延至胫骨结节内下缘,打开关节腔。然后向外翻转髌骨,暴露整个膝关节前部,必要时可切除髌下脂肪垫。屈膝 90°,松解内侧关节囊胫骨附着部,切除内外侧半月板,凿除胫骨平台边缘增生骨赘,这对于骨关节炎伴有膝内翻畸形的患者尤为重要。切除前交叉韧带,充分暴露膝关节腔。修正股骨、胫骨及髌骨关节面边缘,除骨赘,如果滑膜增生严重,则尽量予以切除。

该入路的优点是能提供良好的暴露,且很少有胫骨和股骨的并发症,手术难度小,至今仍为很多骨科医生所采用。然而,这种入路的髌股关节并发症的发生率在 5%～30%,包括髌骨半脱位及血液循环受损造成的骨折等,其中较为引人注意的是术后髌骨半脱位发生率为 10%。众所周知,以上并发症主要源于此入路需切开股四头肌腱的内侧 1/3 而破坏了伸膝装置,并且在不得不行外侧膝关节囊松解时又损害了髌骨外侧的血液循环(内侧血液循环在切开内侧关节囊时已被破坏)。

(二)正中入路

这一入路最初是由约翰·英索所描述,是为髌骨外侧脱位的手术而设计,目前仍被很多术者采用。切口始于股四头肌腱的顶点,通过腱的内侧面与股内侧肌交界处,向远侧延伸。切口经髌骨表面内侧 1/4 将股四头肌扩张部纵行切开,从髌骨面上剥离,切开滑膜和脂肪垫,到达髌骨的远端,终止于髌骨止点内侧 1 cm。然后自髌前将附着其内侧的髌腱以及胫骨结节的部分骨膜剥离,使胫骨骨膜、鹅足止点及部分髌腱相延续,保证术后关节内侧的稳定性。这一入路的优点在于:①对于膝关节近乎强直的患者,可以避免胫骨结节撕脱骨折。即使发生撕脱,由于髌腱仍和部分胫骨骨膜相延续,可重新固定。②缝合关节囊时,由于骨膜上附有鹅足纤维,可免于缝线撕脱。因此,术后关节稳定性好,关节囊愈合较快。③可保留强有力地附着在股内侧肌的致密坚实的纤维组织,以利于将来的缝合。其缺点是术中关节腔暴露效果欠佳。

(三)外侧髌旁入路

此种入路尤其适用于有膝外翻的病例。对这类病例,如采用经典的内侧髌旁入路,结合广泛的外侧关节囊松解,包括髂胫束、外侧副韧带、腘肌腱等,很易造成髌骨及伤口周围皮肤血液循环受损,增加关节的不稳定性。另外,膝外翻患者常合并有胫骨外旋,内侧入路使收缩的关节囊后外侧角更加远离手术区域,影响术中操作。外侧髌旁入路的优点是将关节囊切口合二为一,减少了对髌骨血液循环的不利影响。在操作过程中,股四头肌-髌腱内移造成胫骨内旋,从而使挛缩的关节囊后外侧角前移至手术野,方便局部软组织的松解。

做关节囊外侧切口:切口旁开胫骨结节 1.5 cm,远端止于胫骨结节以远 5 cm 处。截除胫骨结节并连同髌骨一起内翻。随后的手术步骤可简单分为三步:①松解髂胫束:在胫骨 Gerdy 结节处骨膜下掀起髂胫束等软组织。②松解外侧副韧带、腘肌腱:屈膝 90°,在股骨外髁处,将外侧副韧带和腘肌腱从骨膜下掀起。③切除腓骨头:屈膝 90°,将腓骨头的骨膜全部掀起,然后切除腓骨头,使关节外上方暴露。每行一步后,给患膝一定的内翻应力,患膝应恢复至 0°,撤除外力后弹回至 5°~8°外翻位。若没有达到此标准,不继续进行下一步操作,这样可避免不必要的外侧松解,从而保持关节稳定性。在关闭关节囊时,可用扩大脂肪垫法来修补髌骨外侧支持带缺损。在内缘切开脂肪垫,脂肪垫外缘仍与髌韧带相连,向上及向下切开脂肪垫,将髌骨恢复原位,将切开的脂肪垫与周围的外侧支持带缝合。该入路不足在于,手术技术要求高,并且由于胫骨结节靠外侧而使髌骨内翻较为困难。但应权衡利弊,在有严重膝外翻的病例中,此入路利仍大于弊。

(四)经股内侧肌下方的关节囊入路

由霍夫曼等针对膝关节置换术所提出的另一项选择,又称 Southern 入路。术中将股内侧肌向外翻转,在股内侧肌平面以下邻近髌骨及股骨内侧进入关节囊。首先确定深筋膜层,并将深筋膜层与股内侧肌周筋膜钝性分离。向前牵拉股内侧肌肌腹,确定其在内侧髌旁支持带的腱性移行部分。在保持肌腹有张力的情况下,L 形切开关节囊。向外侧翻转髌骨,逐步屈膝,暴露关节腔。在术后做关节囊缝合时,应先在近端关节囊切口缝合一针,作为对合点,以保证关节囊能以解剖复位闭合。

1. 该入路的优点

(1)手术中组织分离较合乎人体自然状况。这是唯一可以保留完整伸膝装置的入路,可将髌股关节不稳定与髌股轨道不正的可能性降到最低。保持伸膝装置的完整性,能更加准确地判断髌骨滑行轨迹和外侧关节囊松解的必要性,避免关节切开处伤口开裂造成髌骨半脱位的可能。另外,若有皮肤感染,因有股内侧肌保护,感染不易向深处扩散。

(2)髌骨血供损伤相对较小。保留股内侧肌与伸膝装置的连接,也就保留了膝上动脉的髌骨上半部血供。

(3)术后疼痛轻微,可有效避免发生股内侧肌肌腹裂开。股四头肌的完整与膝关节功能的及早恢复都可有效减少卧床休息造成的并发症。

2. 该入路的缺点 暴露不足,无法预料暴露程度,髌骨外翻亦有困难。此外,为分开肌间隔需向近侧延伸至股动脉的内收肌裂孔水平,股内侧肌下方区域本身又包含一些较重要的神经血管结构,如膝降动脉及其分支、肌间隔血管与隐神经,因此必须非常熟悉这部分的局部解剖。

3. 相对禁忌证 肥胖(尤其同时有股骨较短、大腿肌肉发达的情况)、合并骨质增生及继发性膝僵直、较严重的关节屈曲挛缩畸形、低位髌骨、膝关节过度外翻、曾接受过TKA或高位胫骨切开术的患者等。在这些情况下,陈旧的手术瘢痕或过于肥厚的软组织将影响髌骨翻转,妨碍手术操作。

(五)经股内侧肌入路

如上所述,内侧髌旁入路可获得膝关节部位良好的暴露,而经股内侧肌下方的关节囊入路可保留较佳的膝关节伸肌装置。经股内侧肌入路则是取两者优点的折中办法,兼有髌骨外翻容易及髌股关节稳定良好的特点。此入路首次由 Engh 等提出,作为内侧髌旁入路以外的一种选择。内侧髌旁入路直接分离肌肉后内侧关节囊的修复与失血量较多问题促成了经股内侧肌入路的发展。Engh 等研究表明,若术前无膝外翻或慢性髌骨半脱位,采用这一入路的病例术中几乎都不再需要实行外侧松解术,而在条件相同的情况下,传统的内侧髌旁入路却有 50% 病例需要施行这一手术。

与内侧髌旁入路相比,经股内侧肌入路的优点是:可减少术后疼痛、通过回避膝降动脉保留髌骨血管分布状况、通过保留部分股肌附着改善髌骨轨道及稳定性、术后较佳的股四头肌控制性与强度、减少股四头肌的损伤、减小失血量以及缩短住院治疗时间等。髌骨的外翻与侧方移位并不会因为沿着髌骨内侧附着的部分股内肌而受到限制。对髌上囊的损害亦可通过减少此区域的切开面积降到最低。

与经股内侧肌下方入路相比,经股内侧肌入路术后疼痛症状较为明显,股四头肌功能恢复、髌骨关节稳定性较差。有学者认为,经股内侧肌入路可用于体形不适合进行经股内侧肌下方入路、术前缺乏活动的患者,而这些判定基本上皆依医生自身的经验与观点而定。

患者如有肥胖症、膝关节的屈曲度小于 90°、股内侧肌具有较强的伸肌装置或患有增生性关节病,就不应采用此入路。术后肌电图显示出股内侧肌的肌动电流有被阻断的现象,不过目前还不知道此现象的临床意义。其他入路并未显示出肌动电流有任何改变。此外,临床与 Cybex 测试均显示,与内侧髌旁入路相比,经股内侧肌入路的患者其股四头肌恢复的速度较快。

（六）V-Y 形入路（Coonse-Adams 入路）

首先采用正中关节囊入路,然后从股四头肌腱近端与原切口成 45°角,切开股外侧肌腱和髂胫束上部,至膝外上动脉附近(注意保护此动脉)。适用于股四头肌长期挛缩,屈曲严重受限的膝关节,有些再次置换的患者亦须采用此入路。可避免髌腱在胫骨止点处的撕脱,导致术后伸膝功能受限。此入路的优点是:①股内侧肌腱与胫骨的联系完整,缝合后关节内侧稳定。②只需缝合纵行的关节囊切口及髌腱的顶部,而斜行的切口只需根据髌股关节的对合情况做部分缝合,对于髌骨外侧脱位或半脱位的患者能起到外侧松解的作用。但术后早期由于股四头肌乏力会出现伸展滞缺,影响术后功能锻炼,经过专门训练一般在 6 个月后才能恢复正常。

二、术后疼痛原因及处理

TKA 的目的是消除疼痛,获得无痛的、稳定的、功能良好的膝关节。然而 TKA 术后持续疼痛是严重影响患者情绪和功能的严重并发症。

TKA 术后发生持续的膝关节疼痛的原因很多,需要经过详细的病史了解、体征分析、实验室诊断和影像学分析进行综合判断,从而进一步解决疼痛问题。

导致 TKA 术后疼痛的因素主要分为关节内因素、关节外因素、其他因素。关节内因素很多,包括感染、假体松动、不稳、聚乙烯磨损、骨溶解、软组织撞击、伸膝装置异常、力线异常等。

（一）感染

感染是 TKA 术后发生疼痛的重要原因之一。急性或早期感染可表现发热和膝关节疼痛和肿胀、僵硬水肿,并可发生切口处流脓症状,可以早期诊断;而慢性感染,如果没有窦道形成,症状不典型而诊断困难。对 TKA 术后出现膝关节疼痛者应高度怀疑感染的可能。实验室检查可以帮助确定术后疼痛是感染性的还是非感染性因素导致的。化验检查包括 ESR、CRP、血常规、关节腔穿刺行细胞计数和培养。

（二）假体松动

如果膝关节在休息时无显著疼痛,而在行走时膝痛明显,就要考虑膝关节假体是否有松动的情况。TKA 术后疼痛的患者需要进行双膝关节负重位正侧位 X 线检查,评估膝关节假体的固定情况、位置、大小以及假体周围骨质情况。膝关节造影仅用来判断

TKA 术后有无松动,并且对胫骨假体松动的诊断准确性高于股骨假体。CT 检查有助于判断假体周围骨溶解的位置和程度,并可以发现假体旋转对线的异常。目前,能谱 CT 可以消除金属伪影对骨结构情况的影响,可以较好显示假体在体内的情况。

(三)关节屈曲位不稳定

TKA 术后屈曲位不稳常常由前后松弛度过大引起。PCL 保留型 TKA,如果发生 PCL 的迟发型断裂,可导致屈曲位不稳定。慢性 PCL 断裂者,在下楼梯或从矮凳子上起立时膝痛明显,并常伴有膝关节积液、后抽屉试验阳性等。后稳定型膝关节假体,当股骨髁间横杆相对于胫骨立柱向前脱位时,会发生屈膝位不稳定,因而出现突然膝痛、伸直障碍。

(四)假体位置安装异常

股骨和胫骨假体过度内旋是常见的问题,可导致髌骨轨迹异常和不稳定。通常在术中多参照胫骨结节内 1/3 作为旋转定位标志。在合并膝内翻畸形患者,CT 测量发现,以胫骨结节内 1/3 作为旋转定位中心,可导致胫骨假体外旋。因此推荐在 TKA 术中截骨完成并安装试模后,屈伸膝关节,标记膝关节屈伸自然状态下胫骨假体与胫骨结节的相对位置,然后再行胫骨平台的开槽处理。这样可以防止胫骨平台假体安放的位置异常。

(五)假体过大

目前国内大多数采用的进口膝关节假体是依据西方人的膝关节骨骼结构特点设计的。由于东西方人种的差异,中国人膝关节的左右径小于西方人,即导致了在中国患者安装进口假体,可能会出现在前后径适合的情况下,假体的横径较大,边缘超出了膝关节的骨边缘。如果边缘超出 2 mm 时,由于术后增生的瘢痕与假体边缘的摩擦,导致局部酸痛不适、弹响及胀痛。

(六)髌骨下外侧窜痛

采用膝关节正中切口,常会将髌骨外侧支的皮神经切断而出现髌外下方皮肤麻木,甚至皮肤窜痛、过敏现象。通常在术后 3 个月时,症状缓解。

(七)膝后腘窝痛

一些 TKA 病例有轻度屈膝畸形并有膝后腘窝痛。如果拍 X 线片进行检查,可发现膝关节后方存在增生骨赘、游离体、巨大籽骨等。这是由 TKA 术中未能充分、有效地清理关节,残留骨赘、游离体所致。术中仔细清创,利用假体试模检查伸膝情况,可以早期发现并及时处理干净。如果在 TKA 术后发现,那么可以通过膝关节腘窝入路,手术清除增生骨赘及游离体。

(八) 关节外因素

关节外因素是引起 TKA 术后疼痛的常见原因,腰椎病变是主要原因。行 TKA 者通常是老年患者,而老年患者的腰椎通常都伴有不同的退变,如腰椎管狭窄症、腰椎间盘突出症等。虽然患者接受 TKA 解决了膝关节痛的问题,但是因腰椎病变的存在,会出现相应的症状,如出现腿痛、酸麻,下肢放射痛,并有腰痛等症状,患者容易混淆病症,出现不满情绪。如果在 TKA 术前进行详细的检查,通常可以发现此类问题。可通过给患者膝关节腔注射 1% 利多卡因 10 mL,评估膝痛和腰痛关系,确定治疗程序。如果腰椎病变严重,就先进行腰椎的治疗,然后再行 TKA。关节外因素还包括髋关节疾病、血管疾病、肌腱炎、滑囊炎、反射性交感神经营养不良等。

(九) 其他原因

以下原因也可能导致 TKA 术后膝痛的发生:磨损颗粒诱导的滑膜炎、髌骨 Clunk 综合征、髌骨外侧挤压综合征、软组织撞击综合征、异位骨化、皮下神经瘤等。其中,磨损颗粒诱导的滑膜炎需要很长时间的磨损颗粒刺激形成,可伴发关节积液、关节摩擦音等;髌骨 Clunk 综合征是髌上囊区域在股四头肌腱后方形成纤维结节,屈膝时,结节物卡在股骨假体髁间窝处,伸膝时结节弹出。髌骨外侧挤压综合征是由于选择的假体过小,偏内侧安装后,结果外侧相当一部分髌骨床没有假体覆盖,患者可出现髌骨外侧方疼痛,髌骨外侧边缘慢性疼痛和压痛。TKA 术后膝关节周围大块异位骨化可导致膝痛。如果关节内发生滑膜或瘢痕组织嵌顿会出现明显的膝痛以及关节内血肿反复发作,可以行膝关节镜下清理术。

(李层　胡杰　万安　张朝驹)

第十三节　膝关节骨关节炎的运动与康复疗法

老年人口逐渐增多,人口老龄化成为全球关注的焦点问题。随着年龄的增加,生理功能逐渐下降,机体出现行动缓慢、视力下降、反应慢等生理特点。膝关节是人体较大的关节,位于下肢髋、踝关节之间,负担重,活动大,关节软骨容易逐渐磨损、破坏。腰或下肢先天性发育缺陷(如先天性髋关节脱位),或关节受伤(如骨折、脱位)、生病(如化脓性关节炎、类风湿关节炎)等,可使关节接触面不平滑,负重力线变化,是膝关节退变性关炎的重要诱因。

膝关节骨关节炎的主要临床表现:逐渐出现疼痛感、双腿僵硬,疼痛常伴随着日常生活中的姿势改变而发生。如下蹲时、转身时、久坐后站起时、上下楼梯时疼痛感比较明显。严重患者在平地走路也会感觉疼痛,患者晚上睡觉时把腿放哪里都觉得不舒服,熟睡后有时还被痛醒,直至膝关节变形、关节肿大和功能性活动受到阻碍,生活不能自理。对老年人而言,患有膝关节骨关节炎,对生理、心理而言更是双重打击。

一、运动与康复疗法的原则

运动与康复疗法讲究四个原则,即适度、坚持、渐进、科学的原则。正确合理地运用运动与康复疗法才能起到良好的治疗作用。

1. 适度原则　功能锻炼应适量适度,时刻注意膝关节应在非负重下或轻度负重下进行运动。切不可增加髋关节承载的负担。

2. 坚持原则　功能锻炼应每天坚持,少量多次,局部活动结合全身运动。每次15～30分钟,每天3～5次,以刚刚感到劳累为度。

3. 渐进原则　以主动锻炼为主、被动锻炼为辅。运动量循序渐进,逐步增加,切忌过劳和大量出汗,避免受寒感冒。

4. 科学原则　要在专业医生的指导下进行科学的锻炼。逐步心领神会,然后自己进行锻炼。

二、运动与康复疗法的作用

运动与康复疗法是在口服药物、各种物理疗法和手术疗法的基础上进行的。它可以减轻关节内外组织的粘连和挛缩,从而改善和避免关节的僵硬。它可以使软骨恢复正常的代谢,使关节恢复正常的活动,能够有效地缓解疼痛,使老年人享受生活的美好,获得良好的情绪,提高生命质量。

三、运动与康复疗法的方法

(一)主动运动

针对骨关节炎患者的膝关节,可以做膝关节保健操,使与关节有关的肌肉得到锻炼,保持和改善关节的活动,增强其稳定性,以减小对关节软骨的压力和损耗。

1. 股四头肌力量训练　仰卧位,将膝关节伸直,绷紧大腿前面的肌肉,然后收缩。每次收缩尽量用力并坚持较长时间,重复数次,以大腿感觉肌肉酸胀为宜。

2. 直抬腿练习　仰卧位,伸直下肢并抬离床面约 30°,坚持 10 s 后缓慢放下,休息片刻再重复训练,每 10～20 次为 1 组,至肌肉有酸胀感为止。另外,可在踝部绑缚适量的沙袋进行练习,并随力量增强逐渐增加沙袋的重量。

3. 靠墙半蹲练习　靠墙站立,膝、髋关节弯曲不小于 90°,呈半蹲状,坚持 10 s 后站起,休息片刻再下蹲,每 10～20 次为 1 组。

4. 下肢关节主动屈伸　仰卧,一侧下肢伸直,另一侧下肢屈膝屈髋,使大腿尽量靠近胸部,然后交替练习另一侧下肢。

(二)阻抗运动

1. 阻抗双髋外展、内收、屈曲

(1)外展:患者平卧,双下肢自然下垂伸直并向外展开,与肩同宽,同时助手在双膝关节内给予适度的反向作用力阻止其外展,患者在阻力作用下持续内收,3～5 秒/次。

(2)内收:患者平卧,双下肢自然下垂伸直并向内收,与肩同宽,同时助手在双膝关节内给予适度的反向作用力阻止其内收,患者在阻力作用下持续内收,3～5 秒/次。

(3)屈曲:患者平卧,双下肢自然下垂伸直,双髋并拢,患者一侧膝关节有意识地向上抬起,同时助手适度用力,向下按住膝关节,患者在阻力作用下尽量做屈髋运动,3～5 秒/次。另一侧亦然。

2. 阻抗双膝伸直、屈曲

(1)伸直:患者平卧,一侧屈髋屈膝,然后用力伸直膝关节,同时助手扶起患者的小腿,并给予反向作用力,对抗其伸屈运动,患者在阻力作用下持续用力伸膝,3～5 秒/次。另一侧亦然。

(2)屈膝:患者平卧,一侧屈髋屈膝,然后用力屈膝关节,同时助手扶起患者的小腿,并给予反向作用力,对抗其屈膝运动,患者在阻力作用下持续用力屈膝,3～5 秒/次。另一侧亦然。

(三)运动与康复辅助

按摩手法动作相对轻柔,适合于膝关节骨关节炎各期的患者。坚持按摩可加快全身代谢,促进膝关节和下肢的血液循环,能有效改进膝关节缺血、缺氧状况,并能加快代谢产物的排泄速度,缓解疼痛症状,扩大关节活动度,促进病情恢复。具体操作如下。

1. 点揉穴位和压痛点　压痛点在膝关节周围,为五个穴位,分别是阳陵泉、阴陵泉、梁丘、血海和足三里。找到这些点后,用拇指进行点揉弹拨。

2. 按揉髌骨　先找到髌骨,将一个手掌或者两个手掌慢慢压在髌骨的上方,然后由轻到重慢慢用力来回揉,持续 1 分钟左右即可。

3. 擦揉膝关节　把手掌伸直,用掌根先贴着膝关节外侧,贴好以后稍微用力由上往下快速地擦动,一直擦到小腿的中间为止。然后转到内侧,用两只手把下肢的内侧和外侧压紧,以能忍受的力量为宜,压紧后来回地揉搓,由大腿一直揉搓到小腿中间,做 1 分钟。

（四）综合运动

综合运动具有随意性强、方便、简单的特点,能够引起患者的兴趣,患者可根据实际情况选择。有坐式骑车、游泳、健身球运动等。当然,对骨关节炎患者最好的运动形式是游泳、骑车这些不负重或少负重的运动。游泳时全身浸泡水中,身体由浮力托起,可以采取近于俯卧或仰卧的姿势。游泳首要的是注意安全,不会游泳者不可贸然下水。游泳场地应有专人教学、保护,水质要符合卫生要求,水温不宜过低。下水前进行充分的准备活动,游泳时取正确姿势。时间不宜过长,中间注意休息,以免过度疲劳。

四、生活调护

膝关节骨关节炎患者生活中特别要注意以下事项。

1. 少爬楼梯、少爬山 上下楼梯几乎是我们每天不可避免的动作,当然没有必要为了保护关节就完全放弃,但可以改变方式,且因人而异。如果只是三四层,上下楼梯没关系,首先,动作不要太快,不要在楼梯上跑、跳。其次,老年人上下楼梯可以侧着身子,双手扶着楼梯扶手。让脚尖先着地,使足弓受一部分的力,加大缓冲距离,可以对膝关节起到一定的保护作用。超过 70 岁的老年人或关节有疾病的人,上下楼梯要一级一级地来。但如果楼层较高,一般应选择乘电梯。不少中老年人用爬楼梯代替乘电梯,以达到运动的目的,这并不可取。爬楼梯时膝关节弯曲度增加,髌骨与股骨之间的压力也相应增加,尤其是下楼梯时负重更大,老年人、肥胖者、膝关节不良者下楼梯时疼痛会加重。

如果不是特别爱好,不要参加爬山、轮滑、滑雪等运动,因为这类运动很容易造成膝关节磨损。就爬山来说,虽然是一种很好的运动形式,但不利于保护膝关节。如果要爬山,老年人上山时宜拄一副轻便的越野手杖;下山时最好乘坐缆车。攀爬时最好轻装,不要背、提重物。年轻人或者关节没有疾病的人,可适当爬楼梯和爬山,但要注意速度和姿势;如果长时间爬楼、爬山后出现关节不适,就应该减少这类运动的频率和时间。爬山者尽量少爬坡度过于陡峭的山。70 岁以上的老年人,不应选择爬楼梯作为锻炼方式,可改在平地上运动。

2. 避免打太极拳等锻炼方式 打太极拳的基本姿势是半蹲状态,如果不是职业要求或特别喜欢,尤其是膝关节受过伤或体重超标者,建议改行其他健体锻炼方式。

3. 避免反复深蹲、长时间盘腿坐和进行对弹跳力要求高的运动 反复深蹲和长时间盘腿坐是最伤关节的两个动作。另外,对弹跳力要求高的运动,比如打篮球、羽毛球也会加重关节负担,老年人最好少参加。

4. 注意膝关节保暖 膝关节有症状的人可以佩戴护膝,主要是为了减少和避免受伤,气候寒冷时可以防寒。护膝还具有辅助治疗、康复作用。夏天宜戴质地较薄、透气性能佳、容易吸汗的护膝。使用时佩戴于膝关节部位,晚间休息、睡眠时取下。有的护膝带有药物或磁铁片,可以改善血液循环,促进局部代谢,缓解肌肉疲劳,疏通经络,祛风除湿,消炎镇痛。使用药物护膝后局部出现发红,感到灼热,取下后即自然消失,属于正常反应,不必处理。若发现药物过敏,应立即停用,并去医院就诊,进行抗过敏治疗。药物护膝使用时间太长会失去药效,应及时更换。

五、饮食调护

早在 20 世纪 30 年代,医学家们就已注意到肥胖者容易发生骨关节炎。我们现在已经知道,有一半以上的骨关节炎患者是因为肥胖所致。因为肥胖,膝关节内侧软骨负重多,是病变的常见部位,故骨关节炎患者常有"O"形腿。所以要控制饮食、体重,少吃高脂、高糖食物,减轻膝关节压力。糖尿病和痛风等疾病都会影响关节,加重关节炎的症状,一定要控制这些疾病。许多老年人有吸烟的嗜好。众所周知,烟草毒素对人体许多系统都有毒害,软骨系统也不例外。有的老年人有饮酒嗜好。适量饮酒可以活血、增添节日气氛,有益无害,但嗜酒成瘾则有害,大量饮酒后,人容易东倒西歪,站立不稳,步履蹒跚,容易造成关节受伤,加重或诱发骨关节炎症状。一定要戒除不良嗜好。饮食上,可适当多吃卷心菜、西兰花、萝卜等,它们富含的有机硫化物可以强化韧带,增加关节润滑黏液的分泌。

随着社会的发展,人们的生活质量逐步提高,而老年人由于自身年龄的增加,许多器官的生理功能不可避免地逐步下降。膝关节骨关节炎导致行走不便,活动困难,这无疑增加了这些患者的痛苦。家庭是社会的基本组成部分,而老年人又是家庭的重要组成部分,老年人的生活质量不好就会影响家庭的生活质量,进而影响到整个社会。所以我们需要更加地关注老年人,告知老年膝关节骨关节炎患者功能锻炼的方法,协助他们进行功能锻炼。老年患者应根据自身病情选择适合自己的方法进行锻炼,要严守适度、坚持、渐进、科学的原则,才能起到良好的治疗作用,防止错误的锻炼造成损伤。合理的锻炼能有效缓解疼痛,改善病情,减轻患者的痛苦,最终达到提高生活质量的目的。

(李层 胡杰 万安 张朝驹)

第六章 膝关节骨关节炎中西医结合诊疗的思路与研究方法

膝关节骨关节炎（KOA）是骨科临床常见病、多发病，多见于中老年人群，临床主要以膝关节疼痛、活动受限为主要表现，严重者甚至会造成膝关节畸形，严重降低患者的生活质量，给患者带来极大的痛苦，同时还增加了家庭护理难度及经济负担。流行病学研究显示，骨关节炎是最常见的关节疾病，在世界范围内，60 岁以上人群中，10％的男性和 18％的女性受其影响，其中 KOA 占大部分比例。随着我国社会老龄化日趋明显，中老年人群呈持续增长趋势，KOA 的发病率也将逐年上升，成为老年人功能性致残的主要疾病之一。既往认为，TKA 是治疗 KOA 的最终方法，但由于手术风险相对较高及可能面临二次翻修等问题，临床上能够接受此手术的患者相对有限。KOA 的治疗方法主要有中医药治疗、药物治疗、膝关节镜下清理术、HTO、UKA 等。如何更好地进行临床分期和阶梯化治疗是目前骨科临床亟须解决的问题。

KOA 的手术治疗方式多样，包括膝关节镜手术、HTO、UKA 和 TKA。临床需根据 KOA 的严重程度，阶梯化地选择外科治疗方式，既保证手术疗效，同时也尽可能减少手术创伤和经济成本，真正做到因人制宜，为每一位患者选择最合适的手术方式。

一、治疗方式

（一）膝关节镜手术

膝关节镜手术具有创伤小、并发症少及术后恢复快等诸多优点，兼具诊断和治疗两种作用。关节镜下可进行关节灌洗、滑膜切除、骨赘和游离体切除、关节面修整、软骨下骨钻孔、半月板损伤修复、十字韧带修复重建等手术，临床疗效可靠。但部分 KOA 诊疗指南，并不推荐将膝关节镜手术作为治疗症状性 KOA 的手段。结合既往研究结果，膝关节镜手术在 KOA 的治疗中仍占有一定地位，适应证主要为轻、中度 KOA，且合并关节游离体、半月板或十字韧带损伤或撕裂等。膝关节镜手术可以通过取出游离体、修复撕裂的半月板或十字韧带从而减轻膝关节的疼痛、绞索等不适，减轻膝关节的炎症反应，且关节镜下生理盐水冲洗也可以带走部分炎症因子，以缓解症状。术后配合合理功能锻炼,避免剧烈运动,常能取得满意效果。

(二) HTO

HTO通过纠正下肢异常力线,减轻膝关节内侧间室的承重,恢复膝内外侧间室的受力平衡机制,从而有效延缓内侧间室破坏,使已受损的内侧关节软骨修复重生,改善患者临床症状,减轻患者痛苦,推后或避免关节置换。HTO作为目前最经典的保膝治疗方法之一,在KOA的手术治疗方法中占有极为重要的位置。随着骨科生物力学的研究、手术技术的不断改进,新型内固定材料及手术器械的研发,HTO的临床疗效愈发明显。有研究报道,HTO术后患者15～20年的生存率约为80％。随着相关高质量临床研究的开展,HTO的临床疗效得到了确切证实。HTO的主要适应证:患者＜65岁(其中,女性＜60岁),膝关节活动度基本正常,屈曲挛缩畸形＜10°,胫骨内翻畸形＞5°,内侧胫骨近端角＜85°,外侧半月板和软骨功能正常。因此,HTO主要适用于内侧间室骨关节炎的患者,膝关节存在一定程度的内翻畸形,且患者相对年轻。

(三) UKA

UKA是治疗膝关节单间室骨关节炎的重要手术。现代UKA于1964年首先由Macinto提出,当时被称为"胫骨半关节成型植入假体"。研究显示,KOA患者中约80％的患者为膝关节内侧间室受累,外侧间室和髌股关节间隙相对完整,此时只需要对退变的软骨进行部分修复,便可以缓解疼痛。根据Nuffiled骨科中心的数据,UKA术后患者15～20年的生存率为85％～90％,临床疗效显著。UKA的主要适应证:膝关节前内侧骨关节炎、膝关节特发性骨坏死、膝关节剥脱性骨软骨炎。此外,膝关节要处于稳定状态,没有前、后交叉韧带和内、外侧副韧带断裂或功能不全,膝关节活动度＞90°,屈曲挛缩畸形＜10°,内翻畸形＜15°,且在应力位下畸形可矫正。外侧关节软骨和股骨后髁关节可出现纤维化,但要保留全层厚度。

(四) TKA

TKA是目前骨科临床上应用较为广泛且成功的术式,TKA术后患者15～20年的生存率约为85％。TKA是治疗终末期KOA最行之有效的手段,可以显著地缓解疼痛,改善关节功能,提高患者的生活质量。

以上是目前较为公认的KOA手术阶梯治疗方案,临床中需要根据患者KOA的严重程度进行分期选择,但上述方案仅适用于需要行手术治疗的KOA患者,对较为早期的KOA患者选择治疗方案并无具体指导意义。为此,在综合现有研究成果的基础上,总结出一套科学的、可全面反映KOA中西医结合分期阶梯治疗的模式显得尤为重要。

二、KOA 中西医结合分期阶梯治疗模式

(一) KOA 分期诊断策略

临床中用于 KOA 分期的方法多样,最常用的是影像学分级方法,如基于 X 线的 Kellgren-Lawrence 分级法、基于 MRI 的 Stoller 分类标准及 Outerbridge 分级标准,MRI 往往对 KOA 的早期改变具有较为敏感的提示意义,而 X 线则对相对中晚期的 KOA 具有提示意义。但上述分级方法仅考虑影像学因素,缺乏症状评分等多种客观指标,在临床实际运用中显得较为单调。本课题组在参照既往 KOA 分期基础上,综合影像学表现、症状评分等因素将 KOA 分为 5 期:Ⅰ期(前期)、Ⅱ期(早期)、Ⅲ期(中期)、Ⅳ期(后期)、Ⅴ期(晚期),该分期方法与葛讯等的 KOA 分期方法具有一定的相似性。

1. Ⅰ期(前期) 膝关节有轻度不适,怕冷,上楼梯时酸软,下蹲站起时乏力,关节活动有摩擦感或响声,极个别患者剧烈运动后可以出现急性滑膜炎,但按诊断标准尚未构成骨关节炎,或有超出正常范围的发育性关节内外翻畸形。本期属于中医"治未病"期,需全面评估患者是否具有 KOA 高危因素,如女性、肥胖、关节负重、家族史、膝关节外伤史(半月板、韧带损伤等)、发育异常(盘状半月板、膝内外翻畸形)等,同时结合患者临床表现,同时充分运用影像学检查进行客观评价,此期按照 Kellgren-Lawrence 分级标准尚不能诊断为 KOA,但 MRI 检查可见半月板、韧带等损伤,采用基因易感性检测亦为本期可考虑的诊断手段之一。该阶段分期与葛讯等的 KOA 分期中的"早期"具有相似性,此期在常规 X 线片上暂无特异性表现。侯德才对 KOA 分期的"早期"亦可归属于本分期的"前期"阶段。

2. Ⅱ期(早期) 本期按照 KOA 的诊断标准可以确诊。影像学检查 Kellgren-Lawrence 分级为Ⅰ～Ⅱ级。常规非药物疗法可以控制,有时过度运动或劳累后出现急性发作,一般可以临床治愈。本期根据 KOA 发作与否可分为发作期与缓解期。该阶段分期与葛讯等的 KOA 分期中的"早中期"具有相似性,此期在常规 X 线片可有异常表现。

3. Ⅲ期(中期) 本期影像学检查 Kellgren-Lawrence 分级为Ⅱ～Ⅲ级,出现膝关节疼痛、肿胀急性发作次数增多,需要口服止痛药控制,症状不易治愈,需要长期多种疗法综合应用才能治愈或缓解。本期根据 KOA 发作与否可分为发作期与缓解期。该阶段分期与葛讯等的 KOA 分期中的"中期"具有相似性,此期可出现关节反复肿痛,X 线提示关节间隙狭窄等表现。侯德才对 KOA 分期的"中期"亦可归属于本分期的"中期"阶段。

4. Ⅳ期(后期) 本期影像学检查 Kellgren-Lawrence 分级为Ⅱ～Ⅲ级,发育性关节内外翻角度加大。关节疼痛、肿胀急性发作次数增多,服止痛药后症状不能完全缓解。MRI 显示局部软骨病损明显,骨髓水肿,甚至局部骨裸露、坏死。本期根据 KOA 发作与

否可分为发作期与缓解期。该阶段分期与葛讯等的 KOA 分期中的"中晚期"具有相似性,此期可出现关节长期肿胀,X 线提示关节边缘骨赘形成、软骨下骨硬化等。

5. Ⅴ期(晚期) 本期影像学检查 Kellgren-Lawrence 分级为Ⅳ级,保守治疗效果差,关节僵硬、活动明显障碍、肿痛反复发作,肌肉萎缩,经常需要助行器或扶拐行走。MRI 提示广泛软骨病损明显,软骨下骨裸露,甚至出现骨坏死。本期根据 KOA 发作与否可分为发作期和缓解期。该阶段分期与葛讯等的 KOA 分期中的"晚期"具有相似性,此期可出现关节活动障碍、肌肉萎缩等,X 线提示关节间隙接近消失,关节边缘大量骨赘形成等。侯德才对 KOA 分期的"晚期"亦可归属于本分期的"晚期"阶段。

(二)KOA 分期阶梯治疗策略

1. Ⅰ期(前期)

(1)中医疗法:本期需强调中医"治未病"理念,通过锻练(打太极、参加健跑)、针灸、按摩、冷/热敷、中药熏洗等中医特色疗法进行防病保健治疗及改善膝关节轻微不适症状。

(2)西医疗法:强调健康教育、调整生活方式、控制危险因素。关节明显内外翻畸形者(外伤、先天或发育原因所致)可考虑行截骨矫形术。

2. Ⅱ期(早期)

(1)中医疗法:如锻练(打太极、参加健跑)、针灸、按摩、冷/热敷、中药熏洗等,配合中药辨证内服等进行综合治疗。

(2)西医疗法:进行功能锻炼以加强肌肉力量,或进行物理治疗(红外线、激光、磁疗、中频电刺激);关节明显内外翻畸形(外伤、先天或发育原因所致)者可鼓励行截骨矫形术。

3. Ⅲ期(中期)

(1)中医疗法:如锻练(打太极、参加健跑)、针灸、按摩、冷/热敷、中药熏洗等,配合中药辨证内服等进行综合治疗。

(2)西医疗法:非药物疗法(同Ⅱ期)＋非甾体抗炎药(如塞来昔布等)＋软骨保护剂控制,症状不易治愈;关节明显内外翻畸形者需要行截骨矫形术。

4. Ⅳ期(后期)

(1)中医疗法:如针灸、按摩、冷/热敷、中药熏洗等,配合中药辨证内服治疗。

(2)西医疗法:非药物疗法＋药物疗法＋保膝手术(视情况行膝关节镜下清理术、截骨矫形术、UKA),术后需配合理疗、功能锻炼等康复治疗方法。

5. Ⅴ期(晚期)

(1)中医疗法:如针灸、按摩、冷/热敷、中药熏洗等,配合中药辨证内服治疗。

(2)西医疗法:非药物疗法＋药物疗法＋需行 TKA,术后配合理疗、功能锻炼等康复治疗手段。

三、总结与展望

根据 KOA 的临床表现及影像学评价,将 KOA 分为 5 期进行中西医结合分期阶梯治疗。临床分期强调"治未病"理念,未病先防,通过改善生活方式、避免危险因素等来积极预防 KOA 的发生。当 KOA 发生时,则综合患者临床表现及影像学等资料进行个体化阶梯治疗,充分发挥中西医优势,阻止或延缓 KOA 进展。保膝(膝关节镜手术、HTO、UKA)与换膝(TKA)并不矛盾,应循序进行中西医结合参加阶梯治疗,并严格把握适应证,灵活选用;中医综合治疗效果确切,可贯穿治疗全程。目前 KOA 阶梯治疗方案主要针对手术治疗而言,根据 KOA 的严重程度,依次按照膝关节镜手术、HTO、UKA、TKA 等的顺序进行阶梯化治疗。但需注意的是,以上各种手术方式各有优缺点及相应的适应证,在选择治疗决策时,需综合已有的高级别循证医学证据、医生经验及患者意愿进行充分考虑,真正做到个体化阶梯治疗,使疗效最大化。KOA 中西医结合分期阶梯治疗策略是在综合既往研究基础上,整合中西医优势,并经过长期临床实践总结出来的,具有一定的临床实用性和创新性,值得临床推广使用,以期为骨科临床医生提供治疗决策指导。

(马晓飞　吴磊磊)

第七章　徐昌伟治疗膝关节骨关节炎的临证经验

徐昌伟是荆楚地区知名的中医骨伤科专家,是第五批全国老中医药专家学术经验继承指导老师。在长达60余年的中医骨伤科临床诊疗及研究过程中,擅长运用中医辨证思维,在辨证施治的基础上运用内外结合、整体与局部并重的治疗方针,针对不同证型的膝关节骨关节炎患者采取不同的诊疗方案,并取得了较好的临床效果。根据临床医案复习和归纳总结,现将徐主任治疗膝关节骨关节炎相关临床经验进行总结。

一、理论基础

膝关节骨关节炎疾病的临床症状与中医学中的"痹证"症状极为相似。《黄帝内经》曰:"病在阳曰风,病在阴曰痹。故痹也,风寒湿杂至,犯其经络之阴,合而为痹。痹者闭也,三气杂至,雍闭经络,血气不行,故名为痹。"痹之形成,多由正虚于内,阳虚于外,营卫虚于经络,风借寒之肃杀之力,寒借风之疏泄之能,湿得风寒之助,参揉其中,得以侵犯机体。初犯经络,继入筋骨,波及血脉,流注关节。经气不畅,络血不行,阳气不达,则邪气肆虐,而生疼痛。中老年患者,平素肝肾亏虚,肝虚无以养筋,肾虚无以主骨,精血不足以濡养筋骨,筋骨失养,另加长期劳损,易感风寒湿热,故血脉凝滞,筋络不通而致痹痛。

在中医学中,膝关节骨关节炎疾病的病因主要以肾精亏虚为主,并在外伤、过度劳损、外邪入侵等因素的共同作用下引发此病。中医辨证理论认为,本病的病因、病机主要为内虚、风、寒、湿、热、瘀痹阻气血,由于病变部位为筋骨,因此与肝、肾有一定关联性,因此"精血亏虚、肝肾亏虚"乃引发疾病的主要因素。疾病以本虚标实为主,症状严重时以标实为主,缓解时以本虚为主。

二、病因病机

(一)正虚是发病的内在因素

1. 肝肾亏虚　痹痛虽为筋骨间病,但与肝肾关系密切。华佗在《中藏经》中说:"骨痹者,乃嗜欲不节,伤于肾也。"阐明了骨痹与肾脏受损有关。《黄帝内经》有云:"肝主筋,肾主骨。"又云:"膝者,筋之府,屈伸不能,行则偻附,筋将惫矣。"因此,人到中年以后,肾阴虚较为明显。肾虚不能主骨充髓,而腰为肾之府,故肾虚则腰痛。肝肾同居下焦,乙癸同源,肾气虚则肝气亦虚,肝虚则无以养筋以束骨利机关。肝主筋,膝者,筋之府,肝气虚则膝痛,且以夜间为著。又肾为寒水之经,寒湿之邪与之同气相感,深袭入骨,痹阻经络使气血不行,关节闭塞,筋骨失养,渐至筋挛,关节变形,不得屈伸;甚至出现筋缩肉卷,肘膝不得伸,尻以代踵,脊以代头的症状。肝肾精亏,肾督阳虚,不能充养温煦筋骨,使筋挛骨弱而留邪不去,痰浊瘀血逐渐形成,必然造成痹证迁延不愈,最后关节变形,活动受限。

2. 营卫失调,气血亏虚 《素问·痹论》曰:"荣者,水谷之精气也,和调于五脏,洒陈于六腑,乃能入于脉也,故循脉上下,贯五脏,络六腑也。卫者,水谷之悍气也,其气慓疾滑利,不能入于脉也,故循皮肤之中,分肉之间,熏于肓膜,散于胸腹。逆其气则病,从其气则愈。不与风寒湿气合,故不为痹。"可见人体气血不足,筋脉骨骼失于濡养,容易导致痹证的发生。因营卫亏虚,腠理不密,风寒湿热之邪乘虚而入,致使气血凝涩,筋脉痹闭而成。

痹证日久,内舍脏腑,往往伤及真阴,阴伤亦可致血脉涩滞不利,筋脉日益痹闭,邪气日益痼结。另外,素体阴血不足,经络蓄热,则是风湿热邪入侵发病及病邪从化的内在原因。

脾居中焦,主运化、升清和统血,主四肢肌肉。脾为后天之本,气血生化之源,故"五脏六腑皆禀气于胃"。脾虚以致运化作用减弱后,不仅会影响肾精肝血之补充,使筋骨血脉失于调养,还会造成水湿不化,湿浊内聚,痰饮内生,流于四肢关节,引起关节疼痛、重着、晨僵、关节肿胀等病症。脾虚亦导致肌肉痿软无力,直接影响肢体关节活动,导致膝关节骨关节炎的发生。

(二)外邪侵袭是发病的诱因

1. 风寒湿邪侵袭 《素问·痹论》云:"风寒湿三气杂至,合而为痹也。"湿性重浊而黏腻,所谓"湿胜则肿",其发为痹,沉着麻木,痹而不仁。蕴而化热,则发为湿热,其病处红肿热痛。更与风寒结党,游走周身,涩滞经脉,疼痛难忍。《素问·痹论》说:"所谓痹者,各以其时,重感于风寒湿之气也。""时"指五脏气旺的季节。肾气旺于冬季,寒为冬季主气,冬季感受三邪,肾先应之,故寒气伤肾入骨,使骨重不举,酸削疼痛,久而关节变形,活动受限,形成骨痹。

2. 瘀血痰浊痹阻经络 痰瘀均为有形之阴邪。瘀血是血液运行障碍,血行不畅而产生的病理产物。《类证治裁·痹证》说:"痹久必有瘀血。"清代王清任《医林改错》中也有"瘀血致痹"说。故瘀血既是膝关节骨关节炎的病理产物,也是其病因。

痰浊是由水液输布障碍,水湿停滞,聚湿而成,其既是病理产物,又是致病因素。在膝关节骨关节炎中痰浊的形成有多种因素,脾喜燥而恶湿,脾为湿困,则气血生化无源,肾精肝血无以补充,致使肝肾亏虚严重。痰湿阻滞经脉,气血运行受抑,会加重瘀血。

3. 劳损及外伤致病 《素问·宣明五气论》:"久视伤血、久卧伤气、久坐伤肉、久立伤骨、久行伤筋,是谓五劳所伤。"说明长期劳损及外伤可形成本病。《素问·阴阳应象大论》中说:"气伤痛,形伤肿。"说明损伤气血可导致作肿作痛。由于膝关节的扭、闪、挫伤致膝关节内外组织损伤,脉络受损,血溢于外,阻塞经络,致气滞血瘀,经络受阻,膝关节及周围组织失养,致使伤部发生疼痛,故往往因病致虚。多由闪挫跌仆,气滞血瘀,久则肝肾亏损,脉络失和,渐成痹证。

三、用药经验

(一)常用羌活、独活

徐主任在临床中常常采用羌活、独活药对。他认为,风、寒、湿、热等病理因素在膝关节骨关节炎病因中占据相当大的比重。羌活善治腰以上风寒湿痹,《汤液本草》中言羌活:"头痛、肢节痛、一身尽痛者,非此不能除"。独活善治腰以下风寒湿痹,《本草求真》中曰:"羌则疗水湿游风,而独则疗水湿伏风。"二者联用,尽除一身上下之风湿。现代医学研究表明,TNF-α、IL-6 和 IL-1β 等炎症因子在骨科疾病中有广泛的较高水平表达。而羌活能明显降低炎症因子的表达水平,具有较强的抗炎、镇痛、解热作用。在弗氏完全佐剂致大鼠关节炎模型、小鼠醋酸扭体实验、热板实验、小鼠耳肿胀实验中,以羌活为主的羌活胜湿汤均展现出较好的镇痛、抗炎、解热的效应,且呈现明显的剂量依赖性。网络药理学研究显示,在羌活-独活药对中,挖掘到香豆素、β-谷甾醇、欧前胡素、紫花前胡苷等15 种抗炎活性成分,作用于转录因子 AP-1、雌激素受体等 49 个靶点,共同参与了炎症反应等 47 个生物过程,阐明了羌活-独活药对活性成分多靶点、多通路、多生物过程的药理机制特点。

(二)巧用白花蛇舌草、金银花

徐主任针对临床中膝关节骨关节炎肿胀明显、疼痛剧烈、皮肤红热等症巧用白花蛇舌草、金银花以迅速缓解疼痛。白花蛇舌草具有清热解毒功效,现代医学研究表明,白花蛇舌草临床抗炎作用较佳,其有效抗炎活性成分包括黄酮类、萜类、苯丙素类、蒽醌类、甾醇类等,其抗炎机制多与免疫系统的调节有关,主要包括刺激淋巴细胞和巨噬细胞的增殖作用。金银花的主要功效也是清热解毒,具有很好的抗菌消炎作用,能够广谱抗菌,因而被誉为"植物抗生素"。宋建华采用小鼠耳廓肿胀模型观察,发现金银花对二甲苯致小鼠耳肿胀有抑制作用。崔晓燕等发现金银花提取物能显著抑制角叉菜胶所致的大鼠足肿胀,并显著降低渗出液中 MDA、PGE2、组胺、5-HT 的含量。通过抑制炎症部位炎症因子的合成或释放而发挥类似非甾体抗炎药的抗炎作用。

（三）擅用虫类药

徐主任常常用一些虫类药物,如全蝎、乌梢蛇、蜈蚣、僵蚕等治疗久痹顽症。全蝎攻毒散结,通络止痛,《玉楸药解》中认为其具有"穿筋透骨,逐湿除风"的作用;乌梢蛇善行而祛风,为治疗诸风顽痹之要药,《开宝本草》认为其具有治疗"皮肤不仁,顽痹诸风"的作用。二者合用可以搜风、通络、止痛。痹证病久不愈、痛势剧烈者,邵祖燕认为此时往往非草木之品能愈,应配伍搜剔透络之虫类药以搜风祛浊,通络止痛,最常用全蝎、蜈蚣等药。旷惠桃亦认为痹证急性发作时,可用全蝎、蜈蚣入药,有标本兼治之妙用。

四、辨证分型

1. 风寒湿痹型 肢体、关节酸痛,关节屈伸不利,局部皮色不红,触之不热,得热痛减,遇寒增剧,活动时疼痛加重,舌苔薄白或白滑,脉弦紧或涩。治宜祛风散寒逐湿、活血通络止痛。

2. 风湿热痹型 关节肿胀、积液,以下肢膝、踝关节为重,伴疼痛、灼热,周身困乏无力,下肢沉重酸胀(胶着感),舌体胖,边有齿印,舌质红,苔黄腻,脉滑数。治宜清热除湿,祛风活络。

3. 肝肾亏虚型 骨关节疼痛日久不愈,时轻时重,或筋脉拘急牵引,屈伸运动而加剧,或关节变形,筋肉萎缩,腰膝酸软,形寒肢冷,尿多便溏,心悸气短,食少乏力,面色萎黄,或头晕耳鸣,烦热盗汗,舌淡白,或舌红少津,脉沉细,或沉细而数。治宜滋肝补肾,舒筋活络。

4. 气滞血瘀型 痹痛日久,患处刺痛、掣痛,疼痛较剧,痛有定处或痛且麻木,不可屈伸,反复发作,骨关节僵硬变形,关节及周围呈暗瘀色,舌体暗紫或有瘀点、瘀斑,脉细涩。治宜活血化瘀,通络止痛。

五、典型病案

1. 风寒湿痹型骨关节炎

刘某,女性,62 岁,因"双膝疼痛反复发作 5 年,加重 2 个月"来院诊治。患者曾多处诊治,口服硫酸氨基葡萄糖胶囊和塞来昔布胶囊后有所改善,但受凉、劳累即加重,颇感烦恼。双膝 X 线片示:双膝退行性改变;内侧间隙变窄,骨质增生,伴骨赘形成。左膝MRI 示:左膝胫骨平台骨髓水肿,关节面下散在骨质吸收;半月板变性,内侧半月板后角撕裂;前交叉韧带增粗;关节腔、髌后囊及髌上囊内少量积液,关节滑滑增厚;左膝周围软组织稍肿胀。诊见:双膝关节冷痛、肿胀,左膝重于右膝,皮肤不红,无明显发热,遇热则减,遇寒则重,下蹲及上下楼梯等活动时疼痛加重。舌淡苔白腻,脉紧。西医诊断:双膝关节骨关节炎。中医诊断：膝痹病。证属风寒湿痹型。治法：散寒除湿，通痹止痛。

处方：独活寄生汤合乌头汤加减方。

独活 18 g、羌活 10 g、槲寄生 10 g、盐杜仲 15 g、川牛膝 10 g、防风 10 g、细辛 3 g、制川乌 9 g、麻黄 9 g、黄芪 12 g、白芍 10 g、枳壳 12 g、红花 9 g、全蝎 10 g、白花蛇舌草 25 g、透骨草 15 g、炙甘草 6 g。7 剂，每日 1 剂，分 3 次水煎服。并嘱减少活动及负重，局部保暖，药渣外用热敷患处。

二诊：双膝肿胀明显改善，疼痛有所减轻，活动时痛感减轻。处方在上方基础上减去全蝎、白花蛇舌草，加用肉桂 15 g、伸筋草 15 g，独活加至 25 g，细辛加至 6 g。15 剂，每日一剂，分 3 次水煎服。并嘱减少活动及负重，开始蹬车轮等功能锻炼以滑利关节，局部保暖，药渣外用热敷患处。

三诊：双膝关节疼痛、肿胀消失，但左膝仍有研磨不适感，活动时无明显痛感。舌淡苔白，脉沉。处方在上方的基础上减去伸筋草、透骨草，加用补骨脂 15 g、菟丝子 15 g、枸杞子 15 g。15 剂，每日 1 剂，分 3 次水煎服。并嘱加强蹬车轮等功能锻炼，逐渐增加活动量至正常。

随访 2 年余，未见复发。

按语：风寒湿痹型是膝关节骨关节炎的常见证型之一，属于中医学"痹证"范畴，发病的内因为肝肾亏虚、气血亏虚和脾虚失运，外因为风寒湿邪侵袭、痰瘀痹阻经络和外伤劳损，中医病理特点为本虚标实、本痿标痹。

独活寄生汤出自《备急千金要方》，以祛风湿、止痹痛、益肝肾、补气血为主要功效。乌头汤出自《金匮要略》，以关节疼痛有定处、经脉拘急、苔白、脉弦紧使用为佳。本例处方中重用独活，善治伏风，除久痹，且性善下行，以祛下焦与筋骨间的风寒湿邪。羌活散表寒，祛风湿，利关节，止痛，以上半身疼痛更为适用。麻黄、制川乌温经祛寒。白芍、炙甘草调畅气血，缓急止痛。黄芪益气固卫，且防麻黄发散太过。细辛入少阴肾经，长于搜剔阴经之风寒湿邪，又除经络留湿。防风祛风湿，舒筋络而利关节。纵观全方，以祛风寒湿邪为主，辅以补肝肾、益气血之品，邪正兼顾，祛邪不伤正，扶正不留邪。治疗风寒湿痹型膝关节骨关节炎可内外兼顾、标本兼治，临床效果良好。

2. 风湿热痹型骨关节炎

付某，男性，69 岁，因"左膝反复发作疼痛、畸形 8 年，加重伴红肿疼痛 5 天"来院诊治。患者近 8 年来左膝经常疼痛发作，发作时疼痛难耐，不能自已，口服消炎止痛药和理疗后缓解，渐渐出现左膝关节变形，内翻位畸形。5 天前患者突发左侧膝关节疼痛、肿胀、关节周围皮肤灼热，不能行走、下蹲，屈伸活动明显受限，经家人送至我院就诊。左膝X 线片示：左膝内侧间隙明显变窄，骨质增生，伴骨赘形成。诊见：左侧膝关节肿大、灼热、疼痛，周围皮肤灼热，肌肉酸痛，全身无力，下肢酸胀无力，烦热，饮食可，寐不安，便秘。舌红苔黄腻，脉弦数。西医诊断：左膝关节骨关节炎。中医诊断：膝痹病。证属风湿热痹型。治法：清热利湿、祛风活络。

处方:独活寄生汤合四妙散加减方。

黄柏 15 g、苍术 15 g、川牛膝 10 g、薏苡仁 30 g(包煎)、车前子 15 g(包煎)、盐杜仲 15 g、秦艽 15 g、防风 10 g、羌活 10 g、独活 15 g、金银花 30 g、白花蛇舌草 30 g、青风藤 30 g、忍冬藤 15 g、土茯苓 15 g、生大黄 9 g、红花 15 g、川芎 10 g、醋延胡索 15 g、香附 15 g、炙甘草 9 g。7 剂,每日 1 剂,分 3 次水煎服。并嘱减少活动及负重。

二诊:左膝灼热疼痛、肌肉酸痛、烦热明显减轻,仍感下肢及全身乏力,大便通畅。处方在上方基础上将金银花、白花蛇舌草、青风藤用量减半,去掉生大黄、土茯苓,加用白术 10 g、党参 10 g、茯苓 10 g 益气健脾。15 剂,每日 1 剂,分 3 次水煎服。并嘱减少活动及负重,开始蹬车轮等功能锻炼以滑利关节,局部保暖。

三诊:左膝红肿消退,疼痛消失,仍有乏力、心烦、寐欠安。舌红苔白,脉细数。处方在上方的基础上减去金银花、白花蛇舌草,加用酸枣仁 30 g、伏神 15 g、黄芪 30 g、当归 10 g。15 剂,每日 1 剂,分 3 次水煎服。并嘱加强蹬车轮等功能锻炼,逐渐增加活动量至正常。

随访半年未发。

按语:风湿热痹型是由于风湿热等外邪侵袭人体,使经络闭阻,出现气血运行不畅,导致肌肉关节酸痛、麻木、重着、屈伸不利,甚或关节肿大灼热等为主要临床表现的病证。关节周围伴有肌肉、筋骨疼痛,或伴有红肿、灼热,或伴发热、恶风、便秘、烦闷等全身表现。舌质红,舌苔黄或黄腻。

四妙散出自《丹溪心法》,黄柏走下焦除肝肾之湿热,苍术燥湿健脾,除湿邪之来源,薏苡仁入阳明胃经祛湿热而利筋络,川牛膝补肝肾兼领诸药之力以直入下焦。本例处方时配合独活、盐杜仲,补益肝肾,加用金银花、白花蛇舌草、青风藤、忍冬藤、土茯苓清热解毒,控制关节热势,生大黄泻热通便,使热邪随便通而解,醋延胡索、香附行气止痛。故能达到清热利湿、通络止痛之功效。

3. 肝肾亏虚型骨关节炎

任某,女性,66 岁,因"右膝隐痛 10 年,伴行走乏力半年,加重 1 周"来院就诊。患者右膝隐隐作痛 10 年有余,曾有 1 次交锁状态,自行好转,自觉影响不大,未曾检查及治疗。近半年来,右膝酸软疼痛明显,行走乏力,劳累后及上下楼梯时加重,久行后加重。伴有腰部沉重,酸软无力。外院 X 线片示:右膝退行性改变,内侧间隙狭窄,曾外敷膏药及口服中药,稍有好转。1 周前患者外出旅游后症状明显加重,遂来就诊。症见:右膝酸软疼痛明显,行走乏力,劳累后及上下楼梯时加重,久行后加重。腰部沉重,酸软无力,形寒肢冷,面色萎黄。胃纳可,寐欠安,小便清长,大便调。舌质淡,苔白,脉沉细无力。右膝关节 MRI 检查示:右膝重度退变,骨质增生,胫骨关节面下散在骨质吸收,伴少许骨质水肿;半月板变性,内侧半月板后角撕裂;关节腔及髌上囊内少量积液。西医诊断:右膝关节骨关节炎。中医诊断:膝痹病。证属肝肾亏虚型。治法:补肝益肾,和血通络。

处方:独活寄生汤合肾气丸加减方。

独活 15 g、槲寄生 10 g、盐杜仲 15 g、怀牛膝 10 g、川芎 15 g、党参 10 g、茯苓 10 g、炙甘草 9 g、干地黄 10 g、山药 10 g、山茱萸 10 g、牡丹皮 10 g、肉桂 12 g、制附子 25 g(先煎)、淫羊藿 15 g、巴戟天 15 g、锁阳 15 g、补骨脂 12 g、红花 9 g、半枝莲 20 g、全蝎 10 g、乌梢蛇 15 g。7 剂,每日 1 剂,分 3 次水煎服。并嘱减少活动及负重,局部保暖,药渣外用热敷患处。

二诊:腰部沉重、形寒肢冷好转,四肢转暖,但仍感右膝酸软乏力,面色萎黄。处方在上方基础上减去淫羊藿、巴戟天、锁阳,制附子减量为 15 g,加用防己 12 g、黄芪 30 g。15 剂,每日 1 剂,分 3 次水煎服。并嘱减少活动及负重,开始蹬车轮等功能锻炼以滑利关节,局部保暖,药渣外用热敷患处。

三诊:患者乏力感减轻,右膝仍有轻微疼痛及研磨感。舌淡苔白,脉弦。复用前方 15 剂,每日 1 剂,分 3 次水煎服。并嘱加强蹬车轮等功能锻炼,逐渐增加活动量至正常。

随访 3 个月后症状皆消,未再复诊。

按语:在我国中医理论中,肝主筋,肾主骨,肝肾充盈,则筋骨劲强,关节滑利,运动灵活。肝肾同源,肝阴和肾阴相互为用。因此,筋脉和同,骨髓坚固,骨正筋柔。若肝血肾精渐亏,肾虚则精少髓空,脉络失和,骨失荣养,致关节疼痛、僵硬。由于阳气不足,不能温煦,则手足不温,面色苍白;阳气虚弱,阴寒内盛,故小便清利;其舌质淡,脉沉细无力,属于阳虚的外候。

肾气丸源于《金匮要略》,专为肾阳不足之证而设。方中制附子温阳补火;肉桂温通阳气,两药相合,补肾阳,助气化;干地黄滋阴补肾生精,配伍山茱萸、山药补肝养脾益精,阴生则阳长;茯苓利水渗湿,牡丹皮活血散瘀,两药寓泻于补。诸药合用,助阳之弱以化水,滋阴之虚以生气,使肾阳振奋,气化复常,则诸症自除。本例处方中独活寄生汤减少祛风寒湿邪药物,保留补肝肾、益气血之品,加入肾气丸、淫羊藿、巴戟天、锁阳补助肾阳,直击关节疼痛、手足不温、小便清利,以及舌质淡、脉沉细无力等阳虚外候。

4. 气滞血瘀型骨关节炎

陈某,男,56 岁,因"扭伤后左膝间发疼痛半年,加重 1 周"来院就诊。患者半年前扭伤后左膝疼痛发作,肿胀,上楼梯时加重,自行用药后缓解。偶有左膝内异物感,阵发性刺痛,但均不严重,休息后好转。1 周前左膝关节刺痛明显加重,关节肿胀,行走明显受限,遂来我院门诊就诊。左膝 X 线检查示:左膝关节退行性改变。症见:患者左膝关节刺痛,夜间加剧,关节内研磨感,上楼梯及下蹲时明显加重,胃纳可,夜寐欠佳,小便尚调,大便正常。查体:左膝内侧关节间隙压痛(＋),侧方挤压试验(－),浮髌试验(＋),髌骨研磨试验(＋),麦氏征(－),抽屉试验(－)。屈伸活动受限。舌质紫暗,苔白而干涩,脉弦涩。西医诊断:左膝关节骨关节炎。中医诊断:膝痹病。证属气滞血瘀型。治法:行气活血,舒筋止痛。

处方:独活寄生汤合桃红饮加减方。

盐杜仲 15 g、川牛膝 10 g、党参 10 g、茯苓 10 g、炙甘草 9 g、羌活 15 g、独活 15 g、寄

生 10 g、赤芍 10 g、川芎 12 g、当归尾 10 g、桃仁 12 g、红花 9 g、威灵仙 15 g、全蝎 12 g、血竭 12 g、泽兰 15 g、白花蛇舌草 25 g、枳壳 10 g、沉香 10 g。7 剂,每日 1 剂,分 3 次水煎服。并嘱减少活动及负重,局部保暖,药渣外用热敷患处。

二诊:患者左膝关节刺痛及夜间疼痛减轻,仍有"打软腿"现象。处方在上方基础上减去泽兰、沉香、威灵仙,将白花蛇舌草减量为 15 g,加用补骨脂 15 g、菟丝子 15 g、透骨草 15 g。15 剂,每日 1 剂,分 3 次水煎服。

随访 6 个月,患者未再复发。

按语:《杂病源流犀烛》曰:"忽然闪挫,必气为之震,因所壅而凝一处,气运乎血,血本随气以周流,气凝则血亦凝矣,夫至气滞血瘀,则作肿作痛,诸变百出。"由暴力或扭捩、闪控,或慢性劳损过度,致筋损骨伤,血瘀气滞,不通则痛,故骨骱疼痛,痛势剧烈,刺痛有定处;损伤后伤血耗气,故少气、自汗,血瘀停滞,则舌有瘀斑,脉弦紧。骨交会之处为关节,大筋联络关节,小筋附于骨外。所以跌打损伤,轻者伤筋,重者则伤筋损骨,血瘀肿胀,壅闭不通,故疼痛而发病。

桃红饮出自《类证治裁》,方中桃仁、红花活血化瘀,当归尾活血止痛;川芎行气活血,祛风止痛;威灵仙祛风胜湿,通络止痛。诸药合用,温通血脉以祛邪,补养气血以培本。本例处方中独活寄生汤减少祛风寒湿邪药物,保留四君子汤及四物汤为底子的补益气血之品,加入桃红饮,主治痹证日久,瘀血痹阻所致肢节疼痛,舌质紫暗,苔白,脉弦涩等证候。

六、小结

膝关节骨关节炎以老年人群最为常见,男女均可发病。60 岁以上人群中 50% X 线片有骨关节炎的表现,其中 35%~50% 有临床表现;75 岁以上者 80% 有骨关节炎症状。随着人类寿命的延长,骨关节炎的发病率逐渐上升,故越来越受到广大医务工作者的重视。如何有效地预防膝关节骨关节炎发生,延缓疾病进展,改善临床症状,提高患者生活质量,成为骨科治疗的重点。本病一般多选择保守治疗,但临床往往效果有限,且容易复发。徐主任根据膝关节骨关节炎的病因病机,采用中药辨证论治取得较好的疗效,但徐主任强调精准的辨证是保证疗效的关键,同时还强调要注意保护关节,减少负重,避免风寒湿等不良因素影响,这样才能有效避免复发。

(何川　徐丽)

下篇
髋关节骨关节炎

第八章　髋关节骨关节炎的中医理论

第一节　中医病名探讨

在中医理论的不断形成与发展过程中,可以见到与髋关节骨关节炎临床症状类似的相关记载。其疼痛与功能障碍的临床症状与古代文献中"髋痛""髋痹""骨着""痹""痿"等病名相符,因历朝历代对该病的认识不同,有着不同见解,病名难以统一,而现代中医学目前将该病归类为"骨痹"范畴加以诊治,根据症状及病因病机进行治疗。

《医林改错》云:"凡肩痛、臂痛、腰痛、腿痛,或周身疼痛,总曰痹证……因不胜风寒湿热,邪入于血管,使血凝而为痹。"故近人多将骨关节炎归为痹证(骨痹)。《中藏经》指出:"骨痹者,乃嗜欲不节,伤于肾也,肾气内消……则精气日衰……邪气妄入。"《素问·痹论》中有"风寒湿三气杂至,合而为痹也。其风气胜者为行痹,寒气胜者为痛痹,湿气胜者为著痹也"等记载。其中,骨痹在《素问·长刺节论》被提及:"病在骨,骨重不可举,骨髓酸痛,寒气至,名曰骨痹。"《济生方》中云:"骨痹之为病应乎肾,其状骨重不可举,不遂而痛,喜胀。"《张氏医通》中云:"骨痹者,即寒痹、痛痹也,其证痛苦攻心,四肢挛急,关节浮肿。"《增补内经拾遗方论》中云:"夫寒,阴邪也,阴主静,寒气胜于风湿,故疼痛难当而为痹痛。"

古代中医和现代西医的疾病命名体系与方法不同,中医古病名不可能与现代西医病名呈现单一的对应关系,它们是交叉、多重重叠的应对关系。因此,要寻找到与髋关节骨关节炎完全契合的中医病名是难以实现的,只能在内涵与外延上找到与髋关节骨关节炎类似的中医病名。

骨痹最早见于《黄帝内经》,属于五体痹之一,其病位在骨,病状为"骨重不可举,骨髓酸痛"。所论述病位与骨关节炎的病位一致,症状也类似,故大多数学者将骨痹视为髋关节骨关节炎的对应中医病名。

(李孝林　王华东)

153

第二节　中医病因病机

　　髋关节骨关节炎在中医经典中多有记载,《医林改错》曰:"凡肩痛、臂痛……或周身疼痛,总名曰痹症。"《素问·太阴阳明论》曰:"四肢皆禀气于胃而不得至经,必因于脾乃得禀也。今脾病不能为胃行其津液……脉道不利,筋骨肌肉,皆无气以生,故不用焉。"《灵枢·百病始生》曰:"风雨寒热不得虚,邪不能独伤人,卒然逢疾风暴雨而不病者,盖无虚,故邪不能独伤人,此必因虚邪之风,与其身形,两虚相得,乃客其形。"《金匮要略浅注》:"此证若非肝肾先虚,则虽得水气,未必便入筋骨。"《中藏经》中记载:"气痹者,愁忧思喜怒过多,则气结于上,久而不消则伤肺,肺伤则生气渐衰,而邪气愈胜,留于上则胸腹痹而不能食,注于下则腰脚重而不能行。"《灵枢·五变》言:"粗理而肉不坚者,善病痹。"以上皆说明"骨痹"的发生与风寒湿热邪气的侵袭、脾失健运、肝肾亏虚、情志内伤、禀赋不足有关。

　　髋关节骨关节炎患者多因禀赋不足,或年老体衰、肝肾亏虚,或久病大病、慢性劳损等感受外邪后而发病。中医学认为,"肝藏血""肝主筋""肾主骨生髓",若肝肾亏虚,则气血不足、筋骨不坚,感受风寒湿热之邪致气血凝滞、筋脉不通,则痛而为痹。"脾胃乃后天之本,气血化生之源""脾主运化",若脾虚,则气血化生无源,致筋骨失于濡养,关节屈伸不利,脾失健运,则津液停聚致骨关节重着、僵硬。骨痹在初期多因外邪侵袭致气血凝滞,临床以邪实为主要表现;反复多次发作可致痰瘀互结,属于正虚邪实;疾病后期,肝肾亏耗,多为正虚。

　　髋关节骨关节炎在中医的病机与肝、脾、肾三脏关系最为密切,肝肾亏虚为本,风寒湿热侵袭、痰瘀阻络为标。其发病人群多为中老年人,与年老、体虚、过劳、久行有关。其或为肝肾亏虚,或为气血亏虚。风、寒、湿、热、瘀、虚、跌仆损伤为该病病因。《素问·痹论》云:"风寒湿三气杂至,合而为痹也。"又云:"所谓痹者,各以其时,重感于风寒湿之气也。"临床上分为寒湿痹阻型及湿热痹阻型。脾为后天之本,气血生化之源,脾的运化失常将导致气血津液失调,久致气滞血瘀。

(李孝林　王华东)

第三节　中医辨证分型

在中医治疗疾病的过程中,辨病和辨证都是非常重要的。辨病和辨证要从疾病的全过程、特征上认识疾病的本质,要认清机体反应状况,要重视疾病的基本矛盾;要从疾病当前的表现中判断病变的位置与性质,要抓住当前的主要矛盾。

对于髋关节骨关节炎的中医辨证分型,从外因而论,风、寒、湿、热、瘀、虚、跌仆损伤为该疾病的病因,可演变为风寒湿痹型及风湿热痹型;从内因而论,年老、体虚可致演变为肝肾亏虚型、气血亏虚型;脾的运化失常将导致气血精液失调,久致痰瘀痹阻型。

在临床中通过仔细的临床查体和望、闻、问、切,能够收集到很多有关的辨证资料。在疾病的辨证过程中,需掌握患者主要症状,并辨别患者属于何种发病时期,辨虚识实,正确分辨患者分型。一般首先分析是属于外感时病还是内伤杂病,再用八纲进行分析,明确疾病的病性与病位。如果是内伤杂病,要以脏腑辨证为主,结合气血津液阴阳具体内容而辨证。如果是外感时病,要选用卫气营血辨证及六经辨证,结合外感六淫进行辨证。

参照膝关节骨关节炎的中医辨证分型,可以考虑将髋关节骨关节炎分为以下类型。

一、风寒湿痹型

主要表现有腰身重痛,关节疼痛重着,屈伸不利,遇冷加重,得温则减,可能伴有全身困重等症状,舌淡,苔白腻,脉濡缓。

二、风湿热痹型

主要表现有关节红肿热痛,屈伸不利,可能伴有发热、口渴不欲饮、小便赤黄、大便黏腻等症状,舌红,苔黄腻,脉滑数或濡数。

三、痰瘀痹阻型

主要表现有关节刺痛或胀痛,屈伸不利,伴有面色晦暗等症状,舌紫暗,脉沉涩。

四、肝肾亏虚型

主要表现有关节隐隐作痛,伴有腰髋膝酸软乏力,劳累后加重等症状,舌红,少苔,脉沉细。

五、气血亏虚型

主要表现有关节酸痛不适,伴有倦怠乏力,头晕目眩,面色少华等症状,舌淡,苔薄白,脉细弱。

(李孝林　王华东)

第四节　中医治则与治法

一、治疗原则

(一)调节整体平衡

恢复和建立相对平衡的阴阳关系,去有余而补不足。对于去其有余,中医有温、清、利、下各种具体治法;对于补其不足,有补阴、补阳、补气、补血之不同治法。在临床具体的运用中,要做到攻邪不伤正、补虚勿留邪、清热不伤阳、散寒不伤阴、补脾不碍胃。

(二)审证求机论治

在治疗的过程中,要寻求疾病的致病本质。通过四诊合参,对于寒湿为重,临床上要散寒祛湿;对于湿热为重,临床上要清热利湿;对于气滞血瘀,临床上宜活血化瘀;对于肝肾亏虚,临床上宜补益肝肾;对于气血亏虚,临床上宜补益气血。

(三)明辨标本缓急

髋关节骨关节炎是一种髋关节慢性退行性关节疾病,临床的病理演变过程分为发作期和缓解期。按照中医治疗理论中"急则治其标,缓则治其本"的基本原则,其发作期治疗重点在于改善症状,缓解疼痛;缓解期以延缓病情发展为目的。进展期以制动为主,缓解期以功能康复训练为主。

(四)把握动态变化

疾病的过程是不断变化的发展的演变过程,在每个阶段都有不断地变化,阴阳邪正不断斗争、此消彼长。在临床治疗过程中我们要认清本质,病之初起,宜消散之;进入中期,宜调和阴阳,实现气血津液平衡;转入后期,正气已虚,宜扶正补虚。

(五)因势利导

疾病的演变受多重因素影响,如何制订最佳方案,要因时制宜、因地制宜、因人制宜,因势利导,就近祛邪,以获得最佳治疗效果。

(六)治未病

"治未病"即采取相应的措施,防止疾病的发生发展。其在中医中的主要思想是未病先防和既病防变。"上医治未病"最早源自《内经》:"上工治未病,不治已病,此之谓也。"

日常生活中应加强对饮食偏嗜的控制,减轻体重压力对髋关节的负担,来促进髋关节骨关节炎的康复。此外,也可以运用中医外治法如中药熏洗、药膏、针灸、推拿等来治疗髋关节骨关节炎。

二、治法

中医的治疗方法包括外治法和内治法。外治法包括针刺法、艾灸法、拔罐法、推拿及按摩法、熨法等,良性的物理刺激可疏通脏腑经络的气血,达到阴阳平衡的功效。内治法:对于舌苔、脉象、证候进行辨证分析后,根据中草药的性味、归经,以君、臣、佐、使进行配伍组方,可以水煎内服或者加工成丸、散、颗粒剂、膏方后服用。方剂常用治法主要是指清代医家程钟龄在《医学心悟·医门八法》中概括总结的汗、吐、下、和、温、清、消、补八法。以具体临床论治,有寒者热之、热者寒之;虚则补之、实者泻之;热因寒用,寒因热用;塞因塞用,通因通用。在临床运用的过程中,要全面分析病情,重视人体与外界的整体对立统一因素,认清疾病发展过程中的阴阳演变,从而方从法出,得到更为符合实际的正确治疗方法。

(李孝林　王华东)

第五节　中医调护

髋关节骨关节炎是常见病、多发病,其治疗药物种类多,治疗方剂选择多,治疗方式多样化。然而有较大一部分患者治疗后效果并不理想,病程长,生活质量得不到提高,给患者形成了心理上的压力,导致患者形成焦虑、抑郁等情绪。临床上应当辨证施治,配合适当的调摄护理,从而有利于疾病的早日恢复。中医调摄护理内容广泛而丰富,包括生活、饮食、精神、药物护理。在具体中医临床护理过程中要遵循辨证论治为先的指导原则。可辅以针灸、推拿、拔火罐、熨法等中医调护方法,增强治疗效果。

一、中医基础

髋关节骨关节炎在中医学中属于骨病的范畴,首见于《内经》。《内经》是中医疗病理论之源。痹是痹阻不通的意思。由于人体的阳气不足,引起风寒湿热等外邪侵袭人体,造成经络的阻塞,从而引发肌肉或关节等部位疼痛或麻木,严重的会造成关节的屈伸不利或者关节的肿大。我们根据患者的病情辨证施护,观整体,看个体,做到整体与个体相结合,才能取得很好的疗效。

二、中医护理

(一)生活护理

从因人制宜方面而论,体重大的患者应减轻体重,肥胖患者应减少体脂,必要时可辅助手杖减少髋关节负荷,活动量过大的患者应减少髋关节的长期负荷,疼痛急性期减少活动量;从因时制宜而论,在寒冷的环境应注意髋关节保暖;从因地制宜而论,应避免长期处于潮湿的居住环境和工作环境。功能锻炼方面,可指导患者进行非负荷性屈伸运动,但注意运动量要循序渐进,以适度为原则,不可超负荷。可指导其进行下肢足踝屈伸活动、支腿抬高功能锻炼,股四头肌肌力锻炼,以及臀大肌、髋外展肌训练。增加耐力的运动,包括散步、游泳、骑自行车等低强度的有节奏的运动。

(二)饮食护理

风寒湿痹者饮食宜选择祛风除湿食品,趁热食用,以汗出为度,忌生冷。风湿热痹者忌生冷、辛辣食品。肝肾亏虚者忌肥甘厚腻食品。痰瘀痹阻者宜食活血通络食品,忌辛热辣燥、肥甘厚腻食品。气血亏虚、肝肾亏虚者可食用补益类食品(分为平补、温补、清补)。平补如猪牛肉,温补如羊肉、狗肉,清补如甲鱼、海参。

(三)精神护理

要详细告知患者髋关节骨关节炎的疾病特点和基本演变过程,了解患者的困惑与问题,并对患者进行详细的解释,消除患者的疑虑与紧张心理,使得患者形成良好的治疗心态。认真倾听患者诉说,有效沟通,消除患者心结。倡导患者主动学习髋关节骨关节炎的自我防护知识及疾病常用生活处理措施。使患者增强或者恢复信心,消除负面情绪对患者疾病演变的不利因素。

(四)药物护理

临床中要告知中药汤剂的临床治疗作用,增强患者服药信心及服药执行度。告知其药物的具体服用方法及疗程,从而使患者获得更好的临床治疗效果。

(五)辨证施护

对于风寒湿痹者,给予中药熏蒸、艾灸、拔罐等热性治疗,嘱咐患者注意关节保暖;对于风湿热痹者,给予冰敷,防止冻伤。理疗结合中药金黄膏、金黄散外敷。必要时可行患肢皮牵引制动。对于气滞血瘀者,给予针灸、穴位按摩、电疗等治疗以舒筋通络,缓解疼痛。对于肝肾亏虚、气血亏虚者给予饮食调护。

(李孝林　王华东)

第六节　中药治疗

髋关节骨关节炎是常见病、多发病,临床上应当运用中医药辨证施治。

一、风寒湿痹型

祛风寒湿药是以祛除风寒湿邪,治疗风湿痹证为主要作用的一类药物。本类药物味多辛、苦,能祛除留着于肌肉、经络、筋骨的风湿之邪,有的还兼有散寒、通络、舒筋、活血、补肝肾等作用。主要用于风湿痹证之肢体疼痛,关节不利、肿大,筋脉拘挛等症。临床上根据痹证的类型、邪犯的部位、病程的新久等,选择合适的药物配伍。根据风寒湿痹的证型特点可知,风、寒、湿等外邪的侵袭是导致风寒湿痹形成的主要原因。常用四味羌活汤,羌活、苍术、防风、甘草加减,治疗风寒湿痹以发散风寒药、活血化瘀药为核心药物,配伍祛风寒湿药、补气药。解表药是以发散表邪,解除表证为主要作用的一类药物,又叫发表药。分为发散风寒药与发散风热药,本类药物偏行肌表,有促使机体发汗,使表邪由汗出而解的作用,从而达到早期治愈表证,防止疾病传变的目的。机体受风寒湿等外邪侵袭,表邪不得除,故而成痹。由痹证形成的病因入手,发散肌表风寒邪气,在疾病发生传变之前,阻断于其初始萌芽阶段,亦是疾病防治的重要措施。其中防风、羌活等药不仅具有祛风散寒的解表功能,还兼有胜湿止痛等针对风湿痹痛治疗的功效。另其还属于"升阳清药",有升举下陷清阳、调和脾胃、升清降浊的作用,因脾喜燥恶湿,主运化水液,故健脾和胃有维持机体内部水液正常代谢,防止湿邪内生的功能。常用的发散风寒药有桂枝、细辛、防风、羌活、麻黄。

清代医家王清任注重气血在发病中的重要性,提出"诸病之因,皆由血瘀"的观点,其在《医林改错》中也明确提出"痹证有瘀血","治病之要诀,在明白气血。无论外感内伤,要知初病伤人何物……所伤者无非气血"。他辨治血瘀证主张"审气血之荣枯,辨经络之通滞",故在风寒湿痹的用药中,活血化瘀药的运用不容小觑。活血化瘀药适用于一切瘀血阻滞之症,其通过活血化瘀作用可产生多种不同的效果,如活血止痛、活血调经、活血消肿、活血疗伤等。常用的活血化瘀药有川芎、牛膝、鸡血藤、乳香等药。配以发散风寒药,使"其在皮者,汗而发之"。

风寒湿痹一般是痹证的初发阶段,疾病尚轻浅,在此阶段配合活血化瘀等药物的使用,及时祛除外邪,防治疾病的进一步发展和传变,是疾病的重要防治原则。常用的祛风寒湿药有独活、川乌、威灵仙、伸筋草。

二、风湿热痹型

风湿热痹型的治疗以清热药为核心药物,主要配伍活血化瘀药、解表药、利水渗湿药。素体阳盛,或阴虚有热,感受风寒湿邪,郁久化热,或感受风湿热之邪,以致风湿热邪痹阻经络,形成风湿热痹。热为阳邪,若不能及时清除,与湿相合,交阻于经络关节,郁于肌肤而化热,或复感热毒,热盛化火,火极为毒,热毒交炽,流于关节、肌肉,血脉壅滞,痹阻不通,可发展为热毒炽盛。清热药具有清热泻火、燥湿、凉血等作用,以清解里热、治疗里热证为主。热象是否明显是风湿热痹与风寒湿痹的主要证候区别。清热药的运用,一方面可配合解表药清外邪之外"热",防止与其他邪气相合郁于肌表,或入里传变;另一方面又可消已成之内"热",缓解患者发热、皮肤瘀斑、关节红肿热痛等症状。配伍清热药是风湿热痹的重要特点。常用的清热药有黄柏、知母、忍冬藤、石膏、生地黄、赤芍、连翘、金银花等。

一般情况下,若风寒湿热之邪得不到及时清除,入里化热,则风寒湿痹进一步发展为风湿热痹,以致形成痰瘀痹阻或肝肾亏虚等后期证候,故风湿热痹是风寒湿痹进一步发展的中期阶段,风、寒、湿、热之邪相互交结,故根据寒、热性质的偏重,配伍使用祛风湿热药或祛风湿寒药。常用的解表药有桂枝、防风、细辛、羌活、麻黄。

配以利水渗湿药适用于水湿内停所致的水肿、小便不利,以及湿邪为患或湿热所致的如淋浊、湿痹等病证。本类药物多归脾经,临床亦多与健脾药合用。脾主运化,"诸湿肿满,皆属于脾",这也是脾虚生湿的发生机制。健脾与利水是从源头与运输过程两方面来防止水湿内停等病理情况的发生,从而降低痹证的发病概率。运用最多的利水渗湿药有薏苡仁、茯苓等。

三、痰瘀痹阻型

痰瘀痹阻型的治疗以活血化瘀药和化痰药为核心药物，配伍解表药、祛风寒湿药、活血化瘀药、化痰药，如果津血同源是对津与血的生理方面的阐述，那么痰瘀同源就是对津与血病理变化的概括。"痰"是津液不化的病理产物，瘀是血运不畅或离经之血着而不去的病理表现。《灵枢·百病始生》中论述了痰瘀互结成积的病因病机，如"湿气不行，凝血蕴里而不散""卒然外中于寒，若内伤于忧怒，则气上逆，气上逆则六输不通，湿气不行，凝血蕴里而不散，津液涩渗，着而不去，而积皆成矣""肠胃之络伤，则血溢于肠外，肠外有寒汁沫与血相抟，则并合凝聚不得散而积成矣"。大致论述了由湿致痰致瘀的过程。痰滞则血瘀，血瘀则痰滞，形成恶性循环，交结不解，形成痰瘀同病。痰和瘀既是痹证的病理产物，又是痹证的发病因素。外邪侵袭，筋脉受邪，使气血运行受阻，又津与血同源，血停成瘀，津聚为痰，痰瘀互结，阻于筋脉关节，使筋骨失养，发为痹证。痰瘀的共同消长促进了疾病的转归，它们的消长过程亦是病变的进退变化过程。既然"痰瘀同病"，就要"痰瘀同治"，针对痰瘀痹阻型痹证的治疗，在以活血化瘀药为主的基础上，除了配伍补虚药与祛风寒湿药外，化痰药的配伍起着举足轻重的作用。常用化痰药有牛膝、川芎、桃仁、红花。化痰药中温化寒痰药的使用比例说明痰瘀痹阻型痹证中形成的多是寒湿之痰，这与痹证的形成原因多是风、寒、湿之邪的侵袭相符。常用的温化寒痰药有半夏、天南星等。

四、气血亏虚及肝肾亏虚

气血亏虚、肝肾亏虚型痹证的治疗以活血化瘀药、补气药、补血药为核心药物，配伍祛风寒湿药、解表药。

1. 活血化瘀药　若风寒湿痹反复发作，渐进发展，或病久入深，气血亏耗，肝肾亏损，筋骨失养，正气必虚。如王清任所言，不仅风寒湿热可以导致瘀血的产生，内虚同样致瘀，气虚、血虚、阴虚、阳虚皆可致瘀。气虚、阳虚不足以生血行血，阴虚、血虚致使津亏血枯，经脉涩滞，都可以导致瘀血的形成，从而导致血瘀。活血化瘀药配合补益之品活血补血，配伍祛风寒湿药祛风湿通经络，是以"治风先治血，血行风自灭"。活血化瘀药的使用在肝肾亏虚型痹证中占据重要地位。常用的活血化瘀药有牛膝、川芎、鸡血藤、红花、没药、延胡索、土鳖虫等。

2. 补气药　气有推动津液的生成、输布、排泄，以及血液的生成和运行的功能。补气药常与补血药配合使用，正所谓有形之血不能自生，生于无形之气。气血是维持全身脏腑经络功能的基本物质，水谷精气为全身提供生命活动所必需的营养物质。补气药的使用,不仅可以促进人体气血的生成,使身体素质得到提高,抵御外邪的能力增强,而且气血具有一定的濡润营养作用,防止筋骨、肌肉、关节因不得濡润而发为痹证。常用的补气药有甘草、黄芪、白术等。

3. 补血药 肝为"罢极之本",主藏血,儒养筋目,在体合筋。肝血亏虚,筋脉得不到濡养,则筋的运动功能就会减退。肾主生长发育和生殖,在体合骨,生髓。肾为生气之根,主藏精,不使精气无故流失,精保存体内,则精气充足。血液化生有源,气血充足,则筋骨经脉得以温煦、滋润。如若肾失封藏,精耗则气衰,气血亏虚,骨骼失于濡养、温煦,导致关节屈伸不利,肌肉瘦削,腰膝酸软等肝肾不足之虚痹等证。痹证缠绵日久,使正气受损,气血耗伤,因而可呈现不同程度的气血亏虚和肝肾亏损等证候,若病邪由浅入深,由经络而波及脏腑,甚者出现脏腑气血阻闭的证候,则配伍补血药补养气血,并配合活血化瘀药补血行血。常用补血药有当归、白芍、熟地黄。

4. 配以祛风寒湿药、解表药 先天禀赋薄弱,元气不充,或后天营养失调,缺乏体育锻炼,或劳逸不当,或病后失调,以致气血虚弱,腠理疏松,营卫之气不固,外邪乘虚入侵,是导致痹证发生的内在因素,也是肝肾亏虚型痹证形成的主要原因。在补气养血,培元固本的基础上,祛除外邪,亦是治疗肝肾亏虚型痹证的重要措施。祛风寒湿药与解表药的使用旨在祛除风寒湿热等外邪,消除已成之风湿痹证。

气血亏虚、肝肾亏虚证的治疗是在补益气血、活血化瘀与培补肝肾的主法下,辅以祛风散寒除湿等。

（李孝林　王华东）

第七节　常用中药与方剂

一、治疗髋关节骨关节炎的常用中药

（一）祛风湿药

防　己

味辛、苦,性寒。归膀胱、肺经。有祛风止痛、利水消肿之效。临床上用于风湿痹痛,水肿脚气,小便不利,湿疹疮毒等。

《本草纲目》中认为其"中风湿,不语拘挛,口目斜,泻血中湿热"。《神农本草经》中说其善治"风寒温疟,热气诸痫,除邪,利大小便"。《名医别录》中说其善治"伤寒寒热邪气,中风手脚挛急",通腠理,利九窍,止泄,散痈肿恶结,治诸疥癣虫疮。防己有明显的镇痛、解热、抗炎等多种作用。

羌　活

味辛、苦,性温。归膀胱、肾经。有散表寒、祛风湿、利关节、止痛之效。临床上用于外感风寒、头痛无汗、风水浮肿、疮疡肿毒。现代研究表明,羌活具有抗炎、抗菌、抗病毒、抗氧化、抗过敏、抗心律失常、抗血栓形成、抗癫痫、解热、镇痛等作用。

伸　筋　草

味辛、苦,性温。归肝经。有祛风除湿、舒筋活血之效。临床上用于风湿痹痛,筋脉拘挛,皮肤不仁,亦用于跌打损伤。治疗跌打损伤所致的瘀肿疼痛,多与乳香、没药等活血药配伍使用。

《本草拾遗》中说其"主久患风痹,脚膝疼冷,皮肤不仁,气力衰弱。久服去风血风瘙,好颜色,变白不老,浸酒饮良"。现代研究表明,伸筋草含有石松碱,有明显的解热、镇痛作用。

海　桐　皮

味苦、辛,平。归肝经。有祛风除湿、通络止痛,杀虫止痒之效。临床上用于风湿痹痛,四肢拘挛,亦用于疥癣,风疹,湿疹。

《海药本草》中说其"主腰脚不遂,顽痹腿膝疼痛,霍乱,赤白泄痢,血痢,疥癣"。《本草纲目》中说其"能行经络,达病所,又入血分及去风杀虫"。现代研究表明,本品所含生物碱能麻痹和松弛横纹肌,对中枢神经系统有镇静作用,能抑制心肌和心脏的传导系统,大剂量可引起心律失常及低血压。

桂　枝

味辛、甘,性温,功能发汗解肌、温经通脉,主治上肢痹证,尤以风寒、寒湿型为切当。

《长沙药解》中曰:"桂枝,入肝家而行血分,走经络而达荣郁。善解风邪,最调木气……舒筋脉之急挛,利关节之壅阻。入肝胆而散遏抑,极止痛楚,通经络而开痹涩,甚去湿寒。"《药品化义》中称桂枝"专行上部肩臂,能领药至痛处,以除肢节间痰凝血滞"。因其横行手臂,故为上肢痹证之引经药,常与片姜黄并用。

防　风

味辛、甘,性温,善发表祛风,胜湿止痛。

《长沙药解》称其能"行经络,逐湿淫,通关节,止疼痛,舒筋脉,伸急挛,治肢节,起瘫痹"。《太平圣惠方》之防风散治疗白虎风,走转疼痛,两膝热肿;《宣明论方》用防风汤治疗行痹,行走不定;《杂病源流犀烛》中载用防风天麻丸治白虎历节风的案例。痹证初起,风气胜者,关节游走性疼痛,常以防风配羌活、威灵仙、桂枝、天麻、川芎、葛根、麻黄等药。

独　活

味辛、苦,性温,善祛风渗湿,散寒止痛。

《药品化义》中说:"独活,能宣通气道,自顶至膝,以散肾经伏风,凡颈项难舒,臀腿疼痛,两足痿痹,不能动移,非此莫能效也。"《本草正义》中曰:"独活气味雄烈,芳香四溢,故能宣通百脉,调和经络,通经脉而利机关,凡寒湿邪之痹于肌肉,着于关节者,非利用此雄烈之味,不能达于经脉骨节之间,故为风痹痿软诸大证必不可少之药。"《千金方》中独活寄生汤、独活酒等,都是有关独活配伍的方剂。

透　骨　草

味甘、辛,性温。善祛风除湿、透骨舒筋、活络止痛。

《本草纲目》中云其"治筋骨一切风湿疼痛挛缩,寒湿脚气"。透骨草透达之力颇强,内服可透筋骨之伏邪外达,外洗可引诸药直达筋骨。

(二)活血化瘀药

没　药

味辛、苦,性平。归肝、心、脾经。有散瘀定痛、消肿生肌之效。临床上用于产后瘀阻、胸痹心痛、痛经、闭经、胃脘疼痛、风湿痹痛、癥瘕腹痛、痈肿疮疡、跌打损伤等。现代研究表明,没药有降血脂、抗炎、镇痛、退热、抗菌等作用。

血　竭

味甘、咸、平。归心、肝经。有活血化瘀止痛、止血敛疮生肌之效。临床上用于跌打损伤、瘀滞心腹刺痛等症,亦用于外伤出血及疮疡不敛等。

《海药本草》中认为其"主打伤折损,一切疼痛,补虚及血气搅刺,内伤血聚"。《开宝本草》中说其"主心腹卒痛,止金疮血,生肌肉,除邪气"。现代研究表明,本品对多种致病真菌有不同程度的抑制作用;对烫伤所致的炎症能加速结痂,促进伤口愈合。

乳　香

味辛、苦,性温。归肝、心、脾经。有活血定痛、消肿生肌之效。临床上用于胃脘疼痛、心胸痹痛、癥瘕腹痛、风湿痹痛、筋脉拘挛、痛经经闭、产后瘀阻、痈肿疮疡、跌打损伤等。

《本经逢原》中云："凡人筋不伸者,熏洗敷药,宜加乳香,其性能伸筋也。"此当为经验之谈。如配伍活血化瘀药,可治筋骨瘀滞疼痛;如与祛风湿药配伍,主治风寒湿痹;如与补肝肾药合用,对肾虚风湿腰髋疼痛也有疗效。

川　芎

味辛,性温。归心包、肝、胆经。有祛风止痛、行气活血之效。临床上用于头痛、心胸疼痛、跌扑疼痛、胸肋刺痛、月经不调、痛经等。

《药性论》中认为其"治腰腿软弱,半身不遂,主胞衣不出,治腹内冷痛"。《日华子本草》中说其"治一切风,一切气,一切劳损,一切血,补五劳,壮筋骨,调众脉,破症结宿血,养新血,长肉,鼻洪,吐血及溺血,痔瘘,脑痈发背,瘰疬瘿赘,疥疮及排脓消瘀血"。川芎辛香走窜,上行头颠,下达血海,外彻皮毛,旁通四肢,为血中气药、气中血药,散一切血,调一切气,祛一切风,是古今治疗骨痹较常用的活血化瘀药之一。

延　胡　索

味辛、苦,性温。归心、肝、脾经。有活血、行气、止痛之效。临床上用于血瘀气滞诸痛等症,本品既善活血,又善行气,为止痛之佳品,"能行血中气滞,气中血滞,故专治一身上下诸痛"。《开宝本草》中说其"主破血,产后诸病因血所为者。妇人月经不调,腹中结块,崩中淋露,产后血晕,暴血冲上,因损下血"。现代研究表明,本品主要含生物碱,其主要成分为延胡索素,有明显的止痛作用。醇提取物能显著扩张冠状血管,降低其阻力,增加血流量,对某些实验性心律失常有效。延胡索乙素有镇静、催眠作用。

（三）补虚药

杜　仲

味甘,性温。归肝、肾经。有补肝肾、强筋骨、安胎之效。临床上用于肝肾不足的腰膝酸痛、下肢痿软及尿频等症,为治疗肝肾不足之腰膝酸痛、筋骨痿软的要药。

《神农本草经》中说其"主腰脊痛,补中,益精气,坚筋骨,强志,除阴下湿痒,小便余沥"。《本草汇言》中曰:"凡下焦之虚,非杜仲不补;下焦之湿,非杜仲不利;足胫之酸,非杜仲不去;腰膝之痛,非杜仲不除。补肝益肾,诚为要药。"现代研究表明,杜仲煎液有扩张血管、增强免疫、镇静、镇痛、抗应激、利尿及延缓衰老等作用。

威　灵　仙

味辛、咸,性温。归膀胱经。祛风湿、通经络、止痹痛、消骨鲠。本品辛散温阳,性猛善走,为祛风湿痹痛要药。现代药理研究表明威灵仙具抗菌、抗炎、抗肿瘤、抗疟、降血压、降血糖、促进胆汁分泌、止痛、解痉等作用,临床应用于风湿性关节炎、慢性胆囊炎、腰肌劳损、咽喉炎(外用)、足跟痛(外用)、牙痛(外用)等。本品性走窜,久服易伤正气,血虚而致的筋骨拘挛疼痛者禁用,气血虚弱者、体虚气弱者、阴虚有热而无风寒湿邪者及孕妇忌服。

黄 芪

味甘,性微温。归脾、肺经。健脾补中,升阳举陷,托毒生肌,利水消肿,益气固表。

黄芪能健脾益气,补气以行气生血,是治疗痹证常用的补虚药之一,与当归、白芍等合用,是常用的配伍方式。本品能补气以生血,用治血虚证,大剂量本品与当归同用,即为当归补血汤。在治疗筋骨痹痛的方剂中,也可用黄芪补气以行气通脉,方如蠲痹汤、黄芪赤风汤等。

当 归

味甘、辛,性温,主要有补血活血、散瘀消肿、温经通络的功效,五体痹凡属血瘀血虚者均宜用之。

《名医别录》中称当归能"温中止痛,除客血内塞,中风痉、汗不出,湿痹,中恶客气、虚冷,补五脏,生肌肉"。《本草正义》中曰:"当归,其味甘而重,故专能补血,其气轻而辛,故又能行血,补中有动,行中有补,诚血中之气药,亦血中之圣药也……大约佐之以补则补,故能养营养血,补气生精,安五脏,强形体,益神志,凡有形虚损之病,无所不宜;佐之以攻则通,故能怯痛通便,关键在于配伍。"《太平圣惠方》中的当归散、《医学发明》中的当归拈痛汤、《医学衷中参西录》中的活络效灵丹等,都是由当归组成的方剂。痹必兼瘀,久瘀必有虚,当归既能养血又能活血,通补兼备,实为补虚祛瘀的理想用药。虫类破瘀之药,易伤气破血,尤应注意配伍当归、地黄、芍药等药。

芍 药

分为白芍和赤芍,白芍养血柔肝、缓急止痛,偏重于补,赤芍行瘀消肿、凉血止痛,偏重于通。

《本草求真》说:"赤芍与白芍主治略同,但白则有敛阴益营之力,赤则止有散瘀行血之意;白则能于土中泻木,赤则能于血中活滞。故凡腹痛坚积,血瘕疝痹,经闭目赤,因于积热而成者,用此则能逐瘀,与白芍主补无泻,大相远耳。"如《儒门事亲》中的愈风丹,《本草纲目》中治风毒骨痛的案例。白芍多用于肝肾亏虚、关节拘挛疼痛之筋痹骨痹,配甘草名曰芍药甘草汤,有良好的缓急止痛效果;赤芍用于脉痹、筋痹、骨痹以血瘀为主者。

(四)温里药

干 姜

味辛,性热。归心、脾、肾、肺经。温中散寒、回阳通脉、温肺化饮。能温通经络,逐经络中风寒湿邪,故有较强的散寒逐痹止痛的功效,既能祛脾胃之寒邪,又能助脾胃之阳气,为温中散寒之要药。每与附子相须为用。干姜的水提物有明显镇痛、抗炎作用。姜烯酮有升压作用。

肉 桂

味辛、甘,性大热。归肾、脾、心、肝经。补火助阳,散寒镇痛,温经通脉,引火归原。

如张景岳所制的右归丸、右归饮都是由该药与纯补无泻的熟地黄、山茱萸等药物配伍而成,旨在"益火之原,以培右肾之元阳"。肉桂气厚,能下行而补肾助阳,益阳消阴,作用温和持久,为治命门火衰之要药。常与附子相须使用,辛热入肾,温壮元阳。本品辛甘以助阳,辛热以散寒,散血分阴寒而温经通脉,善治沉寒痼冷。用肉桂治寒痹身痛,多与附子配伍,温经散寒之力更胜。

吴 茱 萸

味辛、苦,性热。有小毒。归肝、脾、肾、胃经。散寒止痛,疏肝降逆,助阳止泻。本品祛寒止痛、温脾宜肾,常配伍补骨脂、肉豆蔻、五味子,以温补脾肾。

半 夏

味辛,性温,功能燥湿化痰,降逆止呕,消痞散结。

《名医别录》中认为其可用于"消心、腹胸膈痰热满结,咳嗽上气,心、下急痛,坚痞,时气呕逆,消痈肿,堕胎"。《医学启源》中认为其"治寒痰及形寒饮冷伤肺而咳,大和胃气,除胃寒,进饮食。治太阴痰厥头疼,非此不能除。《主治秘要》云:燥胃湿,化痰,益脾胃气,消肿散结,除胸中痰涎。"半夏是治疗痰瘀痹阻型痹证的化痰要药。

天 南 星

味苦、辛,性温,燥湿化痰,祛风解痉,外用散结消肿。

天南星、半夏药性辛、温,有毒,均为燥湿化痰要药,善治湿痰、寒痰。半夏主入脾、肺,重在治脏腑湿痰,且能止呕。天南星则走经络,偏于祛风痰而能解痉止厥,善治风痰症。正如《本经逢原》所言:"南星、半夏皆治痰药也。然南星专走经络,故中风、麻痹以之为向导。"

二、治疗髋关节骨关节炎的常用方剂

身痛逐瘀汤(《医林改错》)

组成:秦艽、川芎、桃仁、红花、甘草、羌活、没药、当归、五灵脂、香附、牛膝、地龙。

功效：活血祛瘀，通经止痛，祛风除湿。

点评：《医林改错注释》：方中秦艽、羌活祛风除湿；桃仁、红花一升一降，一散一收，活血祛瘀之力倍增，并有活血生新、消肿止痛之功，且作用范围扩大，入心可散血中之滞，入肝可理血中之壅；秦艽可以治疗风湿痹痛，筋脉拘挛，骨关节酸痛；川芎善祛风止痛，活血行气，治瘀血肿痛，跌打外伤；没药有散瘀、止痛的作用；五灵脂既可化瘀，又可止血，是化瘀血止诸痛之要药；再配合地龙，善通经活络，祛风湿，清湿热，止痹痛，可治肢体疼痛挛急；牛膝逐瘀通经；当归活血养血，可配伍活血药，便可祛瘀而不伤血；香附善行气止痛，理气宽中；甘草可以调和以上诸药。

补肾壮筋汤（《伤科补要》）

组成：熟地黄、当归、牛膝、山茱萸、茯苓、川断、杜仲、白芍、青皮、五加皮。

功效：补益肝肾，强壮筋骨。

点评：损伤后期，病情近愈，但气血未充，肝肾亏损，筋骨萎缩，髋痹无力；或筋骨松懈，则关节痿痹。治当补益肝肾，强壮筋骨。方中熟地黄、当归、白芍、山茱萸补益肝肾之精血，精血充旺，则筋骨强壮；配以杜仲、牛膝，川断、五加皮补益肝肾，强壮筋骨；茯苓、青皮理气益脾，以助运化。诸药合用，共奏补肝肾、强筋骨之效。

补肾活血汤（《伤科大成》）

组成：熟地黄、杜仲、枸杞子、补骨脂、菟丝子、当归尾、没药、山茱萸、红花、独活、肉苁蓉。

功效：补肾活血。

点评：这是一副经典的补肾活血方剂。全方重在补益肝肾，用了熟地黄、杜仲、枸杞子、补骨脂、菟丝子、山茱萸、肉苁蓉七味药；辅以活血化瘀，补血活血，用当归尾、没药、红花三味药物。方剂重在补肾、轻以活血的治法，比较契合骨关节炎肾虚血瘀的病机，是临床上常用的方剂。

补阳还五汤（《医林改错》）

组成：黄芪、当归尾、赤芍、地龙、川芎、红花、桃仁。

功效：补气活血，散瘀通络。

点评：方中重用黄芪大补脾胃之气，使气旺血行。当归尾补血活血，祛瘀不伤正。川芎、赤芍、桃仁、红花助当归尾活血散瘀。地龙通经活络。诸药合用，共奏补气、活血、通络之功。本方可用于气虚血瘀型骨关节炎的治疗。

（李孝林　王华东）

第八节　针　　灸

一、针灸改善髋关节骨关节炎的作用机制

髋关节骨关节炎是一种慢性的退行性骨关节疾病。髋关节骨关节炎病理特点为关节软骨变形破坏、软骨下骨硬化或囊性变、关节边缘骨质增生、滑膜增生、关节囊挛缩、韧带松弛或挛缩、肌肉萎缩无力等。临床上以腹股沟区疼痛、肿胀、僵硬、活动受限、关节畸形为主要表现。好发人群为中老年人群,发病率随年龄的增加而增高。髋关节骨关节炎分为原发性或继发性两种。原发性髋关节骨关节炎病因尚不明晰,继发性髋关节骨关节炎继发于代谢性疾病、解剖畸形、创伤以及其他骨关节病等。病变后期引起肢体行动困难和精神压力的双重负担,会严重影响患者的生活质量。

针灸是祖国医学的特色疗法之一,也是治疗中医骨科疾病的常用方法之一,其治疗痹证亦历史悠久。《灵枢·九针十二原》载:"九针之名,各不同形。一曰镵针,长一寸六分。二曰员针,长一寸六分。三曰锃针,长三寸半。四曰锋针,长一寸六分。五曰铍针,长四寸,广二寸半。六曰员利针,长一寸六分。七曰毫针,长三寸六分。八曰长针,长七寸。九曰大针,长四寸。"

针灸具有疏通经络、调节阴阳、扶正祛邪的作用。通过针灸松解关节囊、筋膜、韧带等软组织,减小髋关节腔内压力,恢复股骨头正常应力,促进局部血液循环,可有效缓解疼痛,减轻炎症,改善微循环,缓解髋关节骨关节炎症状。在髋关节疾病的演变过程中,病变的髋关节局部病灶释放炎症因子,炎症因子释放后再次刺激髋关节周围组织及关节软骨。受损的髋关节周围组织及关节软骨再次释放炎症因子进而形成恶性循环。针灸治疗可以激发正气,调节阴阳平衡,起效快捷,阻断上述恶性循环反应,从而较快缓解临床症状。

二、针灸在髋关节骨关节炎临床治疗中的运用

(一)髋关节骨关节炎针灸取穴原则

取穴方法有患部就近取穴或远侧循经取穴或远侧全息对应取穴。循经取穴,即是基于"经脉所过,主治所及"理论的一种取穴方法。基于辨证取穴法,髋关节骨关节炎与

肝、肾、脾三脏关系密切,因而足厥阴、足少阴和足太阴腧穴在临床上常被选取。以痛点为腧穴,即《备急千金要方》所云的"阿是穴"。这种取穴方法,一直为历代医家所沿用,是针灸取穴理论的一个重要组成部分。髋周压痛点是针灸治疗公认的必取之穴。

(二)髋关节骨关节炎常用针灸穴位

1. 环跳 环跳,经穴名,出自《针灸甲乙经》。别名枢中、髀枢、髋骨、髎骨、分中、髀厌。属足少阳胆经。位于臀区,股骨大转子最凸点与骶管裂孔连线的外1/3与内2/3交点处。在臀大肌、梨状肌下缘,内侧为臀下动、静脉,布有臀下皮神经、臀下神经,深部正当坐骨神经。主治腰胯疼痛、下肢痿痹、半身不遂等。直刺2～3寸。

2. 髀关 出自《灵枢·经脉》。属足阳明胃经。在大腿前面,当髂前上棘与髌底外侧端的连线上,屈股时,平会阴,居缝匠肌外侧凹陷处。布有股外侧皮神经与旋股外侧动、静脉分支。主治膝、髋、股、膝痛,下肢屈伸不利、麻痹、瘫痪,以及股外侧皮神经炎等。直刺1～1.5寸。艾炷灸3～5壮;或艾条灸5～10分钟。当人体部位名时,指大腿前上方股关节处。《灵枢·经脉》:"胃足阳明之脉……其支者,起于胃口,下循腹里,下至气冲中而合,以下髀关,抵伏兔。"

3. 承扶 经穴名。亦作扶承。出自《针灸甲乙经》。别名肉郄、阴关、皮部。属足太阳膀胱经。在大腿后面,臀下横纹的中点。布有股后皮神经、坐骨神经,以及与坐骨神经并行的动、静脉。主治腰、骶、臀、股部疼痛,痔疾,大便难,以及坐骨神经痛,下肢麻痹或瘫痪等。直刺1～2寸。

4. 风市 风市为足少阳胆经的腧穴,位于下肢的大腿外侧部。风市中"风"指风气、风邪也;"市"指集市、集结也。意指该穴为风邪易集结之处,常主治下肢风痹、中风、半身不遂、麻木不仁等病,为治疗风邪的要穴,故名风市。

5. 足五里 经穴名。《针灸甲乙经》原名五里。《圣济总录》名足五里。属足厥阴肝经。在大腿内侧,当气冲直下3寸,大腿根部,耻骨结节的下方,长收肌的外缘。布有生殖股神经,股前皮神经及闭孔神经前支,旋股内侧动、静脉。主治小腹胀满,小便不利,倦怠嗜卧,阴部湿痒,股内侧痛等。直刺1～1.5寸,避开血管。艾条灸5～10分钟。

6. 伏兔 属足阳明胃经。在大腿前面,当髂前上棘与髌骨外侧端的连线上,髌骨上6寸。伏兔别名外丘、外勾,位于大腿前隆起的股直肌处。《会元针灸学》说:伏兔者,伏是潜伏,大腿肉肥如兔,跪时肉起如兔之潜而不伏也,故名伏兔。主治:腰腿痛、下肢麻木、瘫痪、脚气、荨麻疹。取穴方法:伏兔位于人体的大腿前面,当髂前上棘与髌底外侧端的连线上,髌底上6寸。在股直肌的肌腹中有旋股外侧动、静脉分支;布有股前皮神经、股外侧皮神经。主治腰痛膝冷、下肢麻痹、疝气、脚气。人体穴位配伍:配髀关、阳陵泉治下肢痿痹。直刺1～2寸。

7. 阴市 足阳明胃经穴位,在大腿前面,当髂前上棘与髌底外侧端的连线上,髌底上3寸;仰卧伸下肢或正坐屈膝取穴。主治腹胀腹痛,腿膝痿痹,屈伸不利。

8. 血海　足太阴脾经的一个普通腧穴,位于股前区,髌底内侧端上 2 寸,股内侧肌隆起处,在股骨内上髁上缘,股内侧肌中间;有股动、静脉肌支;布有股前皮神经及股神经肌支。主治妇科病,血热性皮肤病,股内侧痛。操作方法为直刺 1～1.5 寸。

(李孝林　王华东)

第九节　推　拿

一、推拿治疗髋关节骨关节炎的作用原理

(一)疏通经络,行气活血

经络通达表里,贯通上下,像网络一样,布散全身,将人体各部分联系成一个有机整体。推拿手法通过作用于人体体表的特定部位而对机体生理、病理产生影响,具有"行气血而营阴阳,濡筋骨利关节"(《灵枢·本脏》)的作用,从而维持人体的正常生理功能。通过手法对体表刺激,促进了气血运行。"形数惊恐,经络不同,病生于不仁,治之以按摩醪药。"《素问·举痛论》在分析了疼痛的病理后,指出"寒气客于肠胃之间,膜原之下,血不得散,小络急引故痛,按之则血气散,故按之痛止"。通过手法对机体体表做功,产生热效应,从而加速了气血的流动。《素问·举痛论》中说:"寒气客于背俞之脉则脉泣,脉泣则血虚,血虚则痛。其俞注于心,故相引而痛,按之则热气至,热气至则痛止矣。"

(二)理筋整复,滑利关节

筋骨、关节是人体的运动器官。气血调和、阴阳平衡,才能确保机体筋骨强健,关节滑利,从而维持正常的生活起居和活动功能。正如《灵枢·本脏》中所说:"是故血和则经脉流利,营复阴阳,筋骨劲强,关节清利矣。"

筋骨关节受损,必累及气血,致脉络损伤,气滞血瘀,为肿为痛,从而影响肢体关节的活动。《医宗金鉴·正骨心法要旨》中指出:"因跌扑闪失,以致骨缝开错,气血郁滞,为肿为痛,宜用按摩法。按其经络,以通郁闭之气,摩其壅聚,以散瘀结之肿,其患可愈。"说明推拿具有理筋整复、滑利关节的作用,这表现在三个方面:一是手法作用于损伤局部,可以促进气血运行,消肿祛瘀,理气止痛;二是推拿的整复手法可以通过力学的直接作用来纠正筋出槽、骨错缝,达到理筋整复的目的;三是适当的被动运动手法可以起到松解

粘连、滑利关节的作用。

（三）调整脏腑功能，增强抗病能力

疾病的发生、发展及其转归的全过程，是正气和邪气相互斗争、盛衰消长的结果。"正气存内，邪不可干"，只要机体有充分的抗病能力，致病因素就不起作用；"邪之所凑，其气必虚"，说明疾病之所以发生和发展，是因为机体的抗病能力处于相对劣势，邪气乘虚而入。从人体后天之本来看，脏腑的功能，与人体的正气有直接关系。中医的脏腑，包括五脏、六腑和奇恒之腑。脏腑有受纳排浊、化生气血的功能。当脏腑功能失调或衰退，则受纳有限，化生无源，排浊困难，从而正气虚弱，邪气壅盛。

推拿手法作用于人体在体表上的相应经络腧穴，可以改善脏腑功能，增强抗病能力。手法对脏腑疾病的治疗有三个途径：①在体表的相应穴位上，施以手法，通过经络的介导发生作用；②脏腑的器质病变，是通过功能调节来发生作用的；③手法对脏腑功能具有双向调节作用，手法操作要辨证得当。推拿手法通过对脏腑功能的调整，使机体处于良好的功能状态，有利于激发机体内的抗病因素，扶正祛邪。

现代医学研究证明，推拿手法可以改善髋关节周围肌肉力学平衡、降低骨内压、改善关节周围循环，并且通过机械力促进或抑制相关蛋白基因的转录，从而抑制关节软骨的破坏，促进关节软骨再生。小针刀通过对病灶处的软组织粘连进行松解刺激，进而恢复膝关节的力学平衡，改善局部微循环，并且可以降低关节液中的细胞因子水平，减轻局部神经卡压，保护软骨及其基质，从而达到镇痛的效果。

二、推拿治疗髋关节骨关节炎的治疗原则

推拿的治疗原则是推拿治疗疾病的总的法则。临床工作中，必须因人、因病、因症、因时、因地，采用和组合不同的治疗方法治疗疾病。但推拿的具体治疗方法，是在推拿的治疗原则下制定的，这些原则是：整体观念，辨证施术；标本同治，缓急兼顾；以动为主，动静结合。

三、推拿施治髋关节骨关节炎的手法要求

手法操作要求持久、有力、均匀、柔和，从而达到"渗透"。"持久"是指手法能够持续运用一定时间，保持动作和力量的连贯性。"有力"是指手法必须具备一定的力量，并根据治疗对象、体质、病证虚实、施治部位和手法性质而变化。"均匀"是指手法动作的节奏、频率、压力大小要一定。"柔和"是指手法动作的轻柔灵活及力量的缓和，不能用滞劲蛮力或突发暴力，要"轻而不浮，重而不滞"。以上要求是密切相关、相辅相成的。持久能使手法逐渐深透有力，均匀协调的动作可使手法更趋柔和，而力量与技巧相结合则使手

法既有力又柔和,即所谓"刚柔相兼"。在手法的掌握中,力量是基础,手法技巧是关键,两者必须兼有。具有良好"渗透"性的手法,不仅可达到很好的疗效,而且操作时,患者会感到非常舒适。组织接受手法作用力,产生相适应的生物效应以达到良好疗效,是由手法"渗透"到的不同层次组织的生物特性所决定的。如此断定,推拿手法直接作用所涉及的组织层次,以及该层次所能接收到的手法作用力,是推拿疗效产生的关键。中医诊疗疾病,强调整体观念,讲究辨证论治,施以理法方药,处方按君臣佐使原则进行整体调节,推拿治疗疾病亦是如此。疾病的产生,纵然有诸多原因和途径,但主要病因和发病途径往往是治疗的关键,可能决定推拿治疗时手法作用的关键部位和层次。疾病的多样性导致了人体组织"手法最佳作用层次、次要作用层次、辅助作用层次、不适宜作用层次"的多样性,如果在对疾病的推拿治疗过程中,任意和无序的不分组织层次地予以手法力能的释放,不但会大量消耗医生的体力及时间,而且使医生不能集中手法力能以产生最佳作用,还可能引发各种干扰反应,最终达不到好的疗效,甚至发生推拿意外。因此,组织有不同层次之分,手法亦应根据作用力所能达到的层次,或者说"渗透"程度而有所区别,这里便牵涉推拿手法的分类问题。

四、髋关节骨关节炎推拿解剖

(一)体表标志

坐骨结节:取坐位时和凳子接触,在皮下易摸到。

耻骨结节:取坐位时在臀部下方,易摸到。

股骨大转子:髋部最外侧的骨性边界。

臀大肌:使臀部形成圆隆的外形。

臀股沟:为一横行的沟,界于臀部与大腿后面之间。

(二)体表投影

臀上动、静脉与神经:自髂后上棘至股骨大转子尖的连线的上、中 1/3 交点,即为臀上动、静脉及神经出盆处的投影。

臀下动、静脉与神经:自髂后上棘至坐骨结节的中点,即为臀下动、静脉及神经出盆处的投影。

坐骨神经:髂后上棘与坐骨结节连线中点至肱骨大转子尖连线的内、中 1/3 交界处。坐骨结节与股骨大转子连线的中点,至股骨两髁之间的中点,此两点的连线,即为坐骨神经在臀部与股后区行径的投影。

(三)肌肉

髋肌分为前群和后群。

前群:前群主要为髂腰肌,起自髂窝和腰椎体侧面及其横突,止于股骨小转子。

后群:后群分为三层。浅层有臀大肌与阔筋膜张肌;中层由上而下依次是臀中肌、梨状肌、上孖肌、闭孔内肌、下孖肌和股方肌;深层有臀小肌和闭孔外肌。

(四) 神经和血管

髋关节有后方坐骨神经的骨方肌支和臀上神经、前方的股神经和内侧的闭孔神经的分支分布。髋关节周围有髂内、外动脉及股动脉等的分支分布,位于臀大肌深面,股方肌与大转子附近。

(五) 骨与关节

髋关节由股骨头与髋臼构成。髋臼周缘由纤维软骨构成的髋臼唇,增加髋臼的深度,可容纳股骨头的 2/3。关节囊坚韧,上方附于髋臼唇周缘,下方前面到达两转子之间的线上,后面附于股骨颈的中部。髋关节的运动与肩关节类似,在冠状轴上可做屈和伸运动,在矢状轴上做内收和外展运动,在垂直轴上做旋内和旋外运动,还可以做环转运动。

五、髋关节骨关节炎推拿手法

患者俯卧,先以擦法在两侧腰骶、臀、股部自上而下操作 3~5 遍;点按双侧肾俞、大肠俞、秩边、环跳,每穴约半分钟。再以按揉及弹拨法作用于腰骶部两侧竖脊肌及周围肌群,刺激量以患者耐受为度,时间共计约 10 分钟。

在股骨大转子体表投影点附近施点按法,每侧约 10 次,力量由轻到重,以患者耐受为度;再以局部阿是穴为中心向四周约 5 cm 半径范围做弹拨手法 2~3 遍,同时弹拨骶髂关节附近区域。之后握住患者踝关节,使其小腿垂直于床面,弹拨梨状肌约 2 分钟。然后放开患者踝关节,使其自然俯卧,用掌根揉法自上而下放松两侧腰骶、臀、股部 3~5 遍,最后在腰骶部用擦法结束治疗,以透热为度。

六、髋关节骨关节炎推拿注意事项

推拿前需要环境安静,空气流畅,不可在完全密闭、闷热的环境中进行。

推拿前需要观察患者状况,询问是否存在低血糖症状,对存在上述情况者不宜立即推拿。推拿医师需要剪短指甲,避免弄伤患者皮肤。推拿开始前和结束后,推拿医师要执行手卫生以避免交叉感染。在寒冷环境,推拿医师需适当地搓热手部,以防患者感觉过于冰冷,降低疗效。推拿施治结束后,嘱患者防寒保暖,避免接触冷水、吹空调等,有条件者可对受术部位热敷。

(李孝林　王华东)

第十节 针刀治疗

　　针刀医学认为,髋关节内形成骨质增生的根本原因是髋关节内部的力平衡失调,而产生一系列临床症状和体征。造成力平衡失调的主要病理因素是髋关节周围软组织起止点处所产生的粘连、瘢痕、挛缩和堵塞,使髋关节内部产生高应力点,导致髋关节受力的力线发生变化,形成骨赘、骨关节错位及关节间隙变窄。

　　髋关节骨关节炎的病理构架是髋关节周围的软组织产生广泛的粘连、瘢痕和挛缩。针刀松解的关键点是髋关节周围的肌肉、韧带的起止点及滑液囊等,术后配合手法,以恢复髋关节正常受力线,解除拉应力和压应力的不平衡,使髋关节内部的力平衡得到恢复,从而使本病得到根本性的治疗。

一、髋关节针刀的应用解剖

　　(1) 前方结构:①股三角及其内结构:股三角位于大腿上段内侧,股三角内结构由外向内依次为股神经、股动脉、股静脉及股管。②大隐静脉位于大腿内侧。③股外侧皮神经:腰丛分支,位于髂前上棘下方5～6 cm,穿出深筋膜。

　　(2) 后方结构:①坐骨神经,经梨状肌下孔穿出后至臀大肌深面,经股骨大转子与坐骨结节连线中点稍内侧下行。②臀上神经、臀上动脉、臀下动脉、臀下神经。

二、髋关节针刀的适应证

　　(1) 适合于大部分以骨质增生、软骨破坏、肌肉韧带损伤,且症状和 X 线检查提示分期都属于轻中度的髋关节骨关节炎患者。

　　(2) 部分症状表现严重及存在手术指征者,但 X 线检查示关节间隙尚存、软骨面基本保留的患者,谨慎选择推拿治疗。

三、髋关节针刀的禁忌证

　　(1) 髋关节疼痛伴随功能障碍,但由髋关节结核、骨肿瘤、风湿和类风湿关节炎等不属于骨关节炎引起的患者。

　　(2) 髋关节周围有化脓性感染的患者,表现为局部红、肿、热、痛、功能障碍,包括皮肤感染及深部组织感染等。

（3）症状严重，X线检查提示分期属于晚期，关节软骨严重破坏，并发关节内严重游离体、急性滑膜炎、大量关节积液及严重关节畸形，需要手术治疗的患者。

（4）症状严重，髋关节间形成骨桥，髋关节呈现骨性强直；患侧下肢有血管、神经损伤，具备手术指征的患者。

（5）全身禁忌证：血友病、血小板减少、出凝血时间不正常。

（6）心、肺、肝、肾功能严重下降，多器官衰竭，肿瘤，贫血等恶病质患者。

（7）重度、全身皮肤疾病患者，或者是治疗部位有严重皮损患者。

（8）正在服用或者准备服用抗癌药物、类固醇类药物、免疫抑制剂等对身体功能有严重影响药物的患者。

（9）妊娠期、哺乳期或备孕期的妇女。

（10）髋关节骨折患者。

（11）传染病患者。

（12）精神病、严重神经官能症或有过癔症发作的患者要特别慎重。

四、髋关节针刀的操作方法

（一）操作前准备

（1）体位：根据病情，灵活使用体位，保证舒适。

（2）体表定位。

①髂前上棘：髂前上棘指的是髂嵴的前端。平卧位，经脐画水平线与正中线相交，以脐为起点向外下侧画一角平分线，在此平分线上向外下侧连续两次移放4横指，最后拇指指腹触之坚硬处。

②股骨大转子：股骨上段最膨出部位。

③腹股沟韧带：腹外斜肌腱膜在髂前上棘至耻骨结节间向后上方反折增厚的部分。外侧脚向内上发出的纤维经精索之后，移行于腹直肌鞘前层，称反转韧带；外侧脚内端弯向后外的纤维形成腔隙韧带（陷窝韧带）。

（3）消毒：在施术部位，用碘伏消毒2遍，然后铺无菌洞巾，使治疗点正对洞巾中间。

（4）麻醉：将1%利多卡因稀释后局部浸润麻醉，每个治疗点注药1 mL。

（5）刀具：对粘连轻，病程短，髋关节功能基本正常者，使用Ⅰ型针刀；对粘连瘢痕重，病程长，髋关节功能明显受限者，使用Ⅱ型针刀。

（二）针刀操作

（1）髋关节囊针刀闭合松解要领：患者处于仰卧位，以髂前上棘下方3 cm、偏内2

cm 处为进针点,直刺皮肤后匀速到达关节囊,有落空感后稍回退针刀,进行上下多点切割分离、铲拨松解挛缩的关节囊,使关节液得到扩散及吸收,囊内压力得以降低。

(2)股内收肌腱松解要领:患者仰卧,将患髋置于"4"字位,于耻骨弓处触诊股内收肌腱条索状筋结,以该点进针刀切割松解,直至条索紧张感消失。

(3)外侧髂胫束松解要领:患者侧卧,以大粗隆顶点为中心,上下触诊髂胫束筋结,针刀经皮直达筋结处,多点松解挛缩的髂胫束筋膜组织。

(4)后侧关节囊松解方法:患者俯卧或侧卧,经大转子后方,斜向后上进行松解,在后方紧缩关节囊。

(三)注意事项

严格注意无菌操作。熟悉解剖,注意髋关节周围结构,如前方股神经、股动静脉,后方坐骨神经。针刺手法需娴熟,进针刀不可太快,如患者有剧痛感,不能盲目进针刀,此时应将针刀退到皮下,调整方向再进针刀,即可到达骨面。

(四)术后康复训练

注意休息,避免剧烈活动,避免过多盘腿、内收髋关节。功能锻炼包括下肢肌肉力量和关节活动度练习。下肢肌肉力量训练包括单腿站立训练、仰卧位直腿抬高及股四头肌等长收缩等,每次训练 20～30 分钟,每天 2 次。关节活动度训练包括自主练习屈髋、外展等 6 个方向的活动,每次 10～15 个,训练 20～30 分钟,每天 2 次。疗程为 2 周。

(李孝林　王华东)

第十一节　其他治疗

一、一般治疗

对髋关节骨关节炎患者来说,适当的休息是很重要的治疗。除疼痛十分严重,采用卧床牵引外,一般不需卧床休息。只是限制关节活动,而允许其自理日常生活,这样可以减轻症状及延缓疾病的进程。髋关节是一持重关节,减轻关节的负重是另一条重要措施。通常可嘱患者扶手杖、拐、助行器行走,如用单拐,应该用患髋对侧手扶拐。患者如能减轻体重,则可大大减轻髋关节的负担,但常常难以做到。严重的髋关节骨关节炎患者应避免持续站立的工作。理疗和体疗应配合进行,以便减轻关节疼痛和肌肉痉挛,增强肌肉力量。

二、中医外治法

中医外治法有疗效显著、安全性高、费用低、对人体损伤小等优势,并且可以有效地改善患者疼痛、僵硬等症状,促进关节功能恢复,从而提高患者的生活质量,因而被广大患者接受。

(一)中药外敷

中药外敷包括单纯中药外敷、穴位贴敷、局部透药等方式。中药外敷具有方法简便易推广、药效直达病所、用药安全无痛苦、起效迅速可靠等方面的优势。中药穴位贴敷能有效减轻关节疼痛,患者诉自觉症状改善、关节活动范围增加、生活质量有很大提高。现代药理学表明,中药外用于局部,可以改善周围的血液循环,促进静脉回流,从而加快炎症物质的吸收。中药穴位贴敷是将中药外敷制剂局部贴敷于事先选择好的压痛点或阿是穴或循经取穴处,原理是舒筋活血、祛风散寒、消炎镇痛。常用的外用贴膏有复方南星止痛膏、奇正消痛贴膏、接骨膏等。

(二)中药熏洗

中药熏洗是将药物进行煎煮,在热效应的作用下,熏洗或淋洗患处,可以起到促进机体功能恢复的功效。中药熏洗作为中医的传统外治法,具有非常明显的优点,有内病外治、疏通经络、由表及里等作用,已经广泛应用于临床中。该疗法在不破坏髋关节原有结构的情况下能延缓疾病进程、缓解疼痛、改善功能,对本病的早中期治疗有一定的价值。

(三)中药熏蒸

中药熏蒸疗法是利用药物煎煮产生的热气熏蒸患处,具有活血化瘀止痛、疏通经络及关节的作用。

(四)中药离子导入

中药离子导入是根据中医辨证施治的原则,利用单向的调制中频脉冲电流,将中药离子导入体内,直接作用于病灶部位,发挥药物作用。同时,中频脉冲电流作用于人体局部深处,使肌肉发生有规则和无规则的各种收缩、按摩运动;通过对神经的刺激减轻疼痛感觉,加快局部组织的新陈代谢,从而具有改善血液循环、放松肌肉、疏通经络的作用,最终达到药物治疗和中频电疗的双重目的。

（五）药罐疗法

药罐疗法是以中药浸煮的木罐或竹罐吸拔于相应的穴位上以治疗疾病。药罐疗法依据中医理论,施治于经脉、腧穴、肌腱,可起到行气活血化瘀、通经活络、柔筋缓急的临床作用。药罐疗法具有拔罐和药物治疗的双重效果,既有拔罐疗法的物理治疗效果又有药物渗透治疗的生化效果,取拔罐和药物治疗之长。

三、电疗

治疗髋关节骨关节炎时,经皮神经电刺激疗法和中频脉冲电疗法均能有效减轻患髋的疼痛,同时,中频脉冲电疗法还具有消炎、消肿、解痉、改善局部组织血液循环的作用,治疗时通过刺激肌肉收缩还可防止肌肉萎缩。

中频脉冲电疗法能增强局部组织膜和细胞膜的通透性,直流电存在着电解、电泳、电渗现象,因此这两者都被用于中药汤剂、泼尼松龙等西药的药物透入中,使药物在局部靶点发挥直接治疗作用。

超短波不仅能有效扩张血管,消炎止痛,降低骨内压,软化松解粘连,还能有效缓解保护性痉挛,改善髋关节功能障碍。研究表明,毫米波可抑制软骨细胞的凋亡,延缓软骨退变。超短波治疗有保护关节软骨的作用。

高频电治疗髋关节骨关节炎患者,对患髋软骨退变还具有延缓和保护软骨的作用。

四、磁疗

磁疗通过增加局部血液循环,加快炎症因子的吸收和消散,从而降低其浓度,同时减轻髋关节肿胀对神经末梢的压迫作用,另外,能降低感觉神经末梢对外界刺激的反应,减少感觉神经的传入,起到较长时间的止痛效果,在髋关节急性期肿胀时使用,还可防止渗出液引起的粘连。

（李孝林　王华东）

第九章 髋关节骨关节炎的古代医家医论

一、髋痹的病名

古代文献中无"髋关节骨关节炎"疾病病名，多以症状出现于各论著之中。"髋"字历代文献出现较少，多为胯、髀、股等所替代，故古代文献中所论述的髀痛、胯痛、股痛等多与本病有关。如早于《内经》的《足臂十一脉灸经》和《阴阳十一脉灸经》中就有"股内痛""鱼股痛"等描述。《内经》论有"腰股痛""股胫足膝中痛"等表现。晋代皇甫谧《针灸甲乙经》则有"髀痹"病名。宋代王怀隐《太平圣惠方》等论有"腰胯疼痛"。元代朱丹溪《脉因证治》等论有"腰髀痛"。明代王肯堂《证治准绳》等论有"腰胯痛"。清代张璐《张氏医通》论有"大股痛"。《中国风湿病学》等论有"股阴痹"。现代娄多峰最早提出髋痹之名。娄玉钤《中国风湿病学》首次完善"髋痹"的理法方药。临床上依其发病特点，髋痹还有不同称谓。

1. 股痛 股，特指大腿，而股骨及股骨头是髋关节重要的组成部分。因此，古代文献中的"股痛"就是本病的主要症状，也是最早以此症状来称呼本病的。《内经》论有"腰股痛""阴股引髀而痛"等。《丹台玉案》列有"股痛门"。《张氏医通》在"腿痛"中论有"大股痛"。《中国风湿病学》《风湿病诊断治疗学》等将本病称为"股阴痹"。

2. 髀痹 髀，指大腿、股胯部。髀痹是本病最早的名称，首见于《针灸甲乙经》，其曰：髀痹引膝股外廉痛，不仁，筋急。《医学纲目》从之。另外，《灵枢·胀论》《脉因证治》《医醇賸义》论有"腰髀痛"。《经历杂论》论有"髀骨痛"。《丁甘仁医案》《痹疹专辑》论有"腰髀痹"。

3. 胯痛 胯，指腰和大腿之间的部分。古代文献多将"胯"与"髋"通称，如胯骨即髋骨等。因此，胯痛是本病最主要的症状，也多以此症状来称呼本病。《太平圣惠方》《儒门事亲》《普济方》《证治准绳》等论有"腰胯疼痛"。《证治准绳》《张氏医通》论有"腰胯痛"。髋关节骨关节炎在古代医家的医论中较少出现，究其原因有二：其一，古代因战乱、饥饿、瘟疫等因素，普遍来讲，平均寿命较短，多数不到 40 岁，因此发病率极低。研究这类疾病的医家自然就少。其二，中医骨伤科的形成虽然很早，但却发展缓慢。古代医家多重视研究大方脉、小方脉,而忽视骨科、伤科,认为骨伤科疾病无非是跌打损伤,其治疗皆属于"不登大雅之堂"的雕虫小技。故在唐以前无专科医书,仅在各家医著中散在地记载了一些有关骨伤科疾病的治法和论述。唐代仅出了一本蔺道人撰写的专著,即《仙授理伤续断秘方》,且该书主要讲解伤科疾病,对于骨病并无论著。嗣后,历经宋、金、元三代未再见一本骨伤科专著问世。直到明代方见异远真人的《跌损妙方》,薛己的《正体类要》。《正体类要》虽然专业性很强,但薛己并非骨伤科专业医生。至清代,骨伤科专著和专业医生才增多,如钱昌秀的《伤科补要》,胡廷光的《伤科汇纂》,江考卿的《江氏伤科学》,以及《少林寺伤科秘方》和《少林真传伤科秘方》等。从事骨伤科的医家多为僧人、艺人、或出自善武的拳师、士兵、武僧等所谓的下甲人,由于其社会地位低微,高雅的名医对骨伤科疾病不屑一顾。

4. 环跳风　《痹痿专辑》把发于髋关节的痹病称为环跳风。《痹病论治学》将西医学的髋关节肥大性关节炎称为环跳风。环跳风作为病名,多为民间俗称,是本病出现的以环跳部位症状为主的特殊表现,因此也可以作为特殊痹之一。

5. 髋痹　髋,髀上也。古代文献无髋痹之名。娄多峰提出髋痹之名,在《娄多峰论治痹病精华》的"下肢痹病"中论有本病,并列有髋痹医案 8 例。娄玉钤在《中华中医药杂志》中首次把髋痹作为肢体痹之一进行论述。《中医风湿病学》最早用独立的章节对髋痹的定义、病因病机、辨证论治、调护预防等进行论述,完备其理法方药。其后多被采用。

二、髋痹的病因病机

外邪侵袭或外伤是髋痹病发病的外在因素。风、寒、湿邪导致髋部周围气血运行受阻,不通则痛,是本病发病的基本病机,即所谓的"风寒湿三气杂至,合而为痹也"。从古代医家的临证医案中可以看出,髋痹的病因病机不外乎以下几个方面:先天禀赋不足,或感受外邪,或劳损外伤,导致髋部气血运行不畅,经脉闭阻,筋骨失养。

1. 感受外邪　气运太过或不及,风寒湿热等外邪侵袭,痹阻经脉,髋部气血瘀阻,而致本病;或居处潮湿,或素体虚弱,外感风寒湿等邪,邪侵髋部,经脉受阻,而致髋痹。如《素问·气交变大论》曰:"岁水不及,湿乃大行……腰股痛发,腘腨股膝不便。"《素问·至真要大论》曰:"少阴在泉,客胜则腰痛,尻股膝髀腨胻足病。""太阳在泉,寒复内余,则腰尻痛,屈伸不利,股胫足膝中痛。"《太平圣惠方》曰:"脚膝腰胯被冷风攻击,疼痛不得行走。"宋代《圣济总录》曰:"盖肾主腰脚,其经为寒邪冷气所客,注于腰脚,则膝胫髀胯腰脊冷痛。"金代张从正《儒门事亲》曰:"夫妇人腰胯疼痛,两脚麻木,恶寒喜暖者,《内经》曰乃是风寒湿痹。"《证治准绳》曰:"因伤于寒湿,流注经络,结滞骨节,气血不和,而致腰胯痛。""足跗热起渐至腰胯……皆是湿为病。"明代孙文胤《丹台玉案》曰:"脾经受湿,下流于股,则肉酸疼;肝经受寒,下及于股,则筋挛急痛;肾经受寒,下注于股,则骨髓冷痛。"清代喻昌《医门法律》曰:"因风寒湿三气,混合入于阴股。"李用粹《证治汇补》曰:"臀髀腰脚骨热肿痛,行步艰难者,湿热成痹也。"《张氏医通》曰:"湿气伤肾,肾不生肝,肝风挟湿,流走四肢,肩髀疼痛。""寒湿流注于足少阳之经络,则为腰胯痛。"顾世澄《疡医大全》曰:"寒湿气袭于经络血脉之中为痛,痛于两臂、两股、腰背、环跳之间。"

2. 正气亏虚 先天禀赋不足,或房事不节,或年老体虚,肝肾亏虚,肾精亏少,骨髓化源不足,精血不充,筋骨失养而致髋痹。如隋朝巢元方《诸病源候论》曰:"肾主腰脚,肾虚弱则为风邪所乘,风冷客于髀枢之间,故痛也。"《太平圣惠方》曰:"肾脏虚冷,气攻腰胯疼痛,羸弱无力。""夫腰胯疼痛者,由气血肤腠虚疏,而受风冷故也;肾主腰脚,肾脏虚弱,为风邪所乘,风冷客于腰胯之间,故令疼痛耳。"《圣济总录》曰:"劳伤之人,肾气既衰,阳气不足,寒湿内攻,经络拘急,所以腰髋强直而痛,不能俯仰也。"金代李杲《东垣试效方》曰:"足太阳膀胱之脉……腰似折,髀不可以曲,是经气虚,则邪客之,痛病生矣。"清代钱秀昌《伤科补要》曰:"血虚气弱,下部腰胯膝腿疼痛,筋骨酸软无力,步履艰难。"林佩琴《类证治裁》曰:"阴虚者体羸,足心及股胫热痛。"马培之《马培之医案》曰:"腰似折,髀不可以曲……在肾者,腰脊强痛,痛引股腿,日久精血衰夺,筋骨不荣。"刘恒瑞《经历杂论》曰:"恐惧伤肾,腰髀虚痛喜按。"

3. 痰瘀气滞 过食或嗜食辛辣香燥膏粱厚味,或过度饮酒,损伤脾胃,导致脾胃虚弱,津液不化,湿聚成痰,痰湿痹阻而致髋痹;或郁怒忧思,气机不利,气滞血瘀,经络痹阻,而致痹;或慢性劳损,或髋部骨折、跌仆闪挫致局部血脉受损,离经之血阻于经脉,瘀血痹阻而发病。《太平圣惠方》曰:"伤折后,脚膝腰胯被冷风攻击,疼痛不得行走。"《圣济总录》曰:"伤寒后风虚气滞,攻腰胯疼痛,坐卧艰难。"宋代王执中《针灸资生经》曰:"恶血注之,股外肿。"陈言《三因极一病证方论》曰:"痰饮伏在胸膈上下,忽然颈项、胸背、腰胯隐痛不可忍,筋骨牵引作痛,走易不定。"《丹台玉案》曰:"妇人产后或患股痛,乃恶血流于经络也。"《医门法律》曰:"忽患胸背、手脚、腰胯痛不可忍,牵连筋骨,坐卧不宁,走移无定,乃痰涎伏在胸膈上下,变为此疾……风寒湿三痹之邪,每藉(借)人胸中之痰为奥(相)援。"《证治汇补》曰:"髀枢左右一点痛起,延至膝骭肿大,恶寒,夜剧者,痰也。"

综上所述,本病病因不外虚、邪、瘀三个方面。主要病机是经脉痹阻,气血不畅,筋骨失养。病位在髋部,与肝、脾、肾等脏腑关系密切。本病病程较长,病情复杂,常形成虚实夹杂之证。虚多为气血不足、肝肾亏虚等。阳气虚弱,易为风、寒、痰、热、瘀、湿等邪气侵犯,阻滞经络,发生疼痛、肿胀、麻木,或关节屈伸障碍、肢体活动欠利;实多为风寒湿痹、血瘀痰浊等。病邪日久不祛,侵入骨骱者,可见骨蚀、骨痿、畸形;内舍脏腑者,可出现脏腑痹。痹证的基本病机是风、寒、痰、热、瘀、湿等邪气滞留,闭塞经络而痛。患者素常体虚,外邪侵犯机体,可以因为个性特征因素的差别而有热寒的从化。

三、髋痹的临床表现

古代医家对于髋痹的研究,还包含髋痹的一些主要的临床表现,主要有以下几个方面。

"腰股痛发,腘腨股膝不便。"(《素问·气交变大论》)"尻股膝髀腨骺足病。""股胫足膝中痛。"(《素问·至真要大论》)"股胫淫泺。"(《灵枢·经筋》)"阴股引髀而痛。"(《灵枢·经筋》)"髀枢中痛不可举。"(《针灸甲乙经》《备急千金要方》《针灸资生经》)"足髀不可举。""髀痹引膝股外廉痛,不仁,筋急。""髀筋瘘,胫痛不可屈伸,痹不仁。"(《针灸甲乙经》《医学纲目》)"髀枢脚痛。""髀中痛不得行。""髀枢膝骨痹不仁。""腰脊股臀尻阴寒痛。"(《备急千金要方》《针灸资生经》)"腰胯疼冷。"(《外台秘要》)"腰胯疼痛,筋脉拘急,行动难。""腰胯疼痛,羸弱无力。""腰胯间疼痛不可忍。""腰胯及胁肋疼痛不可忍。""腰胯疼痛,四肢少力。""腰胯疼痛,行步不得。""腰胯连两胁,疼痛如打。""腰胯连脚膝,晓夜疼痛不可忍。"(《太平圣惠方》《普济方》)"脚膝腰胯……疼痛不得行走。"(《太平圣惠方》)"膝胫髀腰脊冷落。"(《圣济总录》《普济方》)"腰髋强直而痛,不能俯仰。""膝胫髀胯腰脊冷痛,肌肉不仁。""腰胯疼痛,坐卧艰难。"(《圣济总录》)"髀枢股骺痛。""脚股筋急,髀枢不仁。""腰髋疼,脚膝不遂。""筋挛楚酸,髀枢痛。""腰脊强引腹痛,阴股热。""股外肿。""腰髋疼脊强不得转。"(《针灸资生经》)"颈项、胸背、腰胯隐痛不可忍,筋骨牵引作痛。"(《三因极一病证方论》)"妇人腰胯疼痛,两脚麻木,恶寒喜暖。"(《儒门事亲》《普济方》)"腰似折,髀不可以曲。"(《东垣试效方》《医学纲目》《马培之医案》)"腰胯不能动移。"(《永乐大典》引《风科集验方》)"背手脚腰胯隐痛不可忍,连筋骨牵引钓痛,坐卧不宁,时走易不定。""腰胯肋下,结气刺痛。""冷气连腰胯痛。""腰胯冷痛。""冷滞风气,攻刺腰胯疼痛。"(《普济方》)"腰背以下腿股瘫痪,寸步不能,日夜抽掣,伏床不起。"(《解围元薮》)"腰、膝、臂、髀大骨痛。"(《明医指掌》)"足跗热起,渐至腰胯,或麻痹痿软。"(《证治准绳》)"腰胯湿热作痛。"(《寿世保元》)"两股上连腰胯疼痛。"(《丹台玉案》)"胸背、手脚、腰胯痛不可忍,牵连筋骨,坐卧不宁,走移无定。"(《医门法律》)"臂髀腰脚骨热肿痛,行步艰难……髀枢左右一点痛起,延至膝骺肿大,恶寒,夜剧。"(《证治汇补》)"足心及股胫热痛,左尺细数,或两尺数盛。"(《张氏医通》《类证治裁》)"肩髀疼痛,拘急浮肿。""痛自腰胯以至足胫,或上或下,或红或肿。""大股痛,痛而喜按……痛不可按。"(《张氏医通》)"痛于两臂、两股、腰背、环跳之间。"(《疡医大全》)"腰痛连环跳穴痛痹……腰髀环跳悉痛,脉涩,烦劳即发。"(《杂病源流犀烛》)"腰胯膝腿疼痛,筋骨酸软无力,步履艰难。"(《伤科补要》)"胯久痛。"(《春脚集》)"腰脊强痛,痛引股腿。"(《马培之医案》)"腰髀虚痛喜按。"(《经历杂论》)"肿痛,以肘臂股膝内侧为甚。""肩肘、腕指、髀枢、膝膑、踝趾诸关节,游走作痛。""髀膝、肩肘关节较常受累,而髀膝疼痛常较肩肘为重。"(《临证会要》)"筋骨疼痛,腰胯酸痛。"(《慈禧光绪医方选议》)

综上文献论述,髋痹的主要症状:髋部疼痛、麻木、酸困、屈伸不利,甚则强直等;髋关节僵硬,活动受限;疼痛可为间歇性或持续性,行走活动后可加重,多为针刺样痛、钝痛、酸痛不适;病程久者多伴患肢肌肉萎缩、肌力下降、感觉减退、走路跛行。根据其证候特点,西医学的股骨头坏死、强直性脊柱炎、髋关节损害、髋关节骨关节炎及各种原因引起的髋关节滑膜炎等出现髋痹表现者,可参考本病辨证论治。

四、髋痹的辨证论治

(一)髋痹的治疗原则

本病初起,外邪痹阻,气滞血瘀,邪盛正实,治以祛邪通络、活血化瘀为原则。久病迁延或体虚之人,多为肝肾亏虚、气血不足,邪少正虚,治以滋养肝肾、补益气血,兼祛邪通络为原则。另外,本病治疗应重视针灸、理疗等,适当进行功能锻炼。伴发髋部经筋痹者,应兼顾治疗。

(二)历代医家对髋痹的论治

1. 秦汉晋唐时期 《内经》提出针刺治疗本病。《伤寒论》的当归四逆汤可治寒入经络,以致腰股、腿足疼痛或麻木。《针灸甲乙经》承《内经》针灸治疗本病曰:"风足髀不可举,侧而取之,在枢阖中,以圆利针,大针不可。""髀痹引膝股外廉痛,不仁,筋急,阳陵泉主之。""髀枢中痛,不可举,以毫针,寒留之,以月生死为痏数,立已;长针亦可。腰胁相引痛急,髀筋瘲,胫痛不可屈伸,痹不仁,环跳主之。"《备急千金要方》《圣济总录》《医学纲目》从之。唐代孙思邈《备急千金要方》针灸治疗本病曰:"阳辅、阳交、阳陵泉主髀枢膝骨痹不仁。""扶承主腰脊股臀尻阴寒痛。""丘墟主腕不收,坐不得起,髀枢脚痛。""环跳、束骨、交信、阴交、阴舍主髀枢中痛不可举。""临泣、三阴交主髀中痛不得行。""涌泉、然谷主凡髀枢中痛不可举。"《针灸资生经》从之。王焘《外台秘要》用生石解酒治疗"腰胯疼冷,风痹脚弱"。东汉张仲景在《伤寒论》及《金匮要略》中提出许多治疗痹证的方法与方剂,如"湿痹之候,小便不利,大便反快,但当利其小便""病历节不可屈伸,疼痛,乌头汤主之"。如防己黄芪汤、白虎加桂枝汤、桂枝芍药知母汤亦是治疗痹证的常用方剂。张仲景首开辨证论治之先河,其治法以散寒除湿止痛为主。

2. 宋金元时期 《太平圣惠方》《圣济总录》《普济本事方》等,均不乏治疗痹证的方剂,且《太平圣惠方》中在治疗痹证时运用了全蝎、地龙、乌梢蛇等虫类药,是痹证用药的一大进步。《太平圣惠方》专列"治腰胯疼痛诸方"12首:如独活散"治冷滞风气攻刺,腰胯疼痛",虎骨散"治腰胯连脚膝,晓夜疼痛不可忍",熟地黄散"治腰胯及胁肋疼痛不可忍",狗脊丸"治肾脏虚冷,气攻腰胯疼痛",牛膝丸"治腰胯疼痛,四肢少力",木香丸"治久冷,腰胯疼痛",萆薢丸"治腰胯疼痛,筋脉拘急,行动难",巴戟丸"治风冷,腰胯疼痛,行步不得"。并外用熨方治疗本病:用淋熨虎骨汤"治伤折后,脚膝腰胯被冷风攻击,疼痛不得行走。煎十余沸,渐渐淋熨痛处,立效"。《圣济总录》用芫花散"治伤寒后风虚气滞,攻腰胯疼痛"。《针灸资生经》承《备急千金要方》针灸治疗本病曰:"腰俞治腰髋疼。""跗阳治……髀枢股胻痛。""浮郄治髀枢不仁。""白环俞治腰髋疼,脚膝不遂。""京骨治筋挛楚酸,髀枢痛。""委中治……风痹髀枢痛。""合阳治腰脊强引腹痛,阴股热。""殷门治……恶血注之股外肿。"《三因极一病证方论》用控涎丹"治痰饮伏在胸膈上下,忽然颈项、胸背、腰胯隐痛不可忍,筋骨牵引作痛,走易不定"。《普济方》《医门法律》从之。《儒门事亲》曰:"妇人腰胯疼痛……先可服除湿丹七八十丸,量虚实以意加减;次以禹功散投之,泻十余行,清冷积水,青黄涎沫为验;后以长流水同生姜、枣煎五苓散服之,风湿散而血气和也。"《脉因证治》对于"腰胯重痛"的治疗"宜流湿,散风寒,逐痰积,气血自然湍流也,除湿丹……禹功散"。

3. 明清时期　《普济方》承《太平圣惠方》列有狗脊丸、萆薢丸、应痛丸、牛膝丸、独活散、虎骨散、木香丸、熟地黄散、巴戟丸等"腰胯疼痛"方剂14首。明代解缙《永乐大典》引《风科集验方》用万灵丹治"腰胯不能动移"。沈之问《解围元薮》用花龙丸治"风湿,腰背以下腿股瘫痪"。《证治准绳》辨证论治"腰胯痛"曰:"若因伤于寒湿……而致腰胯痛者,宜除湿丹,或渗湿汤加芍药、青皮、苍术、槟榔;有痰积郁滞经络……用导痰汤加槟榔、青皮、芍药,实者禹攻散;湿热腰胯作疼,宜清湿散。"用加味二妙丸治"疼痛……足跗起热渐至腰胯"。《寿世保元》用清热胜湿汤"治腰胯湿热作痛者"。《丹台玉案》列有4首方剂治疗股痛:舒筋调荣汤、躢痛神异膏"治一切股痛";和荣汤"治两股上连腰胯疼痛";另有一首外洗方剂治疗股痛。并详细论述"股痛"治疗须认真辨证,才能避免误治,曰:肝脾肾经"其痛各有所属也,而可以一概治之乎?设使筋挛急痛,误以为湿而用燥剂治之,则燥尽其血,而筋失所养,其痛愈甚,必投以养血之剂,则筋自舒而不挛急矣;使骨髓冷痛,误以为湿,而用燥药治之,则燥尽其髓,而骨空虚,其空愈加于痛,必投之以补髓之剂,则骨气充而无所苦矣;使肉内酸痛,单用热药,而不用燥剂,肉得热而融活,固有微效,而湿留于中,何时而去?必以热药为向导,而以燥剂君之,以血药佐之,则湿可去而血亦不枯,此万全之法也。若妇人产后或患股痛,乃恶血流于经络也,要当以热药为向导,而以活血之剂君之,以行气之药佐之则愈。若误以为湿,而投燥剂,则不惟股中之血易干,而一身之血亦病矣。若误以为寒,而投热药,则血得热而行,犹为庶几然,大热之剂,亦未可轻用,慎之慎之"。对后世论治本病具有指导意义。《医门法律》用通痹散治"因风寒湿三气,混合入于阴股"。《张氏医通》辨证论治"大股痛"曰:"大股痛,痛而喜按者,肝肾虚寒而湿气痹着也,四斤丸二方选用;痛不可按者,败血也,川芎肉桂汤,或舒筋三圣散,酒调服;妇人产后多有此证,宜加穿山甲①、桃仁;虚人,十全大补汤加附子、穿山甲;有湿热者,痛虚心肿,而沉重不能转侧,二妙散加羌、防、升、柴、术、草之类,或除湿汤、渗湿汤选用。""肩髀疼痛,拘急浮肿,《金匮》乌头汤加羌活、官桂。""湿热者,痛自腰胯以至足胫,或上或下,或红或肿,小便赤涩,脉濡大而数,当归拈痛汤。"《疡医大全》用躢痛五汁膏治"痛于两臂、两股、腰背、环跳之间"。清代沈金鳌《杂病源流犀烛》承《临证指南医案》曰:"腰痛连环跳穴

---

①　注:2020年6月,穿山甲被列为国家一级保护野生动物,故在临床应用中应灵活处理。

痛痹者,宜沙苑子、桂枝、茯苓、桑寄生、炒杞子、炒茴香;腰髀环跳悉痛……下焦空虚,脉络不宣,所谓络虚则痛者,宜归身、小茴、桂枝、木防己、牛膝、萆薢、沙苑子、生杜仲。"并用除湿汤"治腿股、膝膑、胫足病之因于湿者"。《伤科补要》用健步虎潜丸治"腰胯膝腿疼痛"。《类证治裁》承《张氏医通》曰:"阴虚者体羸,足心及股胫热痛,左尺细数,或两尺数盛,虎潜丸去陈皮加肉桂;阳虚者足浮肿无力,大便泻,右尺虚大,或两尺浮迟,脾与命火俱衰。先用补中益气汤加炮姜,再用八味丸。"孟文瑞《春脚集》用补胯丸"治胯久痛属虚者"。《马培之医案》曰:"腰似折,髀不可以曲……腰脊强痛,痛引股腿……独活汤、安肾丸主之。"《经历杂论》曰:"恐惧伤肾,腰髀虚痛喜按,法当甘咸补肾。"双合汤出自清代沈金鳌《杂病源流犀浊·麻木源流》,是由桃红四物汤及二陈汤两个方剂的合方加减而成,具有"活血化瘀,祛痰通络"之功效。其中桃红四物汤为活血化瘀方剂;而二陈汤为燥湿化痰的经典方剂。方中桃仁味苦,入心肝血分,善泄血滞,祛瘀力强,红花辛散温通,为活血祛瘀之要药,桃仁、红花相须为用,则活血祛瘀之力较著;当归甘温,为补血良药,兼具疏通血脉作用;川芎活血行气;白芍养血益阴,缓急止痛,以上配伍后具备疏通血脉、化瘀、止痹痛、疏通经络的功效;茯苓、半夏、陈皮、白芥子、竹沥、姜汁健脾化痰,其中半夏辛温性燥,善能燥湿化痰,且又和胃降逆;陈皮既可理气行滞,又能燥化湿痰;方中陈皮、半夏等量为用则相得益彰,巩固燥化湿邪、温化寒痰之力;茯苓强健脾胃、渗透湿邪,以助力化痰,强健脾胃以杜绝痰诞生之源头;加白芥子温通经络,善除"皮里膜外"之痰;竹沥为痰家之圣剂也;生姜、甘草温中健脾,调和诸药。补肾壮筋汤出自《伤科补要》卷三,具备补肝益肾、强筋壮骨的功效。方中熟地黄生血益精,长骨中脑中之髓,山茱萸补肝益肾,两者相须为用,配伍后共奏补益肝肾之效,为君药。续断善续筋骨,调血脉;杜仲则补中益肾添精;五加皮能祛风除湿,强筋壮骨;以上三者为臣药,配伍后助力君药补肝益肾、强壮筋骨,兼可祛除风湿。白芍养血、和营、敛阴、止痛,青皮具备疏肝、行气的功用,茯苓利水除湿、强健脾胃,当归补血兼活血,以上诸药共为佐药。牛膝补肝益肾、强壮筋骨、疏通经络,兼引病邪下行。

五、髋痹的转归预后

髋痹病程较长,病情复杂。本病的转归及预后与体质强弱、发病原因等因素有关。病初多以邪实为主,病多轻浅,及时治疗则预后较好;若未及时正确治疗,病情则由轻转重,迁延难愈,甚则发展为骨痿、骨蚀致人残疾,或出现脏腑器质性病变,预后较差。《东垣试效方》曰:"久则髓减骨枯,骨枯发为骨痿。"

(蔡绍明 吴磊磊)

第十章 髋关节骨关节炎的近现代医家经验

骨关节炎又称退行性关节病、骨关节病或肥大性关节炎,是一种以关节软骨退行性变和继发性骨质增生为特征的慢性关节疾病,主要临床表现为缓慢发展的关节疼痛、僵硬、肿大伴活动受限。骨关节炎好发于负重较大的膝关节、髋关节、脊柱及远侧指间关节等部位。从历代医家的研究来看,对骨关节炎的研究相对较少,主要对于髋痹的研究比较深入。而髋关节与关节联系比较密切,因此对于两种疾病的研究,大体上可以从同样的方向去研究。根据规范化研究,髋痹作为一级病名(风湿病——痹病)和二级病名(肢体痹)下面的三级病名,有待进一步规范。

髋痹病位在髋部,与肝、脾、肾等脏腑关系密切。其致病因素不外乎"虚、邪、瘀"三个方面。本病病程较长,缠绵难愈。主要病机是经脉痹阻,气血不通,筋骨失养。多因感受外邪,或劳损外伤等因素而诱发。髋痹的治疗,应当辨清虚实。病之初属实,表现为气滞血瘀、经脉痹阻,治以活血化瘀、疏通经络,及早施治,预后良好。病久则邪入骨骱,侵及脏腑,而致气血不足、肝肾亏虚,治以养气血、补肝肾、壮筋骨,兼祛邪通络。若出现骨质破坏,功能受限,或脏腑器质性病变,预后较差。因此,本病应早期积极正确治疗。髋痹作为常见风湿病之一,在临床中经常遇到,且往往与其他疾病并存,具有重要临床意义。本病与中医学的"痹证"相似,可归属于"痹证"范畴。《内经》曰"风寒湿三气杂至,合而为痹也",然"正气存内,邪不可干"。中老年患者,平素肝肾亏虚,肝虚无以养筋,肾虚无以主骨,精血不足以濡养筋骨,筋骨失养,另加长期劳损,易感风寒湿热,故血脉凝滞、筋络不通而致痹痛。中医认为,本病的发生以肾精亏虚为本,还与外邪侵袭、劳损过度、外伤等有关。本病基本病因病机为虚、瘀、湿、热,而精血亏虚、肝肾阴虚是发病的关键。病位在筋骨,与肝、肾密切相关。病性多为本虚标实,发作期以标实为主,缓解期以本虚为主。

一、近现代医家对痹病病因的认识

路志正、焦树德教授认为:痰浊瘀血是机体在内因或外因作用下的病理产物,而痰浊瘀血又可以作用于机体,成为新的疾病的病因。在痹病之前,机体由于某些因素在体内已形成了痰瘀。如饮食不节、过食生冷,或外伤术后、跌仆闪挫等,前者致使脾失健运,聚湿内生痰浊,后者可导致血行凝滞局部,形成瘀血。另一种情况则是,在痹病未病之前,体内并无痰瘀,由于外感六淫成痹日久后,导致脏腑经络功能失调,从而产生痰瘀;痰瘀再与六淫之邪交阻相夹,成为新的致病因素,作用于机体以致虚实夹杂,病程缠绵难愈,并可渐次内舍,累及脏腑,出现脏腑虚损病变。娄多峰教授认为,虚邪瘀(痰)三者是风湿病的三大致病因素,在风湿病病理演变中起着主导作用。其可由许多具体原因所致,这些具体原因,直接或间接成为风湿病的病因。黄莺飞重视从脾胃论治痹病,他认为:人体的壮实与否,与脾胃的运化功能相关。正气虚是痹病发生的基础,邪侵是痹病的重要条件。正气虚即人的气血精津等物质不足,人体调节功能、抗邪功能低下是引起痹病的先决条件,是内因。若卫气虚弱,腠理不密,御邪力弱,则邪气乘虚而入,经脉闭阻,气血运行不畅,形成痹病。王波等重视对肝脏的调摄,认为肝肾亏虚是形成痹病的首要条件,脾胃虚弱是由于饮食不节,过食肥甘,或因嗜酒,或寒凉偏嗜,使脾胃功能失职,生寒生湿生热,邪气留滞于肢体关节而发生痹病。肝气郁滞引发神志失调,可致肝失疏泄,血行受阻,表现在肢体上可出现以关节、肌肉疼痛为主要症状的痹病,若肝脏功能失职,肝血不能养筋,可出现关节肌肉疼痛,关节屈伸不利,肌肤麻木的痹病表现。刘晓燕等认为风湿病(痹病)的主要病机是邪胜与正虚两个方面;正气亏虚为痹病发生的基础;痰瘀互结是反复不愈、关节肿大变形的病理基础;病位在筋脉关节,日久损伤肝肾筋骨。袁秋萍认为痹病之因多为气血本虚,或劳倦调护不慎而致营卫不固,腠理不密,复受风寒湿邪气乘虚侵袭,痹阻于脉,致经脉失荣、筋骨失养而成为痹病。王夜教授认为"药物所伤"是痹病发病因素之一,包括过用寒凉、过用辛热、过用虫类、过用峻毒,均可导致痹病。他提出对于痹证的治疗用药要在恪守中医理法的基础上,辨证论治,灵活变通,注意表里寒热虚实,保持人体的"阴平阳秘",使治疗更加合理有效,不至于因药误治。

二、近现代医家对痹病病机的认识

秦伯未先生对痹病的论述:痹证是一种临床上常见的多发病,它的主要表现以全身或局部的关节或肌肉疼痛为主,有时兼感酸楚、麻木、沉重等。本病多发于寒冷、潮湿地区,由外受风、寒、湿邪引起,这三种外邪互相结合,不同于单纯的伤风、伤寒、伤湿,所以俗称"风湿痛"。它的发病部位多在经络,使气血不能通畅,形成"不通则痛"的本证。正因为邪留经络影响气血,故大多病程比较缠绵,病情比较顽固,常因气候变化而症状随之加重。

周仲瑛教授认为:病机主要为外邪痹阻肢体经络,气血运行失常。风寒湿热外邪,侵袭肢节、肌肉、经络之间,以致气血运行失常,而为痹病。感受的外邪不同,表现出的症状也不同,如风邪偏胜者为行痹,寒邪偏胜者为痛痹,湿邪偏胜者为著痹,热邪偏胜者为热痹等。病初以邪实为主,病久邪留伤正可能导致虚实夹杂。外感风寒湿热之邪易阻痹经络关节,影响气血的运行,可导致痰瘀的形成;也可能由于肝肾亏虚,气血不足,使气血津液运行无力,形成痰瘀。病位初在肌表经络,久则深入筋骨。久病不愈,或受邪较重,病邪可由表入里,由经入脏,形成顽固而难愈的"五脏痹"。《内经》中对此也有所论述:"五脏皆有合,病久而不去者,内舍于其合也。故骨痹不已,复感于邪,内舍于肾;筋痹不已,复感于邪,内舍于肝;脉痹不已,复感于邪,内舍于心;肌痹不已,复感于邪,内舍于脾;皮痹不已,复感于邪,内舍于肺。"张华东等将痹病病因归纳为:肝肾不足、寒湿内侵;脾胃蕴热、复感外邪;阴血不足、风邪外袭;气虚湿盛、汗出当风;过食酸咸、内伤肝肾。其发病强调本虚于内,邪袭于外。内在因素多兼有内虚,人体在内虚的基础上更易感受外来邪气的侵袭,由此内外相感,皮肤、筋骨的气血因而凝滞不通,流于关节,则发而为痹,明确了痹病的发病多由"重虚"所致。

乔建玲等认为痰浊是导致痹证发病的重要因素之一。朱丹溪《格致余论》:"大率因血受热,已自沸腾,其后或涉冷水,或立湿地,或扇取凉,或卧当风,寒凉外搏,热血得寒,污浊凝涩。"痰浊形成后常阻滞经络,奎遏邪气,不通则痛,故痹证常以疼痛、肿胀、重着为主要表现。清代喻昌《医门法律》曰:"风寒湿三痹之邪,每藉(借)人胸中之痰为奥(相)援。"李满意等认为风痹的病因有内、外两个方面。内因为正气虚弱,卫外不固,或脏腑功能失调,风自内生;而风为百病之长,且风邪不能独伤人,故寒、湿、热等其他淫邪常依附于风而侵犯人体,因此,外因为风邪或挟寒、湿、热等邪侵袭。寒痹的病因有内、外两大因素。内因多为脏腑阴阳失调,正气不足,或寒邪内生;外因则为严冬涉水、步履冰雪、久居寒湿之地等,导致寒邪或兼风湿等邪侵入机体。湿痹内因为禀赋不足,气血亏虚,营卫失调,湿邪乘虚而入;或正气亏虚,津液不能正常气化,聚而成湿,湿邪稽留,气血运行不畅而致痹;外因为感受湿邪,脾为湿困,湿聚成痰;或湿邪阻络,气机阻遏,血行不畅而致痹;痰瘀互结,痹阻经络而致痹。热痹外因为久居炎热潮湿之地,或处于天暑地蒸之中,或长期在较高温度的环境中。风湿热暑等邪侵袭机体,痹阻气血经脉,滞留于关节筋骨,发为热痹。其内因为先天禀赋不足,素体虚弱,或病后失养,致气血耗伤,精血亏虚,腠理空疏,热邪或挟风、湿等邪乘虚入侵,搏结于肢体关节而致痹。

韦篙等认为,痹证的病因病机多为伏邪致痹、经筋不通、阴痰凝结、邪伏膜原。

熊继柏等认为正气不足是痹证发生和发展的基础,当外邪入侵,由表及里时,正气随之虚衰,气血不足,肢体、经脉、筋骨失充、不荣而痛;痹证日久或有营卫不足,腠理不固,复感外邪,则形成虚实夹杂之证。

袁占盈教授结合自己多年的临证经验,将痹证的病因病机概括为正虚邪痹,正虚为本,邪痹为标。正虚包括气虚、血虚、阴虚、阳虚,或气血两亏,或阴阳俱损,或气血阴阳俱不足。主张从虚论治痹证,或补气兼以祛邪,或养血兼以祛邪,或滋阴兼以祛邪,或温阳兼以祛邪。

张荒生教授认为正气不足是痹病发生的内因,是本;风、寒、湿邪是其发生的外在因素,是标。内因正气不足,外受风寒湿邪而诱发本病的发生。主要病机为湿困中阻、脉滞不畅。

陈雷鸣等将痹病病因病机概括为正气亏虚、外邪侵袭、痰浊瘀血阻滞三个方面。人体先天禀赋不足,脏腑功能低下是痹病发病因素之一;或气血亏虚,营卫失调,腠理疏松,外邪乘虚而入,导致痹病;或劳累过度,损伤正气,发为痹病。此外,长期饮食不节、过食肥甘厚味,损伤脾胃,水湿健运失司,变生痰浊而成痹;又或外邪侵袭经络,气血运行不畅,日久则成瘀血,闭阻经脉而成痹。

三、近现代医家对痹病的论治

《慈禧光绪医方选议》用舒筋活血洗药方"治筋骨疼痛,腰胯酸痛"。现代张梦侬《临证会要》认为髀膝、肩肘关节较常受累,而髀膝疼痛常较肩肘为重者,治以祛风散寒、除湿止痛,兼补肝肾。因病邪深入,非辛温重剂不能为功。但虑药重伤正,当以丸剂缓图,此重剂轻投之法。施维智善于治疗股骨头缺血性坏死,认为股骨头部位属髀枢,为气血罕到之处,一旦损伤,更难调治,所以,应采用温补肝肾、益气养血的治则。薛盟对于痛处多在腰髋臂腿大关节部位,运动功能受限者,治以扶助阳气、宣痹通络,方用加味黄芪桂枝五物汤。焦树德对于腰胯疼痛,大腿伸屈不利,下蹲困难者的肾虚督寒证,用补肾强督治尪汤加泽兰、白芥子、苍耳子、苍术、五加皮治疗。马在山擅长治疗红斑狼疮引起的股骨头缺血性坏死,将儿童股骨头骨骺坏死分为肾阳虚证、脾虚寒证、心脾两虚证三型治疗,并创制Ⅰ、Ⅱ号马氏骨片治疗股骨头缺血性坏死等。袁浩对股骨头缺血性坏死及陈旧性股骨颈骨折不连的治疗有其独到之处。《娄多峰论治风湿病》单列髋痹进行论治,并附有医案。《中国现代名医验方荟海》用活血养骨汤治股骨头骨骺无菌性坏死症,用坐骨神经痛外熨方治髀区坐骨神经疼痛。娄多峰教授创立的"虚、邪、瘀"辨证论治体系,强调要把握"扶正勿碍祛邪,祛邪勿伤正气"的原则,针对骨关节炎的虚邪瘀病因病机确立扶正、祛邪、通络的治则,以打破虚邪瘀三者之间的双向恶性循环。

由此可见,历代以来,各医家对于髋关节骨关节炎的论治多种多样。

(刘道东　余文举)

第十一章　髋关节骨关节炎的西医理论

髋关节骨关节炎是骨科常见疾病之一。其特点是关节软骨变性,并在软骨下及关节周围有新骨形成。该病的命名除骨关节炎之外,也有称之为肥大性关节炎、增生性关节炎、老年性关节炎、退行性关节炎、骨关节病等。但目前仍称以髋关节骨关节炎者居多。

髋关节骨关节炎可分成两种类型,即原发性和继发性。原发性髋关节骨关节炎发病原因不明,患者无遗传缺陷,没有全身代谢及内分泌异常;髋关节没有创伤、感染;患者无先天性畸形等病史。髋关节骨关节炎多见于 50 岁以上肥胖型患者。常表现为多数关节受损,发展缓慢,预后较好。在我国,原发性髋关节骨关节炎较少。继发性髋关节骨关节炎是指在发病前髋关节有某些病变存在者,如髋部骨折、脱位、髋臼先天发育不良、扁平髋、股骨头滑移、Legg-Calve-Perthes 病、股骨头缺血性坏死、髋关节感染、类风湿关节炎等。继发性髋关节骨关节炎病变常局限于单个关节,病变进展较快,发病年龄较小,预后较原发性髋关节骨关节炎差。尽管这两种类型髋关节骨关节炎有着上述的区别,但到后期这两种类型骨关节炎的临床表现、病理改变都相同。本章不做单独的叙述。应该指出,在疾病的早期,区分这两种不同类型髋关节骨关节炎,对选择治疗方法及预后有着实际意义。

第一节　髋关节的应用解剖

髋关节是人体的最大球窝关节,由股骨头和髋臼组成,更有关节囊、韧带及肌群的组合,形成功能性髋关节(图 11-1)。除头臼骨性关节之外,关节囊近端附着髋臼唇及髋臼横韧带;远端前面附着于转子间线,后面附着于股骨颈中外 1/3 交界处。囊内有股骨头韧带。当屈髋位时,关节囊远端做逆时针向扭结,屈髋达 135°时,关节囊逆时针扭结 90°～124°。因此,长时间过度屈髋,会影响股骨头的血供。但目前尚不知持续多久的屈髋扭结关节囊,会造成股骨头的病理影响。

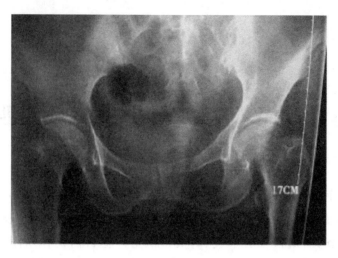

图 11-1　髋关节正位片

一、髋关节的肌肉群

髋关节前、后和外侧的肌肉是构成活动关节的主要动力结构。前面有缝匠肌(内收屈髋)、股直肌(屈髋)、髂腰肌(屈髋)及股神经和股血管(图 11-2);外侧有阔筋膜张肌(外展和稳定髋、膝关节)、臀中肌(外旋髋)和臀小肌(外旋);后面浅层有臀大肌(提髋和外旋髋),深层有髋外旋肌群,包括梨状肌、闭孔内肌、上孖肌、下孖肌和股方肌(图 11-3),此外,深层还有坐骨神经。在髋关节的下后闭孔膜外有闭孔外肌(表 11-1)。

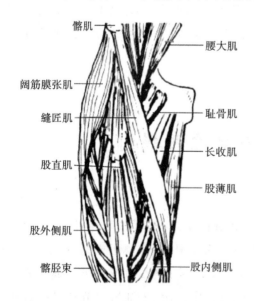

图 11-2　髋关节前方主要肌肉

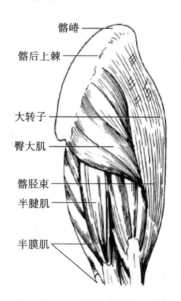

图 11-3　髋关节后方主要肌肉

表 11-1　髋肌起止和神经支配

肌群	层次	名　　称	起　　点	止　　点	作　　用	神经支配	脊髓节段
前群		髂腰肌	髂窝、腰椎体侧面及横突	股骨小转子	屈髋、外旋大腿	腰丛肌支	$L_{1\sim4}$
		阔筋膜张肌	髂嵴外唇前部髂前上棘外面	移行于髂胫束止于胫骨外髁	紧张髂胫束屈髋关节	臀上神经	$L_4\sim S_1$
后群	浅层	臀大肌	髂翼外面、骶骨背面	臀肌粗隆、髂胫束	后伸外旋大腿防止躯干前倾	臀下神经及坐骨神经分支	$L_5\sim S_2$
	中层	臀中肌	髂翼外面	股骨大转子	外展大腿	臀上神经	$L_4\sim S_1$
		梨状肌	骶骨前面外侧部	股骨大转子尖	外展、外旋大腿	骶丛肌支	$S_{1\sim2}$
		上孖肌	坐骨小切迹附近骨面	股骨转子窝	外旋大腿	骶丛肌支	$L_5\sim S_2$
		闭孔内肌	闭孔膜内面及周围骨面	股骨转子窝	外旋大腿	骶丛肌支	$L_4\sim S_2$
		下孖肌	坐骨小切迹附近骨面	股骨转子窝	外旋大腿	骶丛肌支	$L_4\sim S_1$
		股方肌	坐骨结节	股骨转子间	外旋大腿	骶丛肌支	$L_4\sim S_1$
	深层	臀小肌	髂翼外面	股骨大转子	外展大腿	骶丛肌支	$L_4\sim S_1$
		闭孔外肌	闭孔膜外面及周围骨面	股骨转子窝	外旋大腿	闭孔神经及骶丛肌支	$L_{2\sim3}$

于不同神经支配的相邻肌肉之间,存在神经界面。这些神经界面主要位于阔筋膜张肌(臀上神经)与缝匠肌(股神经)之间,臀中肌(臀上神经)与股直肌(股神经)之间,臀中肌(臀上神经)与臀大肌(臀下神经)之间,是主要的手术进入髋关节的解剖进路。

二、髋关节结构的功能特点

髋关节是人体负重、直立和运动的重要功能构架,其形态结构上与临床有密切联系的特点如下。

(1)髋骨一般不能活动,该关节的强直性功能障碍较多发而严重(图 11-4,图 11-5)。

(2)髋臼因其周围镶有髋臼唇及髋臼横韧带,从而增加了关节臼窝的宽度和深度,使其与股骨头关节面相匹配,且稳定性增加。

(3)股骨颈细长,与股骨干成角(颈干角)约 $130°$,此点除具力学意义及增加关节的运动范围外,其短处是容易发生股骨颈骨折。

(4)关节囊广阔而坚韧,并将绝大部分的股骨颈(除后外 1/3 外)包在其内,从而增

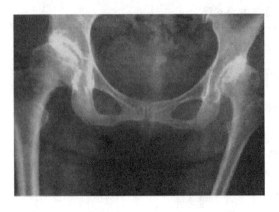

图 11-4　左侧髋关节发育不良引起代偿性右侧髋关节骨关节炎活动受限（女，44 岁）

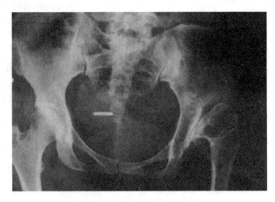

图 11-5　成人发育性髋关节不良Ⅲ型（左），股骨头脱位变形致髋关节功能障碍

加了稳固性。其下壁相对薄弱，故可发生股骨头向下方脱位。发生的概率低下。

（5）关节囊内的髋臼横韧带、轮匝带及囊外的髂股韧带、坐股韧带和耻股韧带均对髋关节的连接和稳定起了重要作用。

综上所述，关节周围的强大肌肉、厚而坚韧的关节囊及其韧带、牢固的杵臼关节连结等因素，保证了关节的稳定性。对于髋关节的任何治疗手术，首先应考虑恢复其负重功能及其负重的稳定性，其次才考虑运动功能的维护或重建。

三、髋关节的血供、神经支配、骨性标志

（一）髋关节的血供

髋关节主要由邻近的动脉分支供应血液，主要来源于旋股内、外侧动脉，闭孔动脉，股骨滋养动脉及臀上、下动脉等（图 11-6）。

1. 旋股内、外侧动脉　起于深动脉，分别绕过股骨颈前、后方行向大转子，形成旋股动脉环。由此发出许多支经关节囊（远端附着部）进入股骨颈，主要供应股骨颈和股骨头的血液。

2. 闭孔动脉　起于髂内动脉，主要分支分别经髋臼孔及股骨头韧带营养髋臼及股骨头。

3. 股骨滋养动脉　起于股深动脉，经滋养孔入骨髓腔上行，营养股骨颈（或股骨头）。

4. 臀上、下动脉　起于髂内动脉，分支分布于髋臼及关节囊。由于股骨头的血供较少（与股骨颈相比），股骨颈骨折部位越高，股骨头的血供越差，因此，容易发生股骨颈骨折不愈合及股骨头坏死。

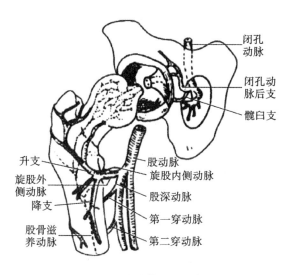

图 11-6　髋关节血供示意图

（二）髋关节的神经支配

髋关节由腰骶丛发出的神经支配。①闭孔神经（$L_2 \sim L_4$）的关节支，布于关节囊的前下面。②股神经（$L_2 \sim L_4$）及股直肌支分出的关节支，布于关节囊的前面及上面。③坐骨神经（$L_4 \sim S_1$）、臀上神经（$L_4 \sim S_1$）及骶丛或股方肌支（$L_4 \sim S_1$）分出的关节支，布于关节囊的后面。

支配髋关节的神经分支存在多源性及重叠分布，这就是临床上采用个别神经（关节支）的切除术来治疗髋痛症的效果不可靠的原因。

髋部手术显露频繁，手术误伤及手术并发症常见，应尽可能防范。误伤与手术进路切口位置及术中分离、组织解剖错误有密切关系。髋关节入路有多种，但最常用的主要有髋关节前外侧入路（Smith-Petersen）、髋关节后外侧入路（Gibon）和髋关节后入路（Moore）（图 11-7）。

（三）髋关节的骨性标志

髂嵴位于皮下，全长均容易摸到（图 11-8）。其前端为髂前上棘（图 11-9），后端为髂后上棘。髂后上棘上面有一个恒定的微凹，为骶髂关节的表面标志，相当于第二骶结节和蛛网膜间隙底部的平面。两侧髂嵴最高点的连线平第四腰椎棘突。髂前上棘后上方 $5 \sim 7$ cm 处为髂结节，髂结节下方约 10 cm 处为股骨大转子。髋关节伸直位时，坐骨结节被臀部的脂肪层和臀大肌所覆盖而不能触及，而当髋关节屈曲位时，臀大肌滑向外侧，故能清楚地触及坐骨结节。髋关节侧面区域最为明显的骨性标志是股骨大转子。正常情况下，股骨大转子顶端与髋关节处于同一平面，大转子的上移是髋关节疾病较常见的一个特征。股骨干由股四头肌、肌二头肌、半腱肌、半膜肌和内收肌群所覆盖。

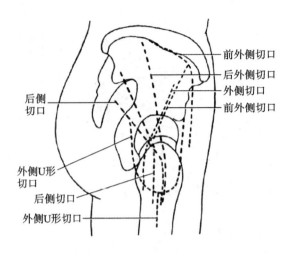

图 11-7　髋关节入路示意图

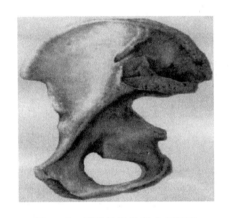

图 11-8　髂嵴的骨性标志(背面)

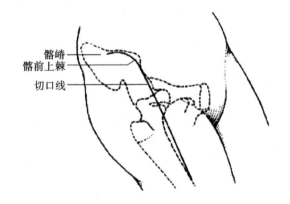

图 11-9　髂前上棘与髋关节前外侧切口的对比关系

（庞启雄　蔡青　陈洪卫　何川）

第二节　髋关节骨关节炎的病因病理

髋关节骨关节炎发病主要与年龄、外伤、慢性劳损、先天性疾病等有关。正常人 50 岁以后身体各方面功能加速退化,尤其是更年期之后的女性,容易出现骨质疏松等,加之长期慢性劳损(年轻时干体力活、肥胖引起的体重增加等)可引起局部骨质磨损、生长骨刺、骨缝变窄,引起局部疼痛、活动受限,临床上称为关节退行性变,即骨关节炎。先天性髋关节骨病患者关节的结构和正常人不同,发育过程中关节呈畸形状态,在日常生活中关节较正常人更容易磨损,即发生髋关节骨关节炎,而此类患者发病的年龄也较正常人偏小;同理,外伤甚至骨折后的患者在恢复过程中往往局部血液供养不足,或由于畸形等原因,也容易进一步磨损,最终造成骨关节炎,临床上又称之为创伤性关节炎。

一、髋关节骨关节炎的发病原因

骨关节炎(osteoarthritis)是一种慢性、非炎症性关节疾病,多发于中年以后人群。临床上以关节疼痛、变形和活动受限为特点。病理变化最初发生于关节软骨,之后侵犯软骨下骨板以及滑膜等关节周围组织,以关节面及其边缘的软骨变性以及新骨形成为主要特征。发病机制尚不清楚,一般认为与衰老、创伤、炎症、肥胖、代谢和遗传等因素有关,而髋关节是骨关节炎的好发部位之一。髋关节骨关节炎分为原因不清楚的原发性髋关节骨关节炎和由基础疾病演变而来的继发性髋关节骨关节炎两大类。

(一)原发性髋关节骨关节炎

原发性髋关节骨关节炎发病原因不明,患者的关节软骨细胞活性往往低下,髋关节肌肉等软组织支持力量减弱,呈退行性改变。其发病原因尚不清楚,多受年龄、体质、遗传等因素影响。患者无遗传缺陷,没有代谢和内分泌异常,髋关节没有创伤、感染、先天性畸形等病史。患者年龄对本病的发生有两种影响:①日常关节活动对软骨损伤的积累作用,年龄越大,所积累的损伤越多;②老年人的关节软骨基质中黏多糖含量减少,纤维成分增加,软骨的韧性降低,因而容易遭受损伤而产生退行性病变。患者体质也影响本病。流行病学研究调查证明,在肥胖和体型粗壮的人中本病的发病率较高。此病多见于 50 岁以上肥胖型患者,常表现为关节受损,发展缓慢,预后较好。我国原发性髋关节骨关节炎患者较少。

(二)继发性髋关节骨关节炎

继发性髋关节骨关节炎指在发病前髋关节已存在某些病变,常局限于单个关节,病变进展较快,发病年龄较小,预后较原发性髋关节骨关节炎差。其发病原因大致可分为以下几类。

(1)髋关节解剖结构异常:如先天性关节脱位、先天性髋臼发育不良、扁平髋、髋内翻、股骨头前倾角度增大、股骨上端骨骺活脱(即韧带松弛)等。

(2)损伤或机械磨损:如关节内损伤和骨折、下肢骨折畸形愈合、下肢力线不正、职业病或肥胖引起的长期关节劳损等。

(3)关节内结晶病变:如焦磷酸钙沉积症、痛风性关节炎等。

(4)内分泌异常和代谢异常:如黄褐病、糖尿病、肢端肥大症等。

(5)各种不同原因的股骨头坏死。

(6)其他促使关节软骨坏死、磨损的原因:如关节感染、神经性关节炎等。

二、髋关节骨关节炎的病理变化

1. 滑膜改变 髋关节骨关节炎中,滑膜的改变不是原发性病变,因而没有特异性。滑膜的病理改变可分为两种类型。一种是增殖型滑膜炎,见于髋关节骨关节炎早期,其特点是关节液增多,大量的滑膜增殖,滑膜水肿,肉眼可见表面呈葡萄串珠样改变。另一种是纤维型滑膜炎,其特点是关节内无或仅有少量关节液,葡萄串珠样改变大部分消失,并被纤维组织所形成的条索状束带所代替,滑膜增生呈绒毛状,同时也可伴随关节囊纤维化,这是间质组织对滑膜炎症长期反应的结果,多见于晚期,有的游离体可由细茎与滑膜相连。这两种类型的滑膜炎在显微镜下均可见到轻度到中度的炎症改变。

2. 关节软骨 正常的关节软骨白色、透明,表面光滑细腻,边缘规则整齐,压之硬韧。在骨关节炎早期,患者局部软骨面呈浅黄色,浑浊无光泽,透明性差,软骨表面粗糙且凹凸不平,压之较软。在骨关节炎晚期,软骨面沿水平方向鞍裂,表面粗糙不平,有局限性软化灶,软骨成片碎裂、剥脱,至软骨下骨外露,表面进一步纤维化。脱落的软骨碎片游离在关节内或与滑膜粘连而引起滑膜增生。病变进一步发展,软骨面碎裂,软骨垂直鞍裂,深达钙化软骨层,加上软骨基质消失,使软骨面粗糙,呈绒毛状外观。此种病理改变称原纤维化。镜检:软骨基质的原纤维性变,软骨细胞肿胀、崩解、增生。软骨细胞的正常排列发生改变,细胞集合成为一种与表面相垂直的柱条,进而软骨变薄碎裂。

3. 骨质改变 当表层软骨发生破损时,深层软骨及软骨下骨质发生相应改变。深层钙化软骨增生,并由血管向软骨面周围和软骨下钙化软骨层侵入。在新生的血管周围有新骨形成,因而使软骨下骨质致密、增厚以至硬化。软骨面完全消失时,骨外露。裸露的软骨下骨质磨损、增生呈象牙样外观。此种象牙样改变由钙化软骨、新生致密骨、纤维软骨和坏死骨质组成。关节运动时所产生的压应力,通过无弹性软骨保护区传导至松质骨内,使局部骨小梁因受压而萎缩、破坏、被吸收,因而在病变中部产生囊性改变。对于这种囊性改变有人认为是软骨下骨之骨髓水肿,然后变成黏液、脂肪,由于对骨小梁的破骨吸收,使囊腔扩大,其周围由于成骨反应而形成硬化壁。也有人认为软骨下骨的囊性改变是由于滑液通过损伤的软骨进入软骨下骨所致。关节周围的韧带或肌腱因炎性刺激挛缩,反复牵拉增生、硬化。而关节内积液增多、纤维肉芽组织或纤维软骨组织增生,囊内压力增大。骨质破坏进一步加重,则股骨头发生变形改变。

4. 骨赘 与骨外露、骨破坏等退行性病变相对应,骨组织的增生性病变同时存在,即骨赘形成。骨赘主要发生在关节软骨边缘与滑膜的相邻处的非承重部位,骨赘表面有软骨组织覆盖。

三、髋关节骨关节炎的发病机制

髋关节骨关节炎的发病原因和机制相当复杂,涉及许多生物化学、生物力学、结构、生理、免疫和代谢的改变。由于病程较长,根据组织病理、生物力学和分子学变化,可将髋关节骨关节炎的发病过程和机制分为以下三部分。

1. 始发时相 机械因素、生物化学因素、物理因素等造成软骨基质的损伤。由于损伤造成的软骨损伤可以使软骨表面的胶原纤维断裂,蛋白多糖渗漏。这时软骨松散或解体,出现纤维性变。同时,软骨细胞有增生反应,释放出多种降解酶,加重软骨基质的损伤。

2. 进展时相 当损伤时间进一步延长时,软骨表面反复进行修复,造成软骨细胞增生,并且可以在关节表面缺损处形成来自成骨细胞的组织增生,同时也可有在骨软骨交接处的新生血管生成。

3. 扩增时相 这个阶段的主要特点是显著的骨硬化和边缘性骨质增生,即骨赘形成。起主要作用的是补充滑膜细胞因子和炎症介质。软骨下骨有局灶性坏死,在原发性骨关节炎,这是后期继发性变化。

(庞启雄 蔡青 陈洪卫 何川)

第三节 髋关节骨关节炎的临床表现和检查

髋关节由圆形的股骨头和球窝状的髋臼构成骨性结构,周围附有强大的关节囊和肌群。它和膝关节一样,负重大,活动多,是原发性骨关节炎的好发部位之一。同时,髋关节对头臼发育匹配关系、力学和生化因素的破坏特别敏感,易受到损伤,髋关节骨关节炎常继发于髋臼发育不良、股骨头坏死、骨折、脱位或炎症性疾病。原发性髋关节骨关节炎好发于 50 岁以上。继发性髋关节骨关节炎发病的平均年龄较小,一般在 40 岁左右。髋关节骨关节炎多以髋关节疼痛、僵硬、功能障碍等为主要症状。

一、髋关节骨关节炎的临床表现

1. 疼痛和压痛 大多数髋关节骨关节炎患者通常以关节疼痛就诊,疼痛常常是患者的第一主诉,多为定位不明确的深部疼痛。疾病初期,疼痛呈钝性、弥漫性或有关节酸胀感,在劳作后尤其是持续活动后发作,休息可缓解。部分患者在轻微关节外伤或一次重体力劳动后才初次出现关节症状。疼痛呈进行性加重,并且与活动程度有关,随活动量增加而加重;可受天气改变的影响,与其他风湿性疾病类似,天气寒冷或潮湿时疼痛加重,个别在天气炎热时疼痛也加重。在疾病加重,特别是有明显炎症反应时,疼痛变得明显,休息也不能缓解。到疾病晚期,疼痛发展为持续性,甚至影响患者的睡眠。

2. 关节肿大 多数医生认为这是客观体征而非症状。当某些患者关注自己关节的外形变化时,关节肿大即成为症状。关节肿大可由关节骨赘、滑膜炎、渗液等导致。早期为关节周围的局限性肿胀,但随病情进展可有关节弥漫性肿胀、滑囊增厚或伴关节积液。后期可在关节周围触及骨赘。

3. 关节僵硬 髋关节骨关节炎患者典型的关节僵硬一般发生于晨起时或关节静止一段时间后,表现为受累关节僵硬及黏着感,通常程度较轻,经活动后可缓解。本病的晨僵时间较短,一般数分钟至十几分钟,很少超过半小时,随着关节退变程度增加而加重。类风湿关节炎的关节僵硬程度较重,常持续数小时之久。髋关节骨关节炎的关节僵硬只限于受累关节,这一点与类风湿关节炎及其他全身性肌肉骨骼炎症性病变不同。与疼痛一样,关节僵硬受天气变化影响,大气压降低、空气湿度增加均可加重关节僵硬症状。

4. 关节活动摩擦感 髋关节骨关节炎患者往往在关节活动时感到有摩擦感(音)。关节活动摩擦感是指主动或被动活动时能触及的关节内嘎吱或噼啪的感觉。这是由关节面不规则或关节内碎屑所致。显著的关节活动摩擦感具有诊断意义。这种现象同时伴有关节活动摩擦音。髋关节骨关节炎患者关节活动摩擦感较粗糙,类风湿关节炎患者的关节摩擦感较细微。

5. 关节活动受限 因为骨关节炎对患者造成的最终不利影响就是活动障碍,所以活动障碍程度是患者病史中最重要的一方面。患者活动障碍的轻重程度与受累关节的功能、受累关节的数量、病变的持续时间、病变的严重程度以及患者对症状的耐受力和接受程度等多方面因素有关。关节无力或活动障碍与关节炎病变程度之间没有必然的相关性。任何年龄的患者,即使有严重的骨关节炎的影像学改变,只要自我感觉相对较好,在日常活动、娱乐、社会和职业工作中关节活动功能不受影响,并非总需要进行治疗。

关节活动范围减小包括主动活动范围和被动活动范围的减小。关节活动受限的原因可能有关节软骨不平整或丧失,关节囊和韧带挛缩,肌肉痉挛和肌腱挛缩,骨赘形成,髋关节内软骨及骨引起的机械性阻挡,还有疼痛造成的关节活动范围受限。检查时要注意对患者功能受限情况的观察,如患者站起、躺下或行走等活动有无困难,这些活动的受限情况取决于髋关节的病变严重程度。

6. 畸形 髋关节骨关节炎患者晚期常出现关节畸形,还可出现继发关节挛缩等畸形表现。骨赘形成会引起骨性突起和关节的肥大变形,进行性软骨和软骨下骨破坏可导致关节畸形、半脱位和脱位。患者是否出现关节畸形,以及关节畸形的严重程度,对髋关节骨关节炎的诊治具有指导意义。

7. 其他　骨关节炎患者可见肌肉无力,长期受累会发生肌肉萎缩,应测量患肢周径,并与对侧肢体相同平面周径比较。承重关节受累时会首先出现步态不稳,疾病进展期会出现关节不稳加重。

二、髋关节骨关节炎的影像学检查

X 线片可清楚地显示髋关节间隙和骨的改变,是检查骨关节炎(osteoarthritis,OA)的首选影像学检查方法。OA 最早改变的是关节软骨,因此早期诊断就必须显示关节软骨。X 线片只能通过提供关节间隙的改变来间接帮助判断软骨的受损情况,不能直接显示;因结构重叠,关节造影显示关节软骨的能力有限;CT 平扫不能显示关节软骨;超声(USG)可以探查关节软骨,但应用尚有限,临床应用价值有待进一步探讨;核素扫描对OA 价值不大;CT 关节造影和 MR 关节造影均可很好地显示关节软骨,是目前显示关节软骨最好的影像学方法,但有创伤性,临床应用受到限制。MRI 是仅次于 CT 关节造影和 MR 关节造影的影像学检查方法,因其无创伤性、可重复性好,随着 MRI 扫描序列的不断改进,在检查早期 OA 的影像学方法中,MRI 最有前途。

(一)X 线检查

OA 几乎可侵犯全身任何关节,包括滑膜关节和软骨关节。只有病变发展到一定程度,才有异常的 X 线表现。临床症状往往并不与 X 线表现的严重程度相关。X 线表现主要有关节软骨破坏导致的关节间隙变窄、软骨下骨质硬化、骨赘形成。后期出现关节不稳、关节畸形、关节内游离体和关节面下囊性变等。

髋关节骨关节炎多继发于其他髋关节病变,如先天性髋关节发育不良、股骨头无菌性坏死、强直性脊柱炎、关节结核及骨骺滑脱或 Perthes 病等。这些病变常引起股骨头或(和)髋臼的畸形样改变、关节结构不完整,从而在负重情况下引起慢性创伤而加速 OA 的形成和发展。X 线检查有时可以显示出原发病变的特征,但常需根据病史进行诊断。

1. X 线摄影　传统 X 线摄影应包括两个方面,骨盆和髋关节的前后位(图 11-10)及髋关节的"蛙式"位(图 11-11),前后位股骨应内旋 $15°\sim20°$,以最好显示股骨颈为宜。"蛙式"位股骨外展 $45°$,此时可展示关节间隙的上侧面。无论前后位或"蛙式"位都不能显示关节间隙的前后部分,要观察这部分需拍前后倾斜位(倾斜 $30°\sim45°$)。除了"蛙式"位,所有投照位都可以负重摄影,以便更精确测量关节间隙。

2. X 线表现　常表现为两侧髋关节间隙不对称变窄。股骨头可发生移位,有三种类型:上移位、内移位和轴向移位。

(1)上移位:又分为上外和上内型。

①上外移位:特征主要为单侧不对称改变,上关节间隙变窄,使股骨头向上移位。晚

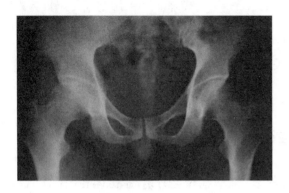

图 11-10　双髋正常

双髋前后位:股骨颈显示
清晰,髋关节结构无异常。

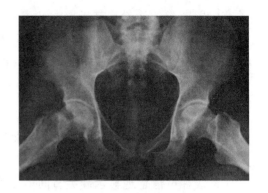

图 11-11　双侧股骨头坏死

双髋"蛙式"位:髋关节上位关节
间隙显示,双股骨头均有囊性变。

期,股骨头上外侧面变扁和外移位引起下内间隙增宽,股骨头和髋臼外侧缘关节软骨下硬化、囊性变和边缘骨赘形成,股骨颈内侧皮质增厚硬化,即所谓"支撑现象"(图 11-12)。

②上内移位:多为双侧,与上外移位相反,多见于男性。早期上外和上内移位 X 线表现非常相似,鉴别困难。开始上关节间隙逐渐狭窄,伴有股骨头上移位和进行性股骨头变形,宽基底的骨赘开始填充增宽的内侧关节间隙。同时,股骨头上面进行性变扁,这些改变引起明显的股骨头骨骺移位。股骨头骨骺滑脱伴 OA 的 X 线表现,易被误认为是骨骺滑脱造成的。但上内移位股骨头内侧面有一线形致密影为特异性的,可与骨骺滑脱鉴别。这个致密影为内侧骨赘出现前的关节软骨原始钙化带。股骨头和髋臼外侧表面可见骨赘形成、软骨下囊性变和硬化。股骨颈内侧和外侧都可有"支撑现象",以内侧多见(图 11-13)。

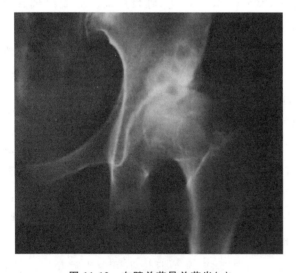

图 11-12　左髋关节骨关节炎(a)

左髋正位:髋关节上外关节间隙变窄,股骨头向上外移位,股骨头及髋臼外侧缘关节面及其下方硬化、囊性变,骨赘形成,股骨颈内侧皮质增厚硬化。

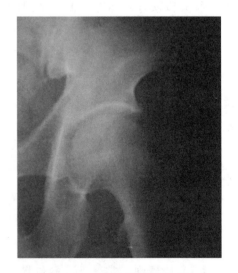

图 11-13　左髋关节骨关节炎(b)

左髋正位:股骨头内侧间隙变窄,股骨头轻度上移,髋臼边缘增生,股骨颈内侧皮质硬化增厚。

上移位型一般容易诊断,但有时要与股骨头骨骺滑脱、假痛风、股骨头无菌性坏死等继发退行性病变相区别。内侧骨赘和髋臼窝内游离体有时鉴别较困难,髋臼内侧有线样高密度影支持骨赘,而关节内圆形影更支持游离体的诊断。

(2)内移位:20%的 OA 患者为股骨头内移位。这种类型常双侧对称,女性多于男性。典型 X 线表现为内侧关节间隙变窄,而外侧关节间隙增宽,有些还有髋臼内陷。股骨头和髋臼内、外侧有骨赘形成,软骨下囊性变常很小,股骨颈内侧可见"支撑现象"(图11-14)。内移位型要与 Paget 病、骨软化合并髋关节 OA 相区别。

(3)轴向移位:同心性关节间隙变窄,为其特征,但不是特异性表现(图 11-15)。与类风湿关节炎、强直性脊柱炎、假痛风和关节感染鉴别困难,有骨赘和硬化而无关节面侵蚀和骨质疏松更支持本病的诊断。还要排除 Paget 病和股骨头缺血性坏死。

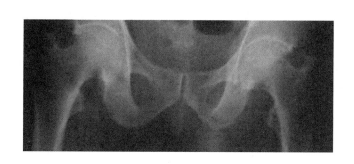

图 11-14　双髋关节骨关节炎

双髋正位:双侧股骨头向内移位,髋关节内侧间隙变窄,外侧间隙宽于内侧,股骨头及髋臼边缘骨赘形成,股骨颈内侧皮质硬化增厚。

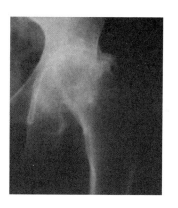

图 11-15　左髋关节骨关节炎

左髋正位:髋关节间隙呈同心性狭窄,股骨头及髋臼边缘明显有骨赘形成。

(二)CT 检查

诊断 OA,CT 只可作为平片的一种补充,其显示大多关节的间隙改变、骨赘形成远不如平片敏感。比平片优越之处是消除了平片的重叠,增加了密度分辨率,在检查一些复杂结构时较好,比如脊柱,可以显示骨突关节和椎间盘的退行性病变、椎间盘膨出及突出和真空椎间盘等。CT 显示髌股关节非常理想,因轴面与髌股关节面垂直,可比平片更好地显示关节面全貌及髌骨的位置是否正确。检查关节内游离体也可作为平片的一种补充。后期 OA 可引起滑膜炎,当关节积液时 CT 显示比平片敏感,可显示关节囊扩张,内为均匀液体性密影。

髋关节软骨和关节面的皮质的方向与 CT 轴面像平行,显示这些结构不理想,因此CT 对髋关节 OA 无多大价值。CT 的轴面像上测量股骨颈前倾角比平片准,此角异常可促进 OA 的发展(图 11-16)。

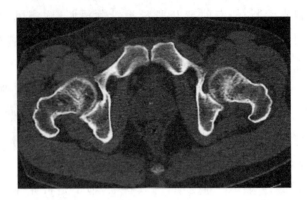

图 11-16　正常髋关节

双髋关节 CT 平扫:清晰显示股骨颈前倾角。

（三）核磁共振检查

前文已讲到 X 线片仅是最为基础的影像学检查。以髋关节骨关节炎为例,在明确患有该疾病的前提下,根据患者临床症状及体征,有些患者在接受下一步具体治疗前,需要观察关节腔内是否伴有滑膜增生、骨髓水肿等,或根据 X 线片提示,明确髋关节周围是否合并有其他病变,这就需要再进一步行 MRI 检查。

三、实验室检查

髋关节骨关节炎患者在临床表现、影像学检查方面均表现出其专有的特性,其实验室检查也为临床诊断骨关节炎提供了一定的客观依据,但是到目前为止并没有特异性的实验室检查异常表现。

骨关节炎的实验室检查包括血液、尿液和关节滑液的检查,进行这些方面的实验室检查有助于排除其他关节炎病变,区分与继发性骨关节炎相关的代谢紊乱,可为各种原发性骨关节炎和继发性骨关节炎的诊断和鉴别诊断提供实验室依据。

1. 血常规　如果不合并其他疾病,原发性骨关节炎患者血液中各种细胞的数量及形态学表现一般在正常范围。少数情况下,作为机体对一般炎症的急性期反应,可见白细胞计数升高,血小板数量轻度升高但不超过正常上限。

2. 血沉（ESR）　骨关节炎患者 ESR 值一般正常,在骨关节炎加重时可以暂时性轻度升高,伴有滑膜炎的患者可出现 ESR 值轻度升高,全身多关节骨关节炎患者可出现 ESR 值持续性升高。

需要注意的是,正常人 ESR 值会随着年龄增长出现非特异性轻度升高,而年龄较大的人群骨关节炎的发生率也相应增高,所以需要区分 ESR 值增高究竟是生理性增高还是骨关节炎造成的结果。显著的 ESR 值升高（ESR＞50 mm/h）时,应警惕是否同时合并其他炎症反应或肿瘤性疾病。

3. C 反应蛋白(CRP) 伴有滑膜炎的患者可出现 CRP 水平轻度升高。新的更敏感的测定技术证明骨关节炎患者的 CRP 水平有轻微但明确的升高。研究证实 CRP 水平升高与髋关节骨关节炎的临床表现严重程度之间具有相关性,尤其与关节无力、压痛、疼痛、疲劳、球臼关节破坏严重程度密切相关。

总之,ESR 值会随着年龄的增长而轻度升高,这种升高与髋关节骨关节炎本身无关。CRP 在诊断或提示骨关节炎活动强度方面的意义有待进一步明确。

4. 血糖 骨关节炎疾病本身并不会导致患者出现葡萄糖代谢异常,但是合并糖尿病可以加重骨关节炎病情的进展。一项对 1026 名骨关节炎患者进行的流行病学研究发现,髋关节骨关节炎患者的血糖水平显著高于对照组。因而,在关节疾病的初期或关节疾病已加重时应注意检测有无血糖升高。

5. 钙、磷和碱性磷酸酶 原发性髋关节骨关节炎的常规骨代谢生化检查正常,钙、磷和碱性磷酸酶水平正常。

继发于二羟焦磷酸钙沉积病的骨关节炎要考虑有无原发性甲状旁腺功能亢进,如果存在原发性甲状旁腺功能亢进,则可见血清钙离子水平升高,血磷水平降低,血清碱性磷酸酶水平轻度升高,氯、磷比值>32,高氯性酸中毒,以及特异性的血清甲状旁腺激素水平升高。

骨关节炎患者血清碱性磷酸酶及尿羟脯氨酸水平升高时要考虑有无 Paget 病。Paget 病导致骨骼畸形,脆弱的 Paget 骨替代正常的软骨下骨质,软骨下骨质发生不均匀肿大,从而引起继发性骨关节炎。这种情况下患者的疼痛常不容易鉴别是由 Paget 病本身还是继发性骨关节炎引起的。

原发性髋关节骨关节炎血清的生长激素水平正常。但有研究发现,患骨关节炎的妇女绝经后,生长激素水平升高。极少数骨关节炎患者血磷浓度升高,如果再有生长激素水平升高,则提示合并肢端肥大症。

另外,尿液、关节滑液等的检查对诊断髋关节骨关节炎也有一定的诊断价值。

(庞启雄 蔡青 陈洪卫 何川)

第四节 髋关节骨关节炎的诊断标准与鉴别诊断

一、髋关节骨关节炎的诊断标准

原发性髋关节骨关节炎多发于老年人,起病缓,病程迁延数年甚至数十年。主要表现为髋关节疼痛、僵硬和活动受限。早期多表现为活动后隐痛不适,间歇性发作,疼痛进行性加重,间歇期逐渐缩短,最后变为持续性。疼痛部位主要为腹股沟区或臀部,可向大腿或膝前内侧放射,也可位于臀部及股骨大转子周围,并向大腿后外侧放射。早期关节活动度可没有变化,病情加重时可导致上下楼梯、下蹲困难,晚期甚至出现关节僵直。

最常见的体征是髋关节内旋诱发疼痛。关节囊增生硬化、骨赘形成、关节软骨磨损或剥脱可使髋关节活动范围缩小。4 字征(+)。与膝关节骨关节炎不同,本病患者关节活动时骨摩擦音并不典型。疾病中晚期可出现髋关节畸形,最常见的是屈曲畸形。

继发性髋关节骨关节炎患者相对年轻,临床表现与原发性无差异。

髋关节骨关节炎诊断标准如下。

1. 临床标准

①近 1 个月大多数时间有髋痛。

②内旋<15°。

③ESR<45 mm/h。

④屈曲<115°。

⑤内旋>15°。

⑥晨僵时间<60 分钟。

⑦年龄>50 岁。

⑧内旋时疼痛。

满足①+②+③条或①+②+④条或①+⑤+⑥+⑦+⑧条者可诊断髋关节骨关节炎。

2. 临床+放射学+实验室标准

①近 1 个月大多数时间有髋痛。

②ESR≤20 mm/h。

③X 线示骨赘形成。

④X 线示髋关节间隙狭窄。

⑤晨僵≤30 分钟。

满足①+②+③条或①+②+④条或①+③+④条者可诊断髋关节骨关节炎。

二、髋关节骨关节炎的鉴别诊断

髋关节骨关节炎需要同以下疾病相区别。

(一)髋关节类风湿关节炎

两者均可出现关节疼痛、晨僵等症状,晚期均可造成髋关节功能受限。但两者在临床上有显著的差别。

（1）二者发病特点不同。髋关节骨关节炎是以软骨磨损、骨质增生等为特征的关节退行性病变，好发于60岁及以上的老年人，男女发病率基本相同；而类风湿关节炎是以非特异性滑膜炎为特征的慢性全身性自身免疫性疾病，可发生于各年龄段，尤以40～60岁高发，且女性发病率是男性的2～3倍。

（2）二者临床症状不尽相同。髋关节骨关节炎仅以病变部位进行性疼痛、关节功能受限为主，严重者可累及膝关节及脊柱，一般不累及手、足、腕等小关节，病情进展过程中也可因滑膜炎症渗出等出现"晨僵"现象，但持续时间一般少于半小时；而类风湿关节炎病变大多从手指、足趾或手腕等多处小关节开始，且呈对称性的特点（如表现为双侧手指掌指关节疼痛等），晨僵是其典型的特征，持续时间较长，严重者可达数小时之久，病情严重者可出现上述关节的畸形改变，累及髋关节的类风湿关节炎占5%～30%，严重者可造成关节僵直。此外，类风湿关节炎可累及全身，出现关节外症状如发热、类风湿结节、类风湿血管炎等，累及重要脏器时还可表现为相应器官及系统的病变，包括消化系统、心血管系统、泌尿系统、神经系统等，这些是骨关节炎所不具备的。

（3）二者实验室检查不同。类风湿关节炎患者血常规检查可提示小细胞低色素性贫血，在疾病活动期可有血沉加快，同时C反应蛋白水平增高，类风湿因子水平增高，免疫球蛋白如IgM、IgG、IgA水平均升高，关节滑液检查示滑液量增多，白细胞及中性粒细胞增多，但含糖量低于血糖。这些表现同样是骨关节炎所不具备的。

（4）从影像学（如X线片）上看，二者也有不同之处。典型的髋关节类风湿关节炎X线检查提示长期的特异性滑膜炎侵蚀导致股骨头边缘骨质腐蚀及软骨下骨质中囊性改变和关节间隙狭窄。关节面破坏常开始于髋臼上唇，使此处轮廓毛糙而模糊，股骨头受累时常先出现于股骨头外上方，渐渐地骨质破坏扩大，形成明显不规则边缘凹陷和骨内小囊状破坏，此种破坏也以髋臼上唇和股骨头外上方为著，关节间隙变窄一般出现在髋臼上方或内侧，慢慢转变为均匀狭窄如细线状，偶可完全消失，关节破坏严重者股骨头可变小而髋臼变大，股骨头向外上方脱位，或向髋臼内突出，随着病变的进一步加重，可引起髋关节继发性退行性病变。而髋关节骨关节炎退行性病变严重时与类风湿关节炎相似，但关节间隙狭窄以承重区为重，股骨头及髋臼边缘增生肥大，常不伴小囊状骨质破坏改变。

（二）髋关节痛风性关节炎

中年以上的男性，突然发生髋关节红肿热痛，伴或不伴血尿酸水平增高，即应考虑痛风性关节炎的可能，如滑液中有尿酸盐结晶即可确定诊断，如用秋水仙碱治疗有特效即可诊断为痛风。

急性痛风性关节炎是原发性痛风最常见的首发症状，半数以上的患者症状首发于第一足趾，约90%的患者在整个病程中病变累及第一足趾。多数患者在发病前无前驱症状，但部分患者于发病前有疲乏、周身不适及关节局部刺痛等先兆。典型发作起病急骤,患者可以在上床睡觉时还感觉良好,但到了半夜因髋部疼痛而惊醒,数小时内症状发展至高峰,关节及周围软组织出现明显的红肿热痛,疼痛甚为剧烈,甚至不能忍受被褥的覆盖。髋关节受累时可有关节渗液,伴有头痛、发热、白细胞水平增高等全身症状。半夜起病者居多,一年四季均可发病,但以春秋季节多发。关节局部的损伤如髋扭伤、走路多及外科手术、饱餐饮酒、过度疲劳、受冷受湿和感染等都可能是诱发因素。

血尿酸盐和尿液尿酸水平可见升高,也可在正常范围。髋关节急性肿胀时抽滑液进行旋光显微镜检查,见白细胞内有双折光的针形尿酸钠结晶,有诊断意义。滑液中白细胞计数一般为$(7\sim10)\times10^9/L$,高者可达$50\times10^9/L$,主要是分叶核粒细胞。对痛风结节可做活检或尿酸酶分解测定等进行鉴别。X线检查结果中,早期除软组织肿胀外,关节显影正常,反复发作后出现骨质改变,关节软骨破坏,关节间隙变窄,病变进一步发展则在软骨下骨和骨髓内见痛风石沉积,骨质呈凿孔样缺损,骨质边缘有增生反应。

(三)髋关节化脓性关节炎

化脓性关节炎是细菌等微生物引起的急性关节感染导致的关节炎,多见于儿童和年老体弱者,一般只累及单个关节,以负重关节为主,如髋关节。

化脓性关节炎常常突然发作,出现关节疼痛、肿胀、活动受限,常伴有发热和寒战等全身症状。若多个关节被侵犯,常常提示患者有严重的慢性疾病。

患者的外周血白细胞总数和中性粒细胞数明显增多,但结果正常者并不能排除化脓性关节炎。关节穿刺液呈化脓性改变。血液、关节液的细菌学检查有阳性发现。

X线表现:早期见关节囊肿胀,局部软组织密度增高,关节间隙可稍增宽;由于病变进展迅速,常常一周左右出现关节软骨破坏,关节间隙变窄,关节面骨小梁增生,骨质硬化,严重时出现骨坏死、关节脱位或半脱位;晚期破坏的骨质修复,出现大量新生骨,导致关节强直。

(四)髋部结核性关节炎

患者多有结核病史或结核接触史。起病隐袭,患者常有低热、盗汗、乏力、失眠、体重减轻及心悸等结核中毒症状,多见于儿童、老年人和营养不良者,关节疼痛多较轻微,活动后加剧,关节有僵硬感,关节表面皮肤紧张、触之不热。主要侵犯脊柱、髋关节和膝关节。髋部结核性关节炎包括单纯骨结核、单纯滑膜结核以及全关节结核。

至少一半骨关节结核患者胸片正常。结核菌素试验阳性,病变活动期血沉加快。关节滑液通常是黄白色和混浊云雾状,蛋白质含量高,白细胞增多,中性粒细胞偏多,20%的滑液抗酸染色见结核杆菌,80%的滑液标本结核杆菌培养为阳性。

患者早期症状不明显,多于一天活动后,下午或睡前略感髋部不适,偶见跛行,早期体格检查可能无阳性发现。病变发展到晚期,常伴大腿和膝关节疼痛,髋关节局部明显肿胀及屈曲畸形,髋关节各个方向活动受限。X线表现为关节间隙变窄、骨质破坏,有时可见死骨。

（五）股骨头坏死

髋关节骨关节炎与股骨头坏死二者在诊断过程中极容易误诊,因此临床在诊断二者时应从多方面考虑。

（1）从发病特点及病程、病史上鉴别。除外先天性关节发育不良、创伤等因素影响,髋关节骨关节炎多好发于老年患者且病史较长,有些可达十年以上甚至数十年之久,与患者职业类型也有一定的关系,如早年从事体力劳动的人群为高发;而股骨头坏死患者发病年龄不确定,病史一般较短,从出现疼痛或髋关节不适等症状到临床确诊平均不超过 2 年时间,病情发展也较髋关节骨关节炎快速,大多数有明显的外因,如长期饮酒、大量使用激素、髋关节外伤、减压性疾病等。

（2）从临床症状及体征上看,二者似乎无明显特异性,如都可引起臀部外侧、腹股沟区域、大腿内侧以及膝部的疼痛不适,都可造成负重时疼痛加剧、髋关节活动功能障碍等表现,体格检查均可见局部压痛、活动功能受限、托马斯征及"4"字试验阳性等特征。但仔细分析二者的发病特点及临床症状的细节可以看出,髋关节骨关节炎患者局部疼痛多数为运动性,而在静止状态(休息)时,疼痛往往可减轻或缓解;股骨头坏死患者疼痛没有明显的时间限制,在静止状态下也可有疼痛症状。但需要指出的是,该现象并非必然,这和患者疾病的严重程度有一定的关系,许多重度髋关节骨关节炎患者在休息时也可表现出疼痛症状,仅仅凭借疼痛症状的微细区别尚不能对两种疾病进行鉴别。

（3）病理及影像学表现是鉴别二者的最直接的手段。髋关节骨关节炎病变主要为髋臼缘的骨质增生、关节软骨面破坏、关节间隙狭窄、髋关节囊韧带的肥厚、滑膜血管祥增生等;而股骨头坏死的病变主要为股骨头本身的缺血性硬化、萎缩变性、骨吸收塌陷、松质骨蜂窝状变或硬化等。由此可以看出,髋关节炎属结构性病变,关节软骨磨损是其特征,因此活动后"摩擦"症状加重;而股骨头坏死为炎症性或血管性疾病,主要是骨头本身的病变,因此与活动无明显关系,这就解释了二者在疼痛症状上的微细差别。

（六）强直性脊柱炎

男性发病明显高于女性,发病高峰年龄为 20～30 岁,40 岁以上及 8 岁以下发病者少见。

本病发病缓慢,开始时感到腰背部或腰骶部不适或疼痛,有时可放射至髂峰或大腿后侧,疼痛可因咳嗽、打喷嚏等动作加重。清晨或久坐、久站后腰背部疼痛加重并伴僵硬感,活动后疼痛及僵硬可缓解。数月或数年后可出现胸或颈椎疼痛,进行性脊柱运动受限甚至畸形。半数左右的患者以外周关节为首发症状,绝大部分患者在病程中均出现外周关节症状,以髋、膝、踝和肩关节居多。髋关节受累高达 66%,表现为髋部疼痛,活动障碍,有时患者主诉为腹股沟处疼痛,其中三分之一髋关节受累患者发展为髋关节强直。肌腱、韧带骨附着点炎症为强直性脊柱炎特征性改变。胸肋关节、胸骨柄、胸剑联合等部位附着点炎症可导致胸痛、呼吸受限；跟腱、足弓附着点炎症可导致站立、行走时疼痛。大部分患者一般情况较好，少数有低热、疲劳和体重下降等情况。

早期强直性脊柱炎体征不多，可有骶髂关节、髂嵴、耻骨联合等部位以及肌腱、韧带附着点压痛。有周围关节或关节外表现者可有相应的体征。随着疾病的发展，可见明显脊柱关节活动障碍甚至畸形。"4"字试验、骶髂关节压迫试验、髂嵴推压试验、骨盆侧压试验阳性提示骶髂关节炎。颈、胸、腰椎活动度减低。

活动期患者血沉增快，血清 C 反应蛋白水平增高，类风湿因子阴性，HLA-B27 阳性率大于 90%，近半数患者血清抗肺炎克雷伯菌抗体水平增高。

骶髂关节 X 线片具有显著性特征，表现为关节边缘模糊、骨质糜烂、骨硬化、关节间隙变窄及关节融合等，脊柱 X 线片早期有椎体方形变，椎小关节模糊和轻度椎旁韧带钙化，晚期椎间盘钙化，纤维环及前后韧带钙化、骨化，并有骨桥形成，出现"竹节样改变"。

（庞启雄　蔡青　陈洪卫　何川）

第五节　髋关节骨关节炎的病情评估

髋关节骨关节炎导致的功能障碍或者康复问题，是康复临床的核心问题和根本任务，也是康复师、治疗师和护士临床工作的重点和根本。康复诊断基于康复评定，所以康复医师/治疗师临床治疗髋关节 OA 时，首先要对髋关节 OA 进行病情评定。

基于 2001 年 WHO 颁布的《国际功能、残疾和健康分类》，临床治疗髋关节 OA 首先要对患者的身体功能、结构、日常生活活动及参与四个方面进行评定。

一、身体功能评定

身体功能评定包括生理功能评定和心理功能评定。

（一）生理功能评定

髋关节骨关节炎患者临床主要表现为受累关节疼痛、关节活动度受限及肌力下降。所以，髋关节 OA 患者的感觉功能、运动功能评定非常重要。

1. 疼痛评定　疼痛是本病最常见的症状，所以，重点对关节疼痛进行评定。评定方法采用视觉模拟评定法（visual analogue scale，VAS）。具体方法是在纸上画一条 100

mm 长的横线,横线的一端为 0,表示没有疼痛;另一端为 100,表示剧烈的疼痛;中间部分表示不同程度的疼痛。患者根据疼痛的自我感觉,在横线上标记出疼痛程度的具体位置。0 表示没有疼痛;30 以下表示患者能忍受的轻微疼痛;30～<70 表示患者疼痛稍重,不影响睡眠,尚能忍受;70～100 表示疼痛难以忍受,影响睡眠。

疼痛是髋关节 OA 患者最常出现的临床症状。关于疼痛是否纳入感觉功能障碍进行诊断,目前尚存在争议。有人认为疼痛是人体对损伤或潜在损伤的正常的表达方式,是功能正常的表现;而有人认为疼痛表示健康出现问题,是一种不正常的表现。笔者认为,在髋关节 OA 评估和诊断中,应该纳入感觉功能障碍范畴。

2. 运动功能评定　疼痛和炎症通常影响关节运动功能,因此,应当对受累关节的运动功能进行评定。运动功能评定主要包括关节活动度评定、肌力评定、平衡功能评定等。

（1）关节活动度评定:不同关节活动度的评定方法各有不同。

（2）肌力评定:采用徒手肌力评定法。有条件的单位可以采用等速肌力设备进行评定。

在临床面对具体患者时,功能层面的诊断还可以进一步细化。比如左膝关节骨关节炎患者描述:左膝运动功能障碍,还应该具体描述左侧股四头肌内侧头肌力降低/活性降低、股四头肌-腘绳肌张力失衡(股四头肌无力)。这样的功能描述才能反映患者的功能障碍特征,并可用于指导康复治疗的计划和实施,即对于张力失衡,可以训练弱的肌肉,放松强的肌肉;对于股四头肌内侧头无力,则可以进行肌力强化;对于肌肉活性降低,则可以采用神经肌肉激活技术干预。

3. 平衡功能评定　髋关节骨关节炎患者的疼痛或者关节功能障碍或者关节结构异常会影响其平衡功能。如髋关节骨关节炎患者,由于关节活动度受限或者关节本体感觉障碍,常常影响其平衡调节功能;髋关节畸形患者,不仅步态异常,而且影响其生物力线及负荷平衡,从而导致平衡功能障碍,而平衡功能障碍又可能成为关节损伤、加重髋关节 OA 病理改变,甚至导致患者跌倒的原因。所以,对上述部位的髋关节 OA 患者进行平衡功能评定非常重要。

（二）心理功能评定

本病导致的反复、长期的疼痛及相应的功能受限,常常使患者焦虑与担忧,甚者导致心理疾病。评定方法采用汉密尔顿抑郁量表。

二、结构评定

结构是功能的基础,结构与功能关系非常密切。与髋关节骨关节炎相关的结构层面的问题,除了影像学报告的异常结果外,视诊还常常发现有关节僵硬、软组织短缩等;正是因为关节的这些结构异常,所以在功能层面又常常导致关节感觉障碍、肌力下降、肌力/肌张力不平衡、神经肌肉功能失活/降低、运动控制紊乱等。所以,髋关节 OA 结构评定常常重点评定以下四个方面。

(一) 视诊

主要观察病变关节是否肿胀、僵硬、畸形。

(二) 触诊

主要观察病变关节是否有骨性膨大。

(三) 关节周径

通过测量确定病变关节是否有肿胀、畸形及骨性膨大,确定病变肢体是否有短缩或增长畸形。

(四) 影像学表现

主要观察病变关节间隙有无变窄和有无软骨下骨硬化、关节边缘增生、骨赘形成及骨质疏松。

在流行病学的研究中,对于临床疾病症状轻微或无症状的患者,则依赖于 X 线检查来确定是否有髋关节骨关节炎。通过 X 线检查髋关节 OA 严重性一般采用 Kellgren-Lawrence 分级法:

0 级表示正常,无骨赘;

1 级表示轻微骨赘;

2 级表示明显骨赘,但未累及关节间隙;

3 级表示中度多发性骨赘,关节间隙中度狭窄;

4 级表示骨赘巨大,关节间隙明显狭窄,伴软骨下骨硬化。

许多流行病学研究诊断髋关节骨关节炎采用 Kellgren-Lawrence 分级≥2 级,为标准,将 3 级、4 级判定为中度髋关节骨关节炎。

三、日常生活活动评定

活动主要指的是日常生活活动及其相关的功能状况。日常生活活动包括行走、穿衣、洗漱、如厕、上下楼等等。活动评定是指评定髋关节 OA 患者日常生活活动能力是否受限。髋关节 OA 导致与受累关节相关的日常生活活动不同程度受限。主要原因是疼痛、关节活动度受限、肌力下降、肌耐力下降、关节的神经肌肉协调性障碍,或者髋关节 OA 患者平衡功能障碍。主要表现为站立、行走、上下楼梯、做家务等日常生活受限及个人护理等活动受到不同程度限制。

可以采用改良 Barthel 指数评定,即 MBI 评定。针对下肢 OA 患者,国外(包括美国、巴西、日本等)研究及中华医学会骨科学分会均以关节疼痛、僵硬及功能评定为重点,推荐应用西安大略和麦克马斯特大学 OA 指数(WOMAC)进行评定。

WOMAC 由 Bellamy 等在 1982 年首先提出,是专门针对髋、膝关节骨关节炎的评分系统。此评分量表是根据患者相关症状及体征来评估其关节炎的严重程度及其治疗效果。WOMAC 评分量表总共有 24 个项目,其中疼痛的部分有 5 个项目、僵硬的部分有 2 个项目、关节功能的部分有 17 个项目,从关节疼痛、僵硬和功能三大方面来评估髋膝关节的结构和功能。其功能描述主要针对下肢。在使用时可以使用整个系统或挑选其中的某个部分(表 11-2)。

表 11-2　WOMAC 评分量表

疼　痛	僵　硬	功　能
①在平坦的地面上行走 ②上下楼梯 ③晚上影响睡眠 ④坐着或躺着 ⑤挺直身体站立	①早晨起床时僵硬情况有多严重 ②起床之后的一天的时间内,僵硬有多严重	①上楼梯 ②下楼梯 ③由坐到站 ④站立 ⑤向地面弯腰 ⑥在平坦的地面上行走 ⑦进出小轿车或上、下公共汽车 ⑧外出购物 ⑨穿短裤或长裤 ⑩从床上起来 ⑪脱掉短裤或长裤 ⑫躺在床上 ⑬进出浴缸 ⑭坐着 ⑮在卫生间蹲下或起来 ⑯做繁重的家务活 ⑰做轻松的家务活

WOMAC 评分量表是一个自填答式评估工具,一份问卷可在 5～10 分钟内完成。研究显示此评分量表对于膝关节的评估具有客观的可靠性、有效性和敏感性,是一个已经广泛应用于 OA 患者的评分量表。WOMAC 评分量表可有效反映患者治疗前后的状况,对于 OA 的评估有较高的可靠性。从文献资料亦可以看出,WOMAC 评分量表在研究 OA 的评估中使用频率相对较高,但是对于韧带及半月板等膝关节损伤,特别是急性损伤的评估,不及 Lysholm 和 IKDC 评分准确和有效。研究文献显示,WOMAC 评分量表的三种评估方向中,以关节功能评估的可靠性最高,为 92%,疼痛评估的可靠性为

74%,而僵硬评估的可靠性最低,仅为58%。

四、参与评定

从社会参与层面考虑,OA常常对患者工作/学习、社会交往及休闲娱乐产生不同程度的影响。OA引起的疼痛、运动功能障碍及平衡功能障碍是导致患者社会参与受限的主要原因。参与受限与日常生活活动受限进一步导致患者生活质量下降。所以,参与评定十分重要。

(一)职业评定

通常采用文字描述患者职业受限的具体情况。有条件的可以采用BTE技术进行评定。

(二)社会交往评定

通常采用文字描述患者社会交往受限的具体情况。

(三)休闲娱乐评定

通常采用文字描述患者休闲娱乐受限的具体情况。

(四)生活质量评定

采用量表SF-36。

1. SF-36的内容与结构　　SF-36是美国波士顿健康研究所研制的简明健康调查问卷,被广泛应用于普通人群的生存质量测定、临床试验效果评价以及卫生政策评估等领域。SF-36作为简明健康调查问卷,从生理功能、生理职能、躯体疼痛、一般健康状况、精力、社会功能、情感职能以及精神健康8个方面全面概括了被调查者的生存质量。

生理功能(physical functioning,PF):测量健康状况是否妨碍了正常的生理活动。

生理职能(role-physical,RP):测量生理健康问题所造成的职能限制。

躯体疼痛(bodily pain,BP):测量疼痛程度及疼痛对日常活动的影响。

一般健康状况(general health,GH):测量个体对自身健康状况及其发展趋势的评价。

精力(vitality,VT):测量个体对自身精力和疲劳程度的主观感受。

社会功能(social functioning,SF):测量生理和心理问题对社会活动的数量和质量所造成的影响,用于评价健康对社会活动的效应。

情感职能(role-emotional,RE):测量由于情感问题所造成的职能限制。

精神健康(mental health,MH):测量四类精神健康项目,包括激励、压抑、行为或情感失控、心理主观感受。

除了以上 8 个方面外，SF-36 还包含另一项健康指标——健康变化（health transition，HT），用于评价过去一年内健康状况的总体变化情况。

2. SF-36 计分方法　第一步，量表条目编码；第二步，量表条目计分；第三步，量表健康状况各个方面计分及换算得分。

换算得分基本公式：

$$换算得分 = \frac{实际得分 - 该方面的可能的最低得分}{该方面的可能的最高得分与最低得分之差} \times 100$$

3. 缺失值的处理　有时应答者没有完全回答量表中所有的问题条目，我们把没有答案的问题条目视为缺失。我们建议在健康状况的各个方面所包含的多个问题条目中，如果应答者回答了至少一半的问题条目，就应该计算该方面的得分。缺失条目的得分用其所属方面的平均分代替。

康复诊断在功能上与临床诊断有共通之处，即均用于对某一健康问题产生原因的精简描述，用于指导临床的治疗。其不同之处在于康复诊断强调功能，基于康复评定技术，并指导康复治疗的实施。例如，患者因为膝关节疼痛前来就诊，其临床诊断可能是膝关节骨关节炎，这一诊断从疾病的角度描述了患者的健康问题，如可能出现软骨退变、软骨下骨硬化、骨质增生等，并存在疼痛等问题。通过这一诊断，可以指导临床治疗，包括药物的使用、手术的实施等。而康复诊断则可能是关节僵硬、肌肉无力等。这一诊断从功能角度描述了患者存在的功能问题，以此解释膝关节疼痛的原因，并且指导针对关节僵硬和肌肉无力的康复治疗方法的选择和使用。

（庞启雄　蔡青　陈洪卫　何川）

第六节　髋关节骨关节炎的非药物治疗

髋关节骨关节炎的非药物治疗包括物理疗法。物理因子作用于机体后，神经-体液系统出现应答反应，直接作用而产生治疗的作用。这些物理因子可增加机体的免疫功能，增强抗病能力，可动员机体的各种后备力量，增强代偿功能，促进骨、关节、肌肉周围神经或中枢神经系统病变引起的运动功能障碍的恢复。物理疗法作用于骨关节炎可起到消炎、镇痛、改善血液循环、兴奋神经及肌肉组织的作用，增强肌肉收缩功能，防治肌萎缩。

物理因子种类繁多，其中包括自然物理因子及人工物理因子，用于骨关节疾病的电疗法、光疗法、超声波疗法、水疗法、生物反馈疗法等均属于人工物理因子。这些因子有其共性和特性,同一种物理因子可因其强度、方法、技术、作用部位、病情的变化不同而产生不同的疗效。由于人体对物理因子的刺激会产生适应性,因此治疗到一定次数后即使再增加剂量或延长治疗次数,也不再出现效果,所以治疗必须分疗程。

一、生物反馈疗法

反馈是指将控制系统的输出以某种方式送回到控制系统,以达到控制该系统疾病的一种方法。让患者凭借反馈信号通过有意识的学习来调节和改变身体反应功能,这种方法称为生物反馈,目前用于骨科的反馈生理信息是肌电信号。将肌电信号放大、双向整流、积分,用电压驱动声、光、数码等显示器以提供反馈信号。因为积分电压与肌紧张程度成正比,所以能直观地检查到肌肉的紧张或松弛水平。

生物反馈包括肌肉松弛性反馈与再训练性反馈两种,肌肉松弛性反馈也称负反馈,是在肌张力高的皮肤表面安放肌电皮肤电极,以便让肌肉松弛。再训练性反馈,具有加强肌肉功能和加强肌肉张力的功效,其原理是一种正反馈,是将肌电皮肤电极放置于被训练肌肉的体表,使受训练的肌肉发出较强的肌电压和反馈信号。

二、电疗法

(一)低频脉冲电疗法

低频脉冲电疗法是采用频率在 1000 Hz 以内的脉冲电流来治疗疾病的方法,对感觉神经和运动神经均有强烈的刺激作用,其主要作用为兴奋关节周围的神经和肌肉组织,促使肌肉产生良好的收缩并促进局部组织的血液循环和淋巴循环,改善关节周围组织的营养代谢,从而达到镇痛的目的。最常用的低频脉冲电疗法包括感应电疗法、失神经支配肌肉电刺激疗法、神经肌肉功能性电刺激疗法、间动电疗法、经皮神经电刺激疗法、超刺激电疗法、低周波脉冲调制电疗法、断续直流电疗法八种。

(二)中频电疗法

中频电疗法是采用频率在 1000～100000 Hz 的正弦交流电治疗疾病的方法。中频电流是交流电,频率较高,组织抗容性小,能透入较大较深的组织,不但能促进毛细血管的开放数量增加,血流加快,还能促使动脉血流量增大,所以可改善血液循环。中频电流不仅可以达到明显而且持久的镇痛效果,还能显著改善局部组织的血液循环,促进渗出物和水肿的吸收,能兴奋关节周围的骨骼肌,对肌肉组织的非特异性炎症,具有较好的消炎、消肿作用。中频电疗法包括音频电子疗法、干扰电流疗法、调制中频电疗法。

（三）高频电疗法

高频电疗法采用频率在 100 kHz 以上的振荡电流及其所形成的电磁场来治疗疾病,对神经、肌肉无兴奋作用,无电解作用,但能产生热效应和热外效应,是高频电疗作用的基础。在产热过程中,水分子的高频率振荡使富含水分子的组织产生大量热能,组织温度升高、血管扩张、血流加速,血流量可增加 50%,从而加速代谢,改善组织营养,起到解痉、镇痛、消炎、加速创口修复的作用。用于骨关节疾病的滑膜炎、关节周围炎及骨骼、肌肉疼痛性疾病。高频电疗法中最常见的方法有短波电疗法、超短波电疗法、微波电疗法等。

三、光疗法

光疗法是利用各种光辐射作用于人体以治疗疾病的一种物理疗法。光具有波动性和粒子性,分为可见光和不可见光两种。可见光能使视网膜产生红、橙、黄、绿、蓝、靛、紫的光感。不可见光是一种肉眼看不见的光线,包括红外线和紫外线等,红外线有强烈的热效应,紫外线则有明显的化学和生物学效应。红外线因位于可见光谱红色光线之外而得名,其透入人体的深度为 0.05~10 mm,主要产生热作用。红外线可以使照射局部的血管扩张、血流加快、细胞的吞噬功能加强、局部代谢旺盛、细胞的氧化过程加快和肌张力降低,从而消除肿胀、缓解肌肉痉挛、消除缺血性及炎症性疼痛。

紫外线因位于可见光谱中紫色光线之外而得名,具有较高的量子能量,可以引起光化学效应以及一系列生物学作用,穿透人体的深度为 0.2~0.5 mm,色素作用较强。紫外线具有显著的杀菌抑菌作用,产生的红斑量照射是强力的抗炎因子,可提高局部皮肤组织网状内皮系统功能,使吞噬能力增强,白细胞计数增多,抗体增多,从而提高机体的免疫功能。除此之外,还能加强药物的治疗作用,如骨关节周围疼痛时用紫外线照射,可提高水杨酸钠的疗效。

四、石蜡疗法

利用加热熔化的石蜡作为温热介质,接触体表,通过机体的传导热来治疗疾病,称为石蜡疗法。石蜡是从石油中蒸馏出来的一种副产品,为白色半透明固体,无臭,无味,呈中性反应,熔点约为 52°。由于石蜡具有良好的可塑性及黏稠性,能与皮肤紧密接触,在逐渐冷却的过程中,体积会逐渐缩小,加压于皮肤及皮下组织时能产生柔和的机械压迫作用,能防止组织内的淋巴液和血液的渗出,促进渗出物吸收,使热作用深而持久。

五、水疗法

水疗法是利用水的不同温度、水动静状态下不同的机械作用来治疗疾病的方法。

在水中还可以加入各种矿物质、药物和气体,使机体获得特殊反应,如药物浴、矿泉浴等。温水的温热刺激具有解痉、镇痛、发汗、促进炎症消散等作用。凉水的寒冷刺激则可以收缩血管、镇痛,强冷可使神经末梢麻木,用于出血或创伤性疼痛。可以利用水的静压、冲击、浮力作用进行机械按摩,促进肢体功能恢复。

六、磁疗法

磁疗法是使用磁场作用于人体来治疗疾病的一种物理疗法,主要作用为镇痛,对创伤性骨关节疼痛均起到消肿、止痛的效果。常用的磁疗法是电动磁按摩疗法。在电动按摩机的按摩头盘上装上磁片,使按摩头具有磁场和机械振动作用,治疗时将按摩头置于疼痛部位,每次 15～30 分钟。有时用到交变磁场法,利用电磁感应原理产生 5～100 Hz 的低频交变磁场,磁头表面的磁场强度可达 0.1 T 以上,可按治疗的需要加以调节,治疗时选择合适的磁头放置于疼痛部位,每次 20～30 分钟,日行一次。

(庞启雄　蔡青　陈洪卫　何川)

第七节　髋关节骨关节炎的药物治疗

髋关节骨关节炎的药物治疗中使用的药物目前主要分为非特异性药物和特异性药物两大类。非特异性药物即症状改善类药物,能较快地镇痛和改善症状,但不能改变骨关节炎的病情,主要包括口服非阿片类止痛药(对乙酰氨基酚、中枢镇痛药)、非甾体抗炎药和关节腔内注射糖皮质激素。这类药物的主要作用是抗炎、镇痛。特异性药物即改变病情的药物,是指专门用于治疗某一种疾病的药物。这类药物可阻止或减慢骨关节炎的病理过程,抑制引起组织损伤和关节软骨退行性病变的相关因子,包括氨基葡萄糖、硫酸软骨素、双醋瑞因和关节腔内注射透明质酸等。临床中,需根据骨关节炎病情程度的缓急,制订相应措施和进行药物干预。

一、解热镇痛抗炎药

(一)乙酰丙胺类

乙酰丙胺类包括对乙酰氨基酚、乙酰氨基苯乙醚、盐酸丙帕他莫等。对乙酰氨基酚又名扑热息痛,是一种有效的解热镇痛药,同时具有一定的抗炎效果。1956年,对乙酰氨基酚作为阿司匹林的替代物在英国上市,用于对阿司匹林过敏、不耐受或不适用的病例,现已公认该药是一种极好的解热镇痛药。体外实验研究证实,对乙酰氨基酚的解热镇痛作用很可能是通过抑制中枢神经系统环氧合酶(COX)和前列腺素 E2(PGE2)的作用,而对外周组织前列腺素化合物没有作用或作用微弱,胃肠道副作用较小。因此对不适于应用其他抗炎镇痛药的患者尤为适用,如水痘、血友病、出血性疾病、轻型消化性溃疡与胃炎等,一般用于初始治疗。口服剂量为 1000 mg,分 4 次服用,一般剂量为每天不超过 4000 mg,过量使用易导致肝毒性和潜在的肾脏损害。如果疼痛不能缓解,可加用 NSAID 类或更特殊的 COX-2 抑制剂。

在许多临床资料中,对乙酰氨基酚对骨关节炎的镇痛效果明显好于安慰剂,有较好的安全性和耐受性。骨关节炎患者药物治疗的首要目的是缓解疼痛,传统上用 NSAID 来治疗骨关节炎患者的疼痛,但是近来考虑到 NSAID 对关节软骨代谢可能有损害以及老年患者长期使用 NSAID 有较高的胃肠道危险等,而对乙酰氨基酚在推荐剂量下服用,无明显胃肠道反应,故传统的 NSAID 治疗骨关节炎的主导地位有所动摇。

(二)传统非甾体抗炎药(NSAID)

非甾体抗炎药(NSAID)是指一类具有抗炎、止痛、解热作用的非激素类药物。迄今为止,临床上治疗骨关节炎应用最多的药物仍然还是 NSAID。NSAID 种类很多,化学结构不同,但对炎症和免疫功能紊乱性疾病均具有较好疗效,能迅速改善功能,缓解疼痛、减轻炎症、肿胀等临床表现,但这类药物不能改变原发疾病的自然病程和性质,不能防止疾病的发生和发展。停药后病情可能很快出现反复。因此非甾体抗炎药被学者称为缓解症状药物。

1. NSAID 的分类

(1)水杨酸类　阿司匹林属于此类,它被视为 NSAID 的典型代表,其应用范围也在逐日扩展,在多种疾病防治中发挥了重要的作用,同时也产生了诸多副作用,如胃肠道症状(出血、溃疡、穿孔)以及"阿司匹林哮喘"等。

(2)芳基乙酸类　双氯芬酸钠盐、双氯芬酸钾盐、吲哚美辛(消炎痛)、阿西美辛、舒林酸、依托度酸等。

(3)芳基丙酸类　布洛芬、酮洛芬、洛索洛芬、萘普生(消痛灵)等。

(4)邻氨基苯甲酸类　尼氟酸、氯芬那酸等。

(5)昔康类　美洛昔康、替诺昔康、吡罗昔康等。

(6)吡唑酮类　非普拉宗、保泰松等。

(7)昔布类　塞来昔布、罗非昔布等。

在临床实践中根据药物对环氧合酶(COX)选择性的不同,NSAID 可分为 4 类。①COX-1 特异性抑制剂:目前只有小剂量阿司匹林被列入此类。②COX 非特异性抑制剂:布洛芬、双氯芬酸钠、高剂量阿司匹林等。③COX-2倾向性抑制剂:美洛昔康、奈丁美酮等。④COX-2特异性抑制剂:塞来昔布、罗非昔布、帕瑞昔布等。

2. NSAID主要的作用机制 20世纪90年代,已有研究证实环氧合酶有两种不同的结构,即环氧合酶-1(COX-1)和环氧合酶-2(COX-2),称作同工酶。COX-1产生的代谢产物能在正常静息状态下调节许多生理功能,如保护胃肠黏膜、调节血小板的凝集功能、调节肾血流和电解质平衡。而COX-2是一种诱导性的酶,对各种应激性的刺激物起反应,如炎症因子和各种特殊的生理紊乱。COX-2在炎症部位是正调节,促进介导疼痛和炎症过程的前列腺素的形成。此外,COX-2在中枢神经系统中也是正调节,与在发热反应中一样,对中枢介导的疼痛起很重要的作用。不少学者认为,当NSAID抑制COX-2时会产生止痛和抗炎作用,而当NSAID抑制COX-1时则产生副作用。

(三)非甾体抗炎药临床的选择使用

大量非甾体抗炎药的出现,为临床医生和患者提供了更加广阔的选择空间,但是由于个体对药物的差异性,每种药物的作用效果不能完全把握。因此,临床医生在掌握药物特性的前提下,根据每一位患者的具体情况,提出个体化治疗方案是必要的。

Huskisson曾提出,影响非甾体类抗炎药选择的因素如下。

(1)药物的特性:①药物的疗效;②耐受性;③安全性;④剂量、方便性和依从性;⑤药物的类型;⑥药品的价格。

(2)患者的特点:①个体差异性;②疾病种类;③症状类型;④年龄;⑤是否伴发其他疾病;⑥是否并用其他药物;⑦是否妊娠。

医生为患者选用药物时应该同时考虑功效性和安全性两个方面。我们应该选择疗效好、安全性高的药物。近些年出现的一些药物多数具有这些特点。但是也有的药物疗效很好,却有很明显的副作用,如保泰松可造成粒细胞缺乏或再生障碍性贫血等,因关节炎患者多需长期使用,因此对这类药物首先应考虑安全性,其次考虑有效性。

由于个体性的差异,我们仍然无法预知患者服用某种非甾体类药物后出现的疗效和不良反应。同一种药物在不同患者身上可能出现不同的疗效和不良反应,因此,应该注意随访观察患者的疗效和不良反应,用药一周后效果不佳或副作用强烈应改用其他不同化学结构的药物。

NSAID是目前治疗骨关节炎的重要药物之一,其优良的特性体现在缓解疼痛,治疗合并存在的炎症。对多数NSAID来说,产生止痛效果的剂量比抗炎的剂量要小,剂量越大,抗炎作用越明显,但同时副作用和危险性越大。骨关节炎患者的炎症反应不是十分严重时,对于敏感的患者可减少用量,采用低剂量;并且多数骨关节炎患者的疼痛是间歇性的,所以NSAID也可间歇使用;必要时亦可合并使用对乙酰氨基酚或阿片类镇痛剂;减少胃肠道等副作用的方式是外用NSAID。2007年以来,FDA批准了两种外用NSAID:双氯芬酸钠1%凝胶和双氯芬酸钠1.5%与45.5%二甲亚砜搽剂。药代动力学数据表明,与口服双氯芬酸(50 mg,3 次/天)相比,外用双氯芬酸钠 1‰凝胶(4 g,用于膝部 4 次/天)的平均血药浓度(162 ng/mL vs 9.7 ng/mL)和峰浓度(2270 ng/mL vs 15.0 ng/mL)显著降低。病例对照研究证实了外用 NSAID 和口服 NSAID 相比,全身的不良反应较轻。

二、金属蛋白酶抑制剂

髋关节骨关节炎的生物化学改变主要发生于基质成分,软骨细胞赖以生存的细胞外基质合成与降解失衡是导致软骨退变的重要原因之一。金属蛋白酶家族中的组织降解酶类参与了细胞外基质的多种病变。基质金属蛋白酶(MMPs)及其相关酶和它们的抑制剂调控基质代谢与功能。MMPs 在肌腱疾病、骨关节炎、骨与软组织修复等病变中发挥了显著作用。尤其重要的是,MMPs 是一个很有前景的药物靶点。更好地了解金属蛋白酶在组织损伤中所扮演的角色及其抑制剂所起的作用,能改善损伤和促进手术后的身体恢复。MMPs 是一类至少包括了 24 种锌依赖的内肽酶家族,能够降解几乎所有的细胞外基质成分,MMPs 通过调节细胞外基质代谢而参与了很多病变过程。金属蛋白酶抑制剂可通过作用于化学因子和细胞因子信号转导通路来调节炎症反应。

MMPs 的作用复杂,一般被认为是一种组织降解酶。MMPs 在骨关节炎中发挥了显著的作用。研究发现骨关节炎患者软骨 MMP-1 高水平表达。Shlopov 等报道,骨关节炎患者软骨细胞中 MMP-1 mRNA 水平是正常软骨细胞相对应水平的 1.8 倍,这提示其在骨关节炎的发病机制中起重要作用。

细胞外基质的成分有赖于组织生成和分解的平衡,由于组织分解主要由 MMPs 调节,所以对 MMPs 的生成和活性进行严格调控是维持细胞外基质稳态至关重要的环节。这种调控可发生于基因转导、MMPs 酶原激活、抑制酶活性中。

MMPs 的相关酶:ADAM 通常被结合在细胞膜上,具有水解蛋白质和转导细胞信号功能。ADAMTS 是一种异型蛋白酶,在细胞外分泌,然后进入血液循环,同时具有合成和分解的功能。

三、降钙素

降钙素主要由甲状腺旁腺小叶细胞合成和分泌。它的主要功能是通过对骨和肾脏的作用,降低血浆中钙和磷的含量。在骨内,降钙素和受体结合,抑制破骨细胞活动,通过细胞骨架的变化来抑制破骨细胞的骨吸收,目前应用于临床的降钙素主要来自鲑鱼,它同人类降钙素在结构上有微小的差异,但作用比人的降钙素更为有效。

降钙素对于关节疾病引起的疼痛作用不大。但它能明显缓解骨质疏松性骨折引起的疼痛,其作用机制可能与提高循环吲哚芬含量有关。

四、维生素 D 和雌激素

维生素 D 和雌激素是骨代谢过程中重要的调节因子。维生素 D 调节钙在体内的平衡或通过影响各种调节钙的细胞系统的分化和发育发挥作用。维生素 D 的代谢活性物质中最重要的是 $1,25-(OH)_2-Vit D_3$，即骨化三醇。维生素 $Vit D_3$ 首先在肝脏转化，在 25 位进行羟基化，然后在肾脏进行 $1\alpha-OH$ 羟化，产生有活性的 $1,25-(OH)_2-Vit D_3$。骨骼、肾脏和肠道是 $1,25-(OH)_2-Vit D_3$ 的主要靶组织。在肾脏近曲小管，它可以促进磷的重吸收，同时还反馈调节自身的重吸收过程；在肠道它主要负责活性钙离子的转运；在骨组织，它的生理功能还不太明确。在成骨细胞中，$1,25-(OH)_2-Vit D_3$ 可以刺激骨钙蛋白和骨桥蛋白的合成。维生素 D 可以刺激成骨细胞分泌一种破骨细胞激活物质（称为 OPGL）。体外实验发现 OPGL 可以激活破骨细胞，在体内它可以介导骨吸收。

绝经后骨质疏松症的主要原因是雌激素缺乏，因此，雌激素是绝经后预防骨丢失的首选药物。种骨量的丢失可以通过雌激素治疗发生逆转。远期临床观察显示雌激素替代疗法可以明显增加骨密度和减少与骨质疏松有关的髋部骨折。雌激素治疗骨质疏松症的作用机制：破骨细胞和成骨细胞表面都存在雌激素受体，雌激素及其拟似物与受体结合后，可以抑制破骨细胞的功能和增强成骨细胞的功能，从而抑制骨吸收和促进骨形成。雌激素是目前公认的对骨质疏松具有预防和治疗作用的口服药物，其应用安全性较好。推荐使用剂量为 0.3 mg/d。

五、硫酸（盐酸）氨基葡萄糖

从 20 世纪末开始，在美国和欧洲各国，硫酸氨基葡萄糖作为治疗 OA 的首选对因治疗药物得到了广泛的应用。其药理作用包括治疗与修复结缔组织，构成软骨细胞的主要成分，防止软骨组织退化引发的腰膝酸软、关节炎，消炎止痛等。硫酸氨基葡萄糖是自然界氨基单糖的硫酸盐衍生物，它是关节软骨生物合成和刺激合成氨基葡聚糖和蛋白多糖的基本物质，在正常情况下它依靠葡萄糖的氨基化来合成。蛋白多糖是关节软骨网状结构的重要组成部分，氨基葡萄糖是合成蛋白多糖的原料，而氨基葡萄糖来源于葡萄糖的体内生物合成。它存在于人体所有结缔组织中，绝大多数在软骨和滑液中。

六、透明质酸（HA）

透明质酸是一种独特的线性聚糖，广泛分布在动物和人体结缔组织的细胞外基质内，是由 N-乙酰葡萄糖胺和 D-葡萄糖醛酸重复交联而形成的高分子氨基聚糖，且能以自由链的形式在体内游离存在，有较强的吸水性和高度黏滞性。在关节内 B 型透明质酸由滑膜细胞分泌。

透明质酸在正常人体血液循环中的水平为 $10\sim100$ mg/mL,基质中的透明质酸大部分在外周淋巴结中降解。血液循环中 80% 的透明质酸由肝脏摄取,血浆中透明质酸的半衰期为 $2.5\sim5.5$ 分钟。透明质酸的降解酶主要有透明质酸酶,其次还有 β-D 葡萄糖醛酸酶和 β-D 乙酰氨基葡萄糖酶。在软骨基质内透明质酸与蛋白多糖连接,以聚合体的形式存在,使蛋白多糖聚合体更加稳固。蛋白多糖聚合体被包绕在胶原纤维间基质内,具有抗压载荷的作用。透明质酸可以保护蛋白多糖的核心蛋白,使其免受多种蛋白酶的降解,从而延长蛋白多糖在组织中的存在时间。

髋关节骨关节炎患者的关节滑液中透明质酸的浓度降低,关节液的黏弹性下降。由于透明质酸水平低下,关节软骨表面黏弹性保护膜消失,抵御外界压力的机械生物保护功能障碍,关节软骨营养障碍,炎性介质可进一步激活胶原酶与金属蛋白酶类,加剧关节软骨破坏。同时关节内软骨细胞的破坏,将导致腔内出现一系列的免疫学变化,从而进一步引起软骨及关节内其他结构的损伤和破坏,加重 OA 的病理改变。

七、硫酸软骨素

硫酸软骨素由重复的氨基葡聚糖结合糖分子构成,它产生蛋白多糖和多聚糖,能够促进软骨修复并保持关节滑液黏度。研究资料显示,无论是动物模型还是人,在关节病的早期,都会出现硫酸软骨素硫酸化的模式和链长的改变。这种改变影响了软骨细胞的代谢,并进而损害关节软骨基质。这种特异性改变显示硫酸软骨素的生物合成受到细胞内的某种机制的调控,它通过选择链的长短和不同硫酸化的模式表达来完成不同的生物功能。

骨关节炎的主要特点是关节软骨的破坏和滑膜炎。有临床证据显示,骨关节炎和滑膜炎是有关联的。50% 的骨关节炎患者存在滑膜异常。例如肿胀和积液,红肿,疼痛和僵硬,中度或大量积液。此外,膝关节疼痛的严重程度与滑膜增厚的程度有关。骨关节炎患者疼痛的改变与滑膜炎的改变密切相关,而不是因为软骨丢失。早期关节炎中的滑膜炎与这种疾病进展的速度和严重性相关。关节的损坏和滑膜炎继发于局部促炎细胞因子(白介素 1-β 和肿瘤坏死因子-α)、核因子-κB(NF-κB)的增加,蛋白水解酶(基质金属蛋白酶)和促炎症活性酶(COX-2 和一氧化氮合成酶-2)的活化。硫酸软骨素(CS)能阻止关节间隙狭窄,减少关节肿胀和渗液。为了达到这些作用,CS 在软骨和滑膜水平表现出一种抗炎作用,减少 NF-κB 的核转化。

八、双醋瑞因

双醋瑞因是治疗 OA 的特异性药物之一,其活性代谢产物大黄酸可抑制促炎因子白介素(IL)-1β 的生成。由于本品不抑制前列腺素合成,因此与 NSAIDs 相比,对黏膜损伤相对较少。国内外多项研究表明,双醋瑞因能有效缓解 OA 患者疼痛,改善关节功能,与 NSAIDs 相比,后续效应和安全性良好。

九、葡糖胺聚糖

正常的关节软骨由软骨细胞和细胞外基质组成。关节软骨无神经、血管和淋巴管。软骨细胞的主要功能是合成软骨的基质成分。软骨外基质是软骨的支架,主要由胶原、蛋白聚糖和水组成。蛋白聚糖是一种糖蛋白,被胶原包绕,其主要成分是聚合素,由核心蛋白和糖胺聚糖以共价键结合而成。葡糖胺聚糖是一种外源性的糖胺聚糖,其作用机制可能是:①直接补充软骨基质成分;②反馈自身软骨功能的作用;③可抑制降解酶的作用。

十、其他药物

阿片类止痛药,如曲马多、可待因等,如果常规药物治疗无效,或不良反应影响药物继续使用,或对非甾体抗炎药有禁忌证,可选用阿片类止痛药。实际上阿片类止痛药既可以作为对乙酰氨基酚和 NSAID 类药物的辅助治疗,也可单独用于骨关节炎的止痛治疗。尤其对于长期慢性的疼痛(时间超过 6 个月),阿片类止痛药可以有效缓解疼痛,提高生活质量。但是如何确定患者是否适用,如何根据疼痛状况选择合适剂量,如何选择合适的使用方法等仍需进行规范。阿片类止痛药可能产生依赖,但真正心理上的依赖相当少,更多的是身体疼痛上的依赖。患者疼痛症状是否得到最好控制是对药物使用次数及剂量是否合适的最好评估。老年患者大多数伴有其他系统疾病,原本每天就有大量口服药物需长期服用,因此能经皮吸收的长效外用阿片类止痛药是较好的用药选择。可以在服用长效止痛药的基础上辅助经皮吸收的外用止痛药,从而减少用药量。

对于长期应用阿片类止痛药治疗的患者,必须定期回诊,进行宣教,控制用药量,防止重复过量用药。

(庞启雄　蔡青　陈洪卫　何川)

第八节　髋关节骨关节炎的注射疗法

髋关节骨关节炎是中老年人群中的常见病、多发病,其病理是组织的慢性退行性病变。该疾病累及关节软骨、软骨下骨及滑膜等多种结构,而关节软骨的退行性病变是

OA 的主要病变部位。针对髋关节骨关节炎的发病机制,采用关节腔内注射药物的方法治疗骨关节炎逐渐得到临床工作者的青睐。关节腔内注射药物具有操作简单、用药直接、全身反应小、起效快、效果肯定、禁忌证和并发症少、可重复性强、易于推广等特点。近年来,学者们对应用于关节内的药物进行了大量的研究与探索。

一、关节内注射皮质激素

肾上腺皮质激素(adrenocortical hormone)按照生理活性分为两类:盐皮质激素(mineralocorticoid)和糖皮质激素(glucocorticoid)。两者具有类似的化学结构,其主要区别是盐皮质激素在 17-位碳上无羟基,而糖皮质激素在 17-位碳上有一个羟基。

(一)盐皮质激素

如醛固酮和去氧皮质酮,作用于远曲小管,可引起钠、水潴留及钾排泄,以维持机体水及电解质的平衡。

(二)糖皮质激素

天然糖皮质激素包括氢化可的松(hydrocortisone)和可的松(cortisone)等,主要能使蛋白质分解,使氨基酸转变成葡萄糖(糖原异生作用)以及对抗炎症反应,对水及电解质的平衡作用较轻。合成代用品如泼尼松(强的松 prednisone)与氢化泼尼松(泼尼松龙,prednisolone),作用广泛而复杂,且随剂量不同而异。关节内皮质激素注射的目的是使局部作用最大化,全身作用最小化。尽管一些对照研究认为关节内注射激素对治疗髋和膝关节病没有长期效果。但是,我们认为谨慎地通过关节内注射糖皮质激素治疗髋关节骨关节炎有一定的临床作用,但要注意它的副作用。滑膜囊内注射会引起下丘脑-垂体-肾上腺轴的抑制,但是还没有肾上腺功能不全的报告。研究表明,40 mg 乙酸甲基泼尼松龙会诱导短暂的肾上腺抑制,反应性降低氢化可的松水达 7 天。为避免肾上腺功能的抑制,不论选用何种制剂,注射间隔不少于 4 周,对于负重关节应为 6～12 周,每年同一关节的注射次数不得超过 3 次,同时要控制单次注射剂量。多关节疼痛时不得同时在关节内注射糖皮质激素。注射后的休息或部分关节固定会延缓关节内皮质激素的扩散,使全身反应最小化。我们建议关节内激素注射后患者应卧床休息 3～4 天,此后被注射关节部分负重 2～4 周。

目前,市场上常用的激素可分为短效、中效、长效(表 11-3)。一般来说,短效或中效的试剂(溶于水)用于疾病急性期。而长效的制剂(不溶于水)主要用在慢性期中。

表 11-3　骨科常用激素类注射剂

分类	药物	等效剂量/mg	HPA 轴抑制时间(24h)	抗炎强度	血浆半衰期/min	作用持续时间/h	糖代谢活性(比值)	水盐代谢活性(比值)
短效	氢化可的松	20	1.25～1.50	1	90	8～12	1	1
	可的松	25	1.25～1.50	0.8	30	8～12	0.8	0.8

续表

分类	药物	等效剂量/mg	HPA 轴抑制时间(24h)	抗炎强度	血浆半衰期/min	作用持续时间/h	糖代谢活性（比值）	水盐代谢活性（比值）
中效	波尼松	5	1.25～1.50	3.5	60	12～36	4	0.8
	泼尼松龙	5	1.25～1.50	4	200	12～36	4	0.8
	甲泼尼龙	4	1.25～1.50	5	180	12～36	5	0.5
	曲安西龙（曲安奈德）	4	1.25～1.50	5	＞200	12～36	5	0
注：可的松、波尼松需在肝内转化为氢化可的松和泼尼松龙才有生物活性，故严重肝功能不全者宜用氢化可的松或泼尼松龙								
长效	地塞米松	0.75	2.75	30	100～300	36～54	20～30	0
	倍他米松	0.6	3.25	25～35	100～300	36～54	20～30	0

糖皮质激素缓释剂（如利美达松）可以缓慢释放皮质激素混悬液以提供最长时间的有效作用。丙酮酸曲安西龙己酸酯是目前水溶解度最小的药物，它比泼尼松龙的溶解度小 2.5 倍，作用持续时间最长，这种药物可以使全身反应降到最低。可用于关节内注射的糖皮质激素见表 11-4。

表 11-4　可用于关节内注射的糖皮质激素

名　称	常用剂量
醋酸氢化可的松（皮质醇）	25～150 毫克/次
醋酸氢化泼尼松（泼尼松龙）	5～25 毫克/次
甲基泼尼松龙	10～40 毫克/次
曲安西龙双醋酸酯	5～20 毫克/次
醋酸曲安西松（确炎舒松）	2.5～5 毫克/次
地塞米松棕榈酸盐（利美达松）	1.25～5 毫克/次
倍他米松磷酸二钠（得宝松）	1.5～3 毫克/次
丙酮酸曲安西龙己酸酯	5～20 毫克/次

二、关节内注射黏弹补充剂

透明质酸（hyaluronic acid，HA）广泛分布于人和动物各组织的细胞外基质（如玻璃体、关节滑液、滑膜、软骨等），是一种高分子量多糖，分子质量在 20 万～720 万 Da。透明质酸呈螺旋状或以其他形式存在，其水动力学容积明显大于其他物质分子容积，等空间距离的葡萄糖醛酸残基上的羧基使透明质酸具有高度亲水性，在饱和浓度中透明质酸分子互相接触成网状，对溶液中的其他大分子物质的扩散起着限制作用，并同时限制小分子物质的扩散速度。透明质酸溶液的黏弹性与分子屏障作用的大小取决于透明质酸的分子质量及浓度,其分子质量或浓度下降时均可导致黏弹性及分子屏障作用下降。

人体内的透明质酸主要由纤维母细胞、滑膜细胞和软骨细胞产生。其主要作用包括:参与细胞外液中电解质和水分的调节;关节和细胞间减震及润滑;屏障和抵御感染;参与修复创伤和钙化;促进血液凝固;澄清血脂;保持关节液的稳定;支持和稳定滑膜细胞和胶原支架;对痛觉的抑制。

三、关节内注射自体条件血清

自体条件血清(ACS)能起到治疗 OA 的作用,其可能的机制主要体现在两个方面:第一,促进软骨细胞的增殖。血清中含有血小板衍生生长因子(PDGF)、表皮衍生生长因子(EGF)、成纤维细胞生长因子(bFGF)等成分,其中 PDGF 是有效的促结缔组织细胞有丝分裂剂,具有显著调节软骨细胞增殖和基质形成以及促进软骨细胞增生的作用。第二,抑制炎症因子。ACS 的制备能提高 IL-1Ra 和其他细胞因子可再生能力,虽然介导这种效果的机制仍不完全明确。ACS 自身含有的缓冲系统以及由血小板释放出的有关物质可以和关节腔内炎症因子直接作用而降低 IL-1 和 IL-6 的浓度,而 IL-1、IL-6、TNF-α 等炎症因子可以直接导致 OA 患者的关节、滑囊炎症反应和关节软骨退变,在OA 的疾病进展过程中起到重要作用。

另外,关节内注射 ACS 能够长期地持续改善 OA 症状及功能。考虑 ACS 中的多种细胞因子能够促进关节的内环境稳态重新形成,且 ACS 不存在免疫源性反应而导致的特异性软骨基因表达,临床上该方法被认为很安全。

四、关节内注射其他药物

糖皮质激素问世之前,用于关节内注射的有很多种化合物,但几乎没有一种药物有可靠的、持续的作用。用来注射的药物包括乳酸、苯基丁氮酮(保泰松)、细胞毒化合物、水杨酸钠和阿司匹林(溶解在盐溶液中)。苯基丁氮酮有效但会引起明显的局部刺激。实验得知,氮芥和塞替派作用轻微,偶尔会出现毒性作用,表现为高热。

随着医药学的发展,以上这些药物已很少再应用于关节内注射。一些新的药物已经开始应用于临床或已经进入临床试验阶段。

(一)糖氨多糖类

糖氨多糖类也称为葡糖胺聚糖,外源性葡糖胺聚糖可减少软骨的损失,恢复软骨的功能,可能的机制:①直接补给软骨基质成分;②对软骨功能有反馈作用;③抑制降解酶的作用。

（二）细胞因子类

细胞因子类包括生长抑素（施他宁）、肝细胞生长因子、促进软骨修复的细胞因子。

（三）过氧化物歧化酶

过氧化物歧化酶正常存在于人和哺乳动物的大多数细胞中，能催化超氧化物自由基阴离子转化为氧和过氧化氢，并在局部发挥抗炎作用。

关节内注射过氧化物歧化酶可消除因巨噬细胞受刺激产生的炎症和组织损伤产生的过氧化物，并稳定巨噬细胞的细胞膜，阻断软骨胶原、透明质酸和蛋白聚糖降解，打破组织损伤和炎症的恶性循环，发挥局部止痛和保护软骨的作用，但对中枢和外周神经无止痛作用。

五、注射技术

尽管髋关节是全身最大的关节，但它常常最难以进入和抽吸。它有厚重的关节囊并被大的韧带和丰富的软组织包绕。病理性异常的关节会出现骨赘、股骨头与髋臼异常的解剖关系，使得穿刺进入关节腔非常困难。

髋关节可以经前、外侧入路进行穿刺。前侧入路：患者仰卧，下肢伸直，轻度外旋，用20号、6～10 cm（根据患者情况）的穿刺针，进针点在髂前上棘下约2 cm平股骨大转子水平摸到动脉搏动处外移3 cm。向后向内成60°角进入。外侧入路：患者平卧，髋关节外旋，从股骨大转子前上方向位于腹股沟中点下的一点沿股骨颈方向进入（图11-17）。

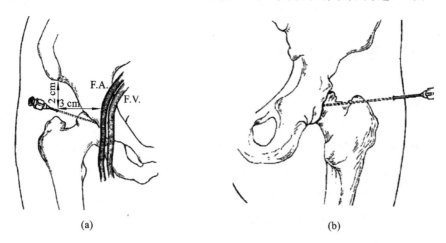

(a) (b)

图 11-17 髋关节注射部位和方法

F. A. ，股动脉；F. V. ，股静脉。

(a)体表进针点定位；(b)进针方向

（庞启雄 蔡青 陈洪卫 何川）

第九节 髋关节骨关节炎的髋关节镜手术

尽管关节镜在膝关节、肘关节、肩关节、踝关节和腕关节等关节的应用越来越广泛，但髋关节镜手术的发展相对滞后，其主要原因是髋关节结构的限制性，使髋关节镜手术入路的选择和器械操作与膝关节或肩关节相比更为困难。近 20 年来，关节镜技术在骨科领域发展迅速，在诊断和治疗髋关节疾病方面取得长足进步，临床工作者对于髋关节内病变的形态学、病因学的理解更加深入。关节镜技术为我们提供了一套全新的诊治手段，必将对未来的诊疗产生巨大影响。

关节镜手术治疗髋关节骨关节炎有严格的适应证，仅适用于由于盂唇增生、关节内游离体引起关节疼痛的早期髋关节骨关节炎。通过关节镜可切除病变的盂唇，摘除关节内游离体。

一、髋关节镜手术的应用解剖

髋关节周围主要的体表标志包括大转子、耻骨联合、髂前上棘、腹股沟韧带、髂嵴、髂后上棘和坐骨，这些标志是术中正确定向的关键所在。注意在消毒前通过触诊标记好入路的位置，因为铺单后某些定位时依赖的标记不能暴露在术野中，此时定位会出现困难。

髋关节是由股骨头和髋臼构成的球-臼式关节。由于是人体负重的主要关节，因而与同样是球窝关节的活动度大的肩关节结构不同，髋臼以及髋臼边缘的盂唇结构对股骨头的包容面积远比肩盂及其盂唇对肱骨头的包容面积大。在负重站立位，髋臼与股骨头之间由于软骨的黏弹特性，股骨头与髋臼保持高度匹配，使头臼之间几无间隙，即便在下肢非负重情况下，髋关节头臼之间的自然间隙也不足以导入标准直径的关节镜。在正常情况下，髋关节只是一个潜在的可扩张腔室，平时保持负压状态，在牵引力的作用下头臼之间可以出现 1 cm 的间隙（软骨-软骨），但当关节腔内的负压解除后，在不考虑肌肉收缩力的情况下（全麻或腰麻下），关节间隙可牵引开达 3 cm 以上，此时的限制力主要来自髂股韧带、轮匝带和关节囊。

二、髋关节镜手术的应用范围

（一）软骨损伤

髋关节软骨损伤的程度和髋关节镜手术后不良结果之间存在相互关系，因此软骨损伤的早期诊断和治疗非常重要。虽然软骨损伤是髋关节镜手术的适应证,但这种病损难以确定髋痛原因。急性单纯性关节面损伤可发生于髋关节负荷撞击,在青年人中更为常见。所谓的"外侧撞击损伤"就是大转子受到碰撞后发生的。由于大转子位于皮下,损伤能量不易被吸收分散,青年人局部骨密度高,碰撞能量在不造成骨损伤的情况下传递至关节面,导致股骨头或髋臼软骨损伤。关节镜检查所见多可证实这种外侧碰撞损伤。多数髋关节软骨损伤的患者伤后即刻表现出症状,但部分患者疼痛并不严重,伴有不同程度的功能障碍。若患者症状持续,如特殊体位引发间歇性交锁或疼痛,应行更进一步的检查。

(二)股骨髋臼撞击综合征(FAI)

FAI 最早由瑞士 Rheinhold Ganz 在 20 世纪 90 年代提出,是不明髋痛的主要原因之一,为早期髋关节骨关节炎的重要特点。多因股骨头形态异常、股骨头颈偏心距减小、髋臼后倾和股骨颈前倾过小或髋臼前缘的过度突出引起,表现为腹股沟疼痛、髋关节弹响或交锁。

FAI 有两种主要类型:凸轮样撞击,是股骨头非球体、屈髋位与髋臼前缘撞击所致;钳夹样撞击,活动髋关节时突出的髋臼前缘和股骨颈撞击。凸轮样撞击中髋臼盂唇可出现磨损或撕裂,处理方法是对盂唇损伤切除或修补,磨削成形减压以恢复股骨头颈交界区正常外形。Mardones 等建议股骨颈部减压时骨质去除不能超过股骨头颈交界区的 30%,否则会增加股骨头颈部骨折的可能。典型的钳夹样撞击是髋臼前上缘骨质的硬化。镜下确定撞击部位及范围后,将损伤的无法修复的盂唇部分切除至正常、稳定。用磨钻磨去发生撞击的部位。若发现撞击部位的盂唇完整,可自基底将盂唇与髋臼分离,再用缝合锚将盂唇固定至髋臼。Christopher 等对盂唇进行修补并与早期的切除术进行比较,认为两者早期效果无明显差异,但考虑到盂唇的重要性,仍提倡行修补术。

(三)在髋关节置换术后的应用

关节镜在髋关节置换术后的应用较为广泛,包括确定假体有无松动、关节腔内有无假体磨损颗粒、骨水泥的厚度和结合强度等。Khanduja 等研究发现关节镜对评估髋关节置换术后假体有无松动作用显著,认为关节镜安全,并且镜下直观地显现髋关节表面,可明确人工股骨头与髋臼凹的间隙宽度以及人工股骨头在髋臼凹中的活动度,还可判断髋臼边缘的磨损程度及人工股骨头表面的磨损程度。

总之,关节镜以其独特的手术方式,兼具诊断、治疗,对以往常需较为复杂诊断、治疗的髋关节及髋周疾病,提供了全新的治疗理念。相信随着医学界及大众对于微创伤理念的逐步接受,髋关节镜手术势必发挥更加重要的作用。

(庞启雄　蔡青　陈洪卫　何川)

第十节　髋关节骨关节炎的保髋手术

尽管人工髋关节假体置换术已获得广泛应用,但仍有一些医生倾向于选择髋关节周围截骨术、髓芯减压术、带血管骨移植术等,其目的是最大限度地保留骨质。人工髋关节假体置换术被认为是一种生物性治疗方法,但保髋手术更适合相对年轻的继发性髋关节骨关节炎患者。髋臼发育不良和小儿髋部疾病如 Perthes 病和股骨头骨骺滑脱,常可造成继发性髋关节骨关节炎。保髋手术也可应用于治疗股骨头缺血性坏死和股骨颈骨折不愈合。准备做保髋手术的患者必须具备良好的髋关节功能,即病变髋关节活动范围能够达到或超过 90°。只有符合这一要求,保髋手术后才可能达到有效改善髋关节的包容性及增加关节间隙的目的。

髋关节周围截骨手术是保髋手术的一种,其主要目的是缓解髋关节疼痛,次要目的是减缓髋关节骨关节炎病情的进展,延长截骨术后髋关节的使用期。为实现这一目的,截骨术在操作时可采用以下措施:①增加关节的包容性,从而增加关节的接触面积,降低关节面单位面积所承受的压力。②手术中要将股骨头非负重区未被病变侵蚀的关节软骨面旋转到负重区。③通过纠正病变髋关节的半脱位状态,降低关节面所受到的应力作用。④通过改善髋关节的生物力学关系,减轻行走时关节所受到的反冲力。截骨术后,常可取得髋关节无痛性活动的效果。

髋关节周围截骨术可采用骨盆截骨或股骨近端截骨两种方式。骨盆截骨术包括重建性骨盆截骨术和挽救性骨盆截骨术两种;股骨近端截骨术包括股骨转子间内翻、外翻、屈曲、伸展截骨术和大转子截骨术。

一、髋关节周围截骨术

(一)骨盆截骨术

1. 重建性骨盆截骨术　重建性骨盆截骨术目前开展得比较多,此项手术最早起源于日本,逐渐遍及欧洲和亚洲。重建性骨盆截骨术可采用多种方法,但其原理基本相同,最常用于治疗髋臼发育不良所致的髋关节骨关节炎。手术的做法是行骨盆截骨,并以一定的方法使髋臼旋转,目的是改善股骨头的包容并使原非负重区相对正常的髋臼关节软骨面置于负重区。手术前要进行周密的计划,拍摄髋关节正、侧位 X 线片,必要时行 CT 检查,以明确髋臼前缘是否存在骨质缺损。

重建性骨盆截骨术包括三联截骨术、球形截骨术和 Bernese 髋臼周围截骨术三种。

（1）三联截骨术：骨盆截骨区距离髋臼较远，手术易于操作，但由于截骨后形成的髋臼骨块较大，旋转起来比较困难。另外，较大的髋臼骨块旋转后，容易导致骨盆畸形。

（2）球形截骨术：在操作上较为复杂，因为手术要求在髋臼关节面和髋臼顶的盆壁面之间截骨，截骨时骨刀很容易进入髋关节而损伤关节软骨面。球形截骨法要求使用专用的球形截骨工具，并应避免截骨后髋臼骨块向内侧旋转。要求施术者必须技术熟练，多项研究报告显示此种手术疗效良好。手术的疗效与患者手术之前是否存在髋关节骨关节炎关系密切。手术前患者无髋关节骨关节炎或仅有轻度髋关节骨关节炎，则预后良好。

（3）Bernese 髋臼周围截骨术：近年来，Bernese 髋臼周围截骨术正逐渐成为骨盆重建性截骨术中最为流行的术式，此手术允许髋臼做大范围的旋转，而不会造成骨盆畸形，Bernese 髋臼周围截骨术还允许髋臼骨块向内侧调整，而无须剥离骨膜。手术操作包括坐骨部分截骨，耻骨截骨和髂骨的二维截骨。此种手术在不损伤后柱的同时可将髋臼骨块进行旋转。对于髋臼发育不良的患者，一般将髋臼骨块向前和外侧旋转，截骨后髋臼骨块常很不稳定，可采用螺丝钉固定骨块，术中应避免过度矫正。手术的近、中期疗效令人满意，截骨处很少发生不愈合。手术前应向患者交代清楚髋臼发育不良的程度与继发性髋关节骨关节炎的相互关系，手术的目的只是减轻髋关节骨关节炎的症状，而非治愈髋关节骨关节炎。如果患者患有严重的髋关节骨关节炎，则任何截骨术都难以取得满意的疗效，而必须采用人工髋关节置换术。

对于髋臼发育不良合并严重髋内翻患者，应在骨盆截骨手术的同时行股骨转子间外翻截骨，以矫正股骨畸形。骨盆截骨术即使对于技术熟练的医生，在操作上也常遇到困难，手术并发症相对较多，主要有神经、血管损伤，关节损伤，截骨端骨不连，患者长期跛行和异位骨化等。因此，大多数学者认为，骨盆截骨术不适于尚处于发育期的髋臼发育不良儿童，强调主要针对那些尚未出现髋关节骨关节炎症状的患者，而一旦出现症状，要争取在髋关节骨关节炎的早期完成手术。

2. 挽救性骨盆截骨术　与前述重建性骨盆截骨术相比，Chiari 骨盆截骨术可认为是挽救性手术。Chiari 骨盆截骨术的目的是将髋关节中心向内移动，以改善髋关节的生物机械性能。髋关节中心内移后，关节所受到的应力降低，从而缓解疼痛。与重建性骨盆截骨术不同，Chiari 骨盆截骨术并不能使包绕股骨头的髋臼关节软骨面增加。当前，由于重建性骨盆截骨术的广泛开展，再加上人工髋关节置换术适应证的不断扩展，这种挽救性骨盆截骨术的实际应用数量大大减少了。在欧洲及亚洲，此项手术仅用于髋臼发育不良合并晚期髋关节骨关节炎，而尚未决定做人工髋关节置换术的患者。

Chiari 骨盆截骨术已开展了数十年，有着丰富的长期随访记录。当前 Chiari 骨盆截骨术临床资料表明：①在髋关节骨关节炎晚期行挽救性骨盆截骨术的病例，大多数远期疗效不佳。②挽救性骨盆截骨术的疗效随患者年龄的增加而下降。③挽救性骨盆截骨术的疗效随时间的延长而降低。④手术后的疗效与手术操作技术密切相关,手术中采用将骨盆截骨块向内推移的方法,使髋关节中心移向内侧,并同时改善股骨头的包容,效果较好。

(二)股骨近端截骨术

股骨近端截骨术治疗髋关节骨关节炎的大量病例证实,这一手术对于缓解疼痛、改善畸形和稳定关节疗效较好。其确切机制尚不清楚,一般认为,股骨近端截骨术后的疼痛减轻,是由于髋关节负重力线内移,使髋关节受到的应力发生改变,畸形得到矫正,并与活动时关节囊松弛和关节稳定性的改善有关。另外,术后腰大肌松弛使髋关节内压力降低,股骨头充血减轻和股骨头内压的改善对于减轻症状也具有重要意义。股骨近端截骨术包括股骨转子间截骨术和大转子截骨术两种。股骨转子间截骨术还可辅以截骨后截骨端远侧骨段旋转的方向加以说明,例如股骨转子间内翻截骨术,即截骨后将股骨干近段(远折段)旋转到内翻位置。随着重建性骨盆截骨术的广泛开展,股骨近端截骨术的手术指征减少了。

股骨近端截骨术治疗髋关节骨关节炎主要针对早期患者。患者病情符合适应证时,手术效果满意。手术做得越早,就能越快阻止髋关节骨关节炎的进展,疗效就越好。髋关节骨关节炎的主要表现是疼痛、关节僵硬和出现畸形。适合股骨近端截骨术的患者应该具备的条件:股骨头塌陷不重,股骨头上应保留一定的软骨,髋关节屈曲活动范围应在90°或以上,内收、外展活动范围最好能达到30°。

股骨近端截骨术原则上应选择畸形最明显处。大多数接受截骨术的病例为髋臼发育不良,这种疾病的畸形主要在髋臼,因此采用髋臼周围截骨术更为适合。股骨转子间内翻截骨术主要适用于轻度髋臼发育不良伴有严重的髋外翻,并且患者患侧的股骨头尚未变形。股骨转子间内翻截骨术前应详细告知患者手术后患侧肢体将会变短,造成双下肢不等长,需要穿矫形鞋。

股骨转子间外翻截骨术主要适用于股骨头已经发生变形的患者。截骨后髋关节处于内收位,可以使变形的股骨头向外旋转离开负重区,从而使股骨头和髋臼之间恢复匹配关系。股骨转子间外翻截骨术也适用于合并有较大内侧骨赘的蘑菇状股骨头患者。对于这些患者而言,外翻截骨后由于内侧骨赘承受重力,再加上髋关节中心的内移,会使得髋关节所受应力减小。

髋关节周围截骨术最常采用经转子间截骨,因为在这一区域截骨不愈合率低,矫形范围大,截骨后产生的骨畸形小。术中可采用多种内植物固定截骨端,目前钢板使用较多。使用钢板可以方便手术操作,并使截骨端牢固固定。手术截骨后,近端骨段根据需要不仅可以内、外旋转,而且可以做内翻、外翻、前屈、后伸调整。对轻度髋臼发育不良患者进行股骨近端截骨术时,将远折段骨干调整到后伸位置,则术后能够使股骨头前方的包容得以改善。如果术中将远折段骨干做屈曲位调整,由于股骨头在髋臼内的旋转,术后会减少股骨头前方的包容。屈曲截骨最常用于股骨头无菌性坏死,截骨后会使股骨头前方的小病灶经旋转后离开髋关节负重区。

股骨近端截骨术前要进行周密的规划,对于髋关节骨关节炎患者,要求髋关节在准备矫形的平面有良好的活动范围,以确保术后患侧肢体能够保持在功能位置。拍摄 X 线片有助于确定截骨的角度和动态观察截骨手术前、后髋关节间隙的变化。

在进行股骨近端截骨术前计划时,要对术后髋关节骨关节炎的进一步发展有所考虑,患者以后可能还要进行人工全髋关节置换术。因此手术时要尽可能少地调整截骨端,如果术中对截骨端两侧的骨调整过多,一旦患者将来需要做全髋关节置换术,则手术前不得不再做一次截骨术。

股骨转子间截骨术的疗效各家报道不一,影响手术疗效的主要因素有适应证的选择、髋关节骨关节炎的程度和原发性疾病的差异。由于内翻截骨一般用于轻度髋臼发育不良和轻度髋关节骨关节炎患者,而外翻截骨则多用于已存在股骨头塌陷和严重髋关节骨关节炎者,因此内翻截骨的总体疗效一般优于外翻截骨,两者疗效的不同缘于手术适应证选择的不同。Iwase 等报道了股骨转子间内翻和外翻截骨的长期随访结果,手术患者都存在髋臼发育不良,内翻截骨用于合并轻度髋关节骨关节炎或无髋关节骨关节炎患者,而外翻截骨用于严重髋关节骨关节炎患者。临床表明,髋臼周围截骨手术的疗效与术前患者的髋关节骨关节炎的程度密切相关。如果准备进行手术,最好选择那些髋臼发育不良合并轻度髋关节骨关节炎的患者。另外,手术好的疗效与手术方法的正确选择有着密切的关系。良好的适应证选择、周密的术前计划、多方面的仔细评估和正确的手术操作是手术成功的重要保障。

二、髋关节松解术

(一)原理

对疼痛性髋关节骨关节炎,髋关节松解术可减轻肌肉作用在关节表面上的压力。但其能减轻髋关节疼痛的确切原因尚不清楚。有人认为,髋关节疼痛来源于关节囊,手术可使粗糙不平的关节面相互滑动时,作用在关节囊上的张力减轻。还有人认为,髋关节疼痛来源于骨松质,因此手术使关节内压力减低,从而中断对股骨头、髋臼的骨松质内的疼痛感受器的异常刺激。本手术的原理虽然不完全清楚,但术后对关节退行性病变的过程有所改变,关节间隙可以增宽,囊性病变可部分愈合,硬化区可以消失。

(二)适应证

(1) 不太严重的髋关节骨关节炎,股骨头与髋臼无严重畸形,髋关节至少有 50°的屈曲活动度、关节囊钙化者。

（2）老年患者中主要要求解除疼痛者。

（3）年老体弱,不能耐受髋关节成形术或截骨术者。

（三）手术操作

患者平卧,患髋下方置一个沙袋。髋部常规消毒、铺巾。做 3 个切口。在外侧做第 1 个切口,自大转子稍上方起,转向后,再沿大腿近端外侧面做一个 10～15 cm 长切口。显露阔筋膜,将其纵行劈开,在大粗隆水平于前后筋膜瓣上各做一个切口,钝性分离以显露臀中肌前缘。在臀中肌深面插入一钝性器械或手指,延大粗隆内侧面向后推,至臀中肌后缘穿出。在臀中肌深面插入一骨膜剥离器作为引导,将大粗隆截断,并将其连同臀中肌止点向上移位。伤口内置负压吸引管,缝合诸层伤口。

再做第 2 个切口,该切口在前面。起自髂前上棘内下方,向内稍下方走行;然后进入阔筋膜张肌与缝匠肌间隙,在切口深面找到股直肌的直头,予以切断。缝合切口。

在大腿内侧做第 3 个切口,近端起自耻骨结节,沿内收肌走行做一个 12～15 cm 长的切口。大腿屈曲、外展、外旋,辨认内收长肌及股薄肌间隙。将股薄肌牵向后,显露深层的大收肌及短内收肌,小心显露保护闭孔神经的后支及到股薄肌的神经血管束。在神经血管束的近侧用一手指插进大收肌与短内收肌间隙,并在伤口深处触及小粗隆。自耻骨及坐骨处切断内收肌起点。用牵开器将内收大肌及内收短肌间隙牵开,显露小粗隆,将髂腰肌腱切断,并使其向近侧回缩。伤口内置负压吸引管,缝合各层伤口。

（四）术后处理

患者卧床,患肢行外展位牵引(重 3 kg)。患者如能耐受,每天应做肢体被动活动数次。术后 7～10 天可扶拐下地,但患肢不持重。2 周后可逐渐增加持重量,但术后 2～3 个月内患肢不能完全持重。通常需 8～10 个月弃拐。在此期间可配合理疗。

（庞启雄　蔡青　陈洪卫　何川）

第十一节　髋关节骨关节炎的关节置换术

对于严重的髋关节退行性骨关节炎,人工全髋关节置换术是最重要的治疗手段。在所有实行人工全髋关节置换术的患者中,髋关节骨关节炎占了绝大部分。髋关节置换技术并不是一成不变的,而是随着人工假体内植入物的设计、所用材料和植入技术的不断改进而快速发展。

全髋关节置换术主要适用于那些非手术治疗方法难以解除疼痛的髋关节骨关节炎患者和严重的功能障碍者。在开展这项手术之前,髋关节骨关节炎的治疗仅限于减轻症状。大多数患者的日常活动能力如站立、行走、上下楼梯、穿鞋袜、进出汽车等明显受限,疼痛和活动受限使得患者只能进行很有限的活动,健康和生活质量受到较大影响。当前髋关节骨关节炎非手术治疗方法主要有减轻体重、使用非甾体抗炎药、理疗,必要时采用髋关节内注射激素。如果疼痛仍不能减轻,并严重影响患者的日常活动,就需要采用手术治疗。

在当前社会背景下,治疗费用与治疗效能比常常是决定是否采用手术方法的重要考虑因素。就费用与效能比而言,髋关节置换术是目前做得最好的手术之一,医生在降低费用、提高疗效方面所做的努力非常重要。

人工全髋关节置换术是关节置换手术中应用最多的手术。手术的方法是用人工关节置换破损的关节面或关节面及骨骼,其目的是切除病灶,消除疼痛,恢复关节的活动与原有的功能。髋关节置换术主要有人工全髋关节置换术与人工股骨头置换术两种。

一、人工全髋关节置换术

全髋关节置换术是采用人工关节置换髋臼关节面和股骨头。

所采用的入路很多(图 11-18),习惯上按该入路的设计者或改良者命名。现按切口的部位分述,每一部位只介绍一种代表性的切口。

1. 前侧入路 经缝匠肌与阔筋膜张肌间隙显露髋关节,以 Smith-Peterson 入路为代表。

(1)优点:切口通过肌间隙,不切断肌肉或其支配神经,出血少且显露范围广,可根据需要充分显露髂骨翼、髋关节和股骨上段,并能通过起止点剥离松解髋关节屈曲挛缩。

(2)缺点:可能损伤股外侧皮神经,术后较易形成异位骨化,完成暴露时间长。本入路特别适用于伴有髋关节屈曲挛缩的患者。

(3)步骤:患者仰卧,术侧臀部以沙垫垫高 20°,铺巾后应能允许术侧下肢做各个方向的运动。切口起自髂嵴中点,经髂前上棘向下沿股骨干纵轴延伸 10 cm,外旋下肢,牵张缝匠肌,暴露缝匠肌与阔筋膜张肌间隙(图 11-19(a)),找出股外侧皮神经并向内牵开,自肌间隙劈开阔筋膜,结扎间隙内血管,用骨膜剥离器自髂嵴掀开阔筋膜张肌的髂骨止点,暴露股直肌及其间隙,结扎并切断旋股外侧动脉的升支,有时需切断缝匠肌的髂前上棘止点以改善暴露,自髂前上棘、髋臼上部及髋关节囊游离股直肌,分离股直肌和臀中肌,注意保护股动脉。暴露关节囊,用 Hohmann 拉钩牵开股直肌及髂腰肌,内收内旋

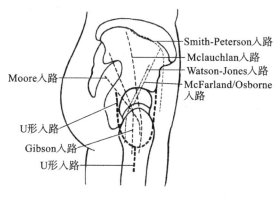

图 11-18　髋关节各种入路示意图

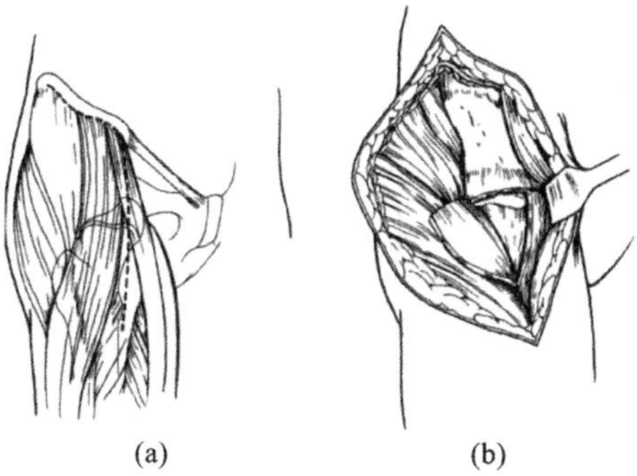

Smith-Peterson入路
Mclauchlan入路
Watson-Jones入路
McFarland/Osborne 入路
Moore入路
U形入路
Gibson入路
U形入路

图 11-19　前侧入路
(a)　(b)

髋关节,以髋臼缘为基底,T 形切开关节囊(图 11-19(b)),继续外旋髋关节,切断圆韧带,下肢内收、外旋、伸直使髋关节向前脱位。如需扩大暴露或松解髋关节屈曲挛缩,可自髂骨剥离臀中、小肌和阔筋膜张肌的起点,必要时部分或大部横断阔筋膜。分离股外侧肌和股直肌间隙,也可行大转子截骨或在大转子上方切断臀中、小肌前部(必须在术毕时认真修补)。

2. 前外侧入路　采用仰卧位或健侧卧位。经阔筋膜张肌与臀中肌间隙显露髋关节,有时需将臀中肌前部止点剥离或行大转子截骨。优点为显露快、操作简捷;缺点为髋臼显露不充分。较适合人工股骨头置换术。

以 Watson-Jones 入路为代表:取仰卧位,臀下垫枕。作一弧形切口,自髂前上棘外侧下 2.5 cm 处开始,向下后经过股骨大转子外侧面,直至股骨大转子基底部下 5 cm 处止(图 11-20(a)),分离臀中肌与阔筋膜张肌间的间隙,将臀中肌向后牵开,阔筋膜张肌向前牵开,外旋髋关节(图 11-20(b)),在切口的下段将股外侧肌起端向下翻转,或将股外侧肌纵行分开,以显露股骨大转子基底及股骨干的上端,切断臀中肌大转子止点的前部或行大转子截骨,于髋臼上缘及前缘各置一拉钩,顺股骨颈的前上面将关节囊纵行切开,外展外旋髋关节使股骨头向前脱出。

3. 直接外侧入路　通过牵开外展肌而暴露关节,优点为手术显露范围较广,可用

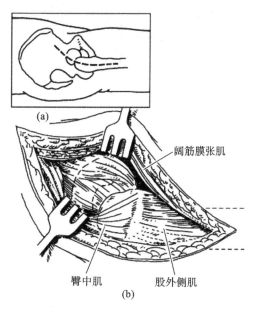

(a)
阔筋膜张肌
臀中肌　股外侧肌
(b)

图 11-20　Watons-Jones 入路
(a)皮肤切口;(b)钱凯臀中肌,暴露关节囊

于各种较复杂的人工髋关节置换术;缺点为大转子截骨或臀中肌剥离后需可靠修复,增加了手术时间和相应的并发症,术后可能并发外展无力或跛行。一般用于髋关节显露

困难病例或翻修手术。表面置换术由于不切除股骨头,髋臼显露与操作较困难,也常采用大转子截骨暴露。

(1) Hardinge 入路:仰卧,患侧大转子靠手术台边缘。切口通过大转子中点,近段向后上方延长,远端沿股骨干前缘延长(图 11-21(a)),沿皮肤切口切开髂胫束后,纵向切开臀中肌腱,使其在大转子近端向前翻转,向下延伸切开股外侧肌,将股外侧肌和臀中肌前部一并向前牵开(图 11-21(b)(c))。剥离臀小肌止点,暴露并切开关节囊,外旋内收患肢使髋关节前脱位。术毕需重建臀中、小肌。

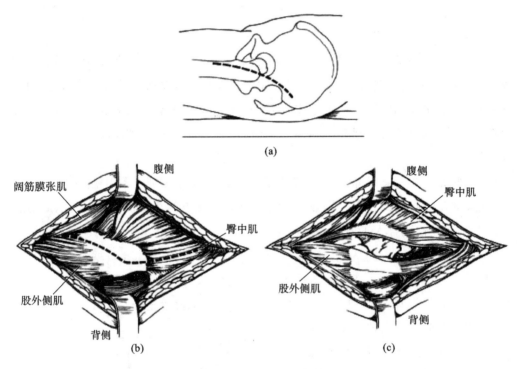

图 11-21　Hardinge 入路

(2) McLauchlan 入路:取仰卧位,以大转子中点为中心行外侧直切口(图 11-22(a)),外旋髋关节,顺皮肤切口方向切开深筋膜和阔筋膜张肌,将这些结构向前牵开,暴露臀中肌和股外侧肌,顺纤维方向劈开臀中肌(图 11-22(b)),以骨凿凿下两块相互垂直的大转子骨片,骨片近端仍与臀中肌相连,远端仍与股外侧肌相连,牵开骨块,暴露臀小肌(图 11-22(c)),分离臀小肌在大转子上的附着点,外旋髋关节,切开关节囊,紧贴髋臼和股骨颈前后缘插入两把 Hohmann 拉钩,屈曲外旋髋关节即可将关节前脱位(图 11-22(d))。此入路可较好暴露髋臼和股骨颈,适用于常规置换术和翻修术。

其他包括 Harris 入路、Hey 入路、Osborne 入路等改良入路,目的均为尽可能保持臀中肌的连续性。

4. 后侧入路　在不同水平顺臀大肌肌纤维方向分离进入关节。主要优点为不涉及臀中肌,不影响外展功能,且对髋关节后方暴露良好,髋臼显露满意,并可探查、保护坐骨

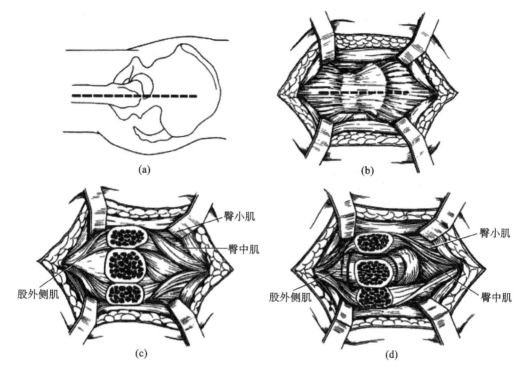

图 11-22 McLauchlan 入路

神经;缺点是髋臼前缘暴露和对前方软组织做松解较为困难,有报道认为术后假体后脱位发生率较高。

(1) 改良 Gibson 入路:取侧卧位,在骶骨与耻骨联合处安放透 X 线的固定托以严格保持骨盆垂直于手术台,以利于术中定位。手术台与侧胸壁之间垫以软枕,使腋窝不受压迫。于髂后上棘前方 6~7 cm 近髂嵴处切开,向远侧经大转子前缘,沿股骨轴线向下 6~18 cm(图 11-23(a))。做切口时如髋关节处于伸直位,则切口为弧形。如将术侧髋关节屈曲 45°,则皮肤切口为经过大转子、与臀大肌纤维方向平行的直切口。沿髂胫束纤维走向自远向近切开髂胫束到大转子,外展大腿,将手指伸入髂胫束下,触及臀大肌前缘,顺前缘向近侧延伸切开(图 11-23(b))。内收内旋髋关节,显露大转子及附着其上的臀中、小肌。再将髋关节内旋,保持短外旋肌张力,切断大转子下方的股方肌,结扎旋股内侧动脉,紧贴大转子切断梨状肌、闭孔内肌及上下孖肌(图 11-23(c)),连同坐骨神经一起向后内牵开,暴露并广泛切开关节囊(图 11-23(d)),如关节囊增厚或瘢痕化,应予切除,以利于安放假体和复位。屈髋屈膝、内收内旋下肢即可使髋关节后脱位(图 11-23(e))。术毕时应修复短外旋肌群,以减少术后脱位。

(2) Moore 入路:也称为南方入路。取侧卧位。从髂后上棘远侧 10 cm 处,沿臀大肌纤维方向,经大转子后方,再沿股骨干纵轴向远端 10 cm 切开(图 11-24(a)),切开深筋膜,下段切开髂胫束,上段切开臀大肌筋膜,钝性分离臀大肌,牵开后暴露大转子及附着的肌肉(图 11-24(b)),切断短外旋肌群,暴露、切开关节囊(图 11-24(c)),屈髋屈膝 90°,

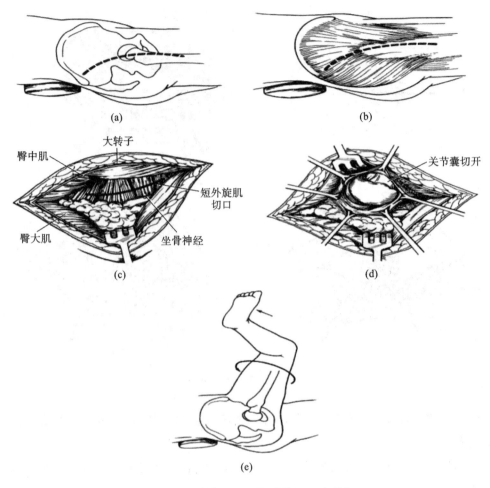

图 11-23　改良 Gibson 入路（Marcy 入路）

(a)皮肤切口；(b)沿髂胫束纤维走向自远向近切开髂胫束到大转子，顺臀大肌前缘向近侧延伸切开；(c)短外旋肌的暴露和切断；(d)广泛切开关节囊；(e)屈髋屈膝、内收内旋下肢使髋关节后脱位

内旋下肢，向后脱出股骨头（图 11-24（d)）。Moore 入路的近端切口较偏内下，显露坐骨神经和安放假体更为方便。

二、人工股骨头置换术

（1）可采用前外侧入路或后外侧入路。由于不需要充分暴露髋臼，切口近端较短。

（2）常规显露髋关节后，切开关节囊，股骨颈骨折病例取出股骨头，非骨折病例将关节脱位，行股骨颈截骨切除股骨头。由于显露较小，有时关节脱位困难，可先行股骨颈截骨，用取头器取出股骨头。股骨颈截骨线内侧一般在小转子上缘 0.5～1 cm，股骨颈外侧部分应全部截除。取出股骨头后，测量股骨头直径大小，将股骨头试件置入髋臼，再次确认假体尺寸，切除髋臼窝内的圆韧带和盂唇。

（3）股骨髓腔准备、假体的定位和安装，与全髋关节置换术相同。

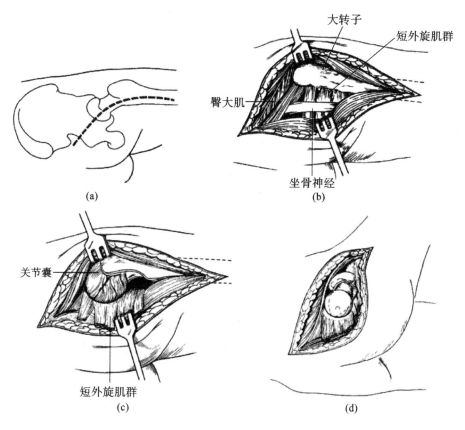

图 11-24　Moore 入路

（a）皮肤切口；（b）暴露短外旋肌群和坐骨神经；（c）切断短外旋肌群，暴露关节囊；（d）广泛切开关节
囊，屈髋屈膝 90°，内旋下肢，向后脱出股骨头。

（4）人工股骨头安装完毕后，牵引复位，于关节深部放置负压引流管，修复关节囊，重建短外旋肌群，关闭切口。

三、髋关节表面置换术

与传统人工全髋关节置换术相比，髋关节表面置换术仅置换病变部分骨质，较好地保存了股骨颈骨量，而且基本保持了关节原有的解剖形态，使力的分布和传导更符合正常生物力学模式，有效降低了普通人工全髋关节置换术中出现的股骨近端应力遮挡。因此表面置换术具有治疗理念上的先进性。但髋关节表面置换术的先进理念并未转化成优良的临床结果，其发展经历了曲折的过程，反映了人工关节在材料、工艺和手术技术等方面的进步。

（一）股骨头直径和股骨颈的测量

股骨头的处理是手术的关键，股骨假体的型号由股骨颈直径决定。先进行股骨头直径和股骨颈的测量，如果头颈比值<1.2，则可能需要考虑行普通的人工全髋关节置换

术。注意测量股骨头的最大径,并与对应的假体尺寸表比较,以便选择相匹配的髋臼假体。

(二)髋臼侧暴露和处理

使用特殊拉钩保护股骨头颈,显露髋臼,髋臼侧处理基本同常规全髋关节置换术,但磨锉髋臼时必须参照股骨头假体大小,避免过大或过小。表面置换的髋臼假体采用压配固定,髋臼假体较薄,多数公司的假体不能使用固定螺钉,因此对于 DDH(发育性髋关节发育不良)患者,如果假体覆盖明显不足,则也不适合表面置换。髋臼假体植入角度为前倾 20°、外展 40°。做记忆合金双杯置换时,髋臼的准备与臼杯的安装同前,但目前均使用骨水泥。

(三)股骨颈定位和头颈处理

充分暴露股骨头颈,安装股骨头颈导针定位器,必须确保导针方向正确,以免出现偏心磨锉股骨头。打入导针后再次通过滑动卡尺确定其位于股骨头的中心。沿导针扩大中心孔至一定深度,插入中心杠,接平锉磨平股骨头顶部。再用筒锉磨锉股骨头至预定大小,磨锉过程中必须反复观察,避免股骨颈切迹形成。最后用锥形锉将股骨头顶部锉出锥状外形,安放试件并调整。冲洗骨面,调骨水泥,将骨水泥部分打入股骨假体底部,骨面可涂骨水泥,打入假体。再次确认假体位置。待骨水泥干固,复位关节。活动关节,确定活动范围内无撞击。

(庞启雄　蔡青　陈洪卫　何川)

第十二节　髋关节骨关节炎的运动与康复疗法

国际骨关节炎研究学会(OARSI)、美国风湿病学会(ACR)和欧洲抗风湿病联盟(EULAR)等组织,基于循证医学和专家共识已给出了髋、膝、手等骨关节炎的治疗指南。各类指南中除关注药物的安全性和有效性外,还涵盖了部分康复治疗的相关内容与推荐意见,例如 OARSI 推出的《膝、髋和多关节骨关节炎非手术治疗指南》中推荐应用包括 12 种非药物治疗方法,其中对有氧运动、肌肉锻炼、水疗、支具的使用、穿戴护膝和鞋垫、热疗、经皮神经电刺激和针灸等的疗效给予了综合的评价。中华医学会骨科学分会、中华医学会风湿病学分会先后于 2007 年和 2010 年在其发布的《骨关节炎诊疗指南》中也提及康复治疗的必要性和重要性。

髋关节骨关节炎的医疗体育运动是康复治疗的一个组成部分,对提高关节的活动度,改善关节功能起到了至关重要的作用。根据以往的认识,人们普遍认为骨关节炎患者不宜做运动,唯恐运动会加重关节损伤。现在的观点是,关节疼痛的症状通过物理疗法得到缓解后,就要及早进行适当的体育运动和功能锻炼,以强化骨骼和软骨组织;增强关节周围的肌肉力度和耐力;减轻关节的僵硬感,增加关节的活动范围。适当的体育运动和功能锻炼不仅起到了治疗作用,更重要的是能达到预防效果。

使用运动疗法时应正确掌握运动量与运动节奏。根据疲劳和超量恢复的规律,当肌肉明显疲劳时不会出现超量恢复,所以在运动时要有一定的肌肉疲劳。如果在运动中产生疼痛应作为引起病情加重损伤的警告信号,要掌握各项练习的节奏,使下一次练习在上一次练习的超量恢复阶段内进行,方能使松弛的肌力逐步增长。频繁的练习易使疲劳积累,导致肌肉劳损。但是每次锻炼间隔不要过长,间隔时间很长时,超量恢复已消退,练习效果则无从积累。在锻炼前要使患者了解锻炼的作用和意义,消除疑虑心理,经常给予语言鼓励,以增强患者的信心和提高其积极性。

一、运动疗法

(一)关节松动训练

关节松动训练具有缓解疼痛、改善病变关节活动范围的作用。每天 1~2 次,每周 5 天,10 天一个疗程,根据病情治疗 2~4 个疗程。

(二)关节活动训练

关节活动训练有维持与改善病变关节活动范围的作用。每天 1~2 次,每周 5 天,10 天一个疗程,根据病情治疗 2~4 个疗程。

(三)有氧运动训练

有氧运动训练具有维持与改善病变关节活动范围、改善局部与全身血液循环及软骨代谢的作用。可采用功率自行车进行免荷主动等张运动;也可采用游泳、康复体操等训练方式。每天 1 次,每次 30 分钟以上,每周 3~5 次。

(四)关节神经肌肉协调性训练

为了使患者恢复正常的神经肌肉功能并满足正常功能的需要,可使用等速肌力测试仪测量患者肌力的客观数据。

(五)水中运动

1. 放松运动　在水池中轻柔、有节律地缓慢运动,有利于痉挛的肌肉松弛和缓解疼痛。

2. 关节活动训练 在髋部肌肉松弛的情况下,可让患者仰浮于水面,在无痛的范围内,鼓励患者做缓慢的髋外展和内收运动,并逐步增大髋关节的活动度。

3. 被动牵引 如借助漂浮物在水中的浮力,被动牵引髋部挛缩的软组织。

4. 抗浮力训练 如对抗游泳圈在水中的浮力,进行肌力训练。

5. 步行再训练 可采用双杠内训练,患者练习踏步、站立位平衡训练等。

二、康复辅具

(一)矫形器在髋关节骨关节炎中的应用

坐骨承重矫形器的特点是大腿的上部设有类似大腿假肢的接受腔或坐环,使步行中站立的体重通过坐骨传导至矫形器,再传至地面,减轻髋关节的承重。

(二)康复辅具在髋关节骨关节炎中的应用

1. 轮椅 髋关节骨关节炎患者一般选用标准轮椅,年老、体弱、病情严重者一般选用他人推动式轮椅,也可选用电动轮椅。使用轮椅过程中,患者和治疗师应注意坐姿的维持。可进行减压训练,轮椅与床、椅子、坐便器、浴盆等之间的转移,以及轮椅的操作技术训练。

2. 助行器

(1)手杖:在手杖支撑下,患者可采用三点步行、两点步行。助行器适用于症状较轻的髋关节骨关节炎患者,只可分担小于 25% 的体重。

(2)腋杖:在腋杖支撑下,患者可采用摆至步、摆过步、四点步行、三点步行或者两点步行。腋杖适用于单侧下肢无力而不能部分或完全负重、老年性或症状较重的髋关节骨关节炎患者。

(3)助行架:包括标准型助行架、轮式助行架、助行椅和助行台。助行架支撑面积大、稳定性好,但较笨重。患者在助行架支撑下,可采用摆至步、四点步行或免负荷步态。适用于单侧下肢无力而不能部分或完全负重、老年性髋关节骨关节炎、人工全髋关节置换术后患者。

三、药物治疗

常用药物主要分为控制症状的药物、慢作用药物及软骨保护剂。具体参考第十一章第七节。

(庞启雄　蔡青　陈洪卫　何川)

第十二章 髋关节骨关节炎中西医结合诊疗的思路与研究方法

髋关节骨关节炎是一种慢性进行性骨关节病,也是骨科常见疾病,多见于老年人,发病率随年龄增大而增高;是以慢性进行性软骨变性和软骨下及关节周围新骨形成为主要特点的退行性疾病。随着人口老龄化,越来越多的人患有髋关节骨关节炎。其可分原发性和继发性两种类型,原发性发病机制目前尚不十分明确;继发性是指在发病前髋关节有其他病变存在。虽然这两种类型髋关节骨关节炎病因有着明显区别,但后期的临床表现及病理改变都相同,治疗方法在后期也基本相同。

原发性和继发性髋关节骨关节炎在症状和体征方面无明显差异。主要症状有三个方面。①疼痛:早期在过度活动后出现,休息后缓解,随病情进展,休息也不能缓解。疼痛常伴有跛行,部位可在髋关节的前方或侧方或大腿内侧。②晨僵:典型的僵硬感常出现在清晨,持续时间一般不超过 15 分钟,且髋关节活动后疼痛减轻。③功能障碍:关节僵硬,关节屈曲、外旋和内收畸形。体征主要为两点,①压痛:早期大多数没有特殊体征,晚期关节压痛出现在关节线上,髋关节内旋时疼痛加剧,内旋角度越大,疼痛越重。②活动受限:疼痛、僵硬及肌萎缩无力等都可能引起关节活动受限。

中医学认为髋关节骨关节炎通常是由于人体正气不足,腠理疏豁,风、寒、湿、热等外邪单独或合并为患,或因内生痰浊、瘀血、毒热等,痹阻经筋、骨骼,致使髋部肌肉、关节疼痛、重着、麻木、肿胀、屈伸不利,甚至造成关节的变形,或以累及内脏为特征的一类痹证。临床上具有渐进性以及反复发作的特点。其发病机制主要是素体虚弱、正气不足、卫阳不固,感受风寒湿邪,流注经络关节,气血运行不畅而致。

一、病因病机

痹证的发病是由于外因或内因导致经络阻隔,进而导致肢体关节活动不利等症状的一类疾病。髋痹是以部位分类的痹病之一,以髋部的疼痛、关节活动不利等为主要临床表现;查阅古文典籍,以"髀痹""髀枢中痛"记载者居多,其病因分为外伤及慢性劳损两方面。髋关节遭受软骨损伤、骨折等外部创伤后,均可使关节滑膜同时受损。伤后积瘀积液,湿热相搏,使髋关节疼痛、筋肉拘挛、关节活动受限,从而形成急性滑膜炎。如外伤较轻,或长期慢性劳损,加之风、寒、湿邪侵袭可使髋部逐渐出现疼痛、活动障碍,形成慢性滑膜炎。外邪侵袭或外伤是髋痹病发病的外在因素。风、寒、湿邪导致髋部周围气血运行受阻,不通则痛,是本病发病的基本病机。伤后积瘀积液导致关节肿胀、关节活动受限。如不及时处理,可发生滑膜粘连、肥厚、软骨萎缩等,进一步影响关节功能。髋痹病的临床表现与现代西医学中股骨头骨髓水肿综合征(Arlet 病理分级Ⅰ、Ⅱ级)、股骨头缺血性坏死(ARCO 分期Ⅰ、Ⅱ期)、髋关节滑膜病变早期、类风湿关节炎(1987 年美国风湿学会诊断标准中Ⅰ、Ⅱ期)等髋部疾病的早期表现相类似,故可将上述疾病归属于中医痹证范畴。

二、中医辨证

(一)辨寒热

对于痹证的辨证,汪氏认为应首辨寒热类别,以关节有无红肿热痛为辨证要点,风湿热痹多见关节红肿灼热疼痛,恶冷恶热;而风寒湿痹以髋关节肿痛为主,无红肿灼热,喜热恶冷。一般上热证多见于痹证的急性发作期,寒证多见于病情相对稳定期。若能依此特点,参合舌脉及全身的情况,辨证采用相应治法方药,对提高临床疗效具有重要意义。但从痹证的病变过程来看,寒热之间尚有兼夹、消长、转化的关系,不可截然分开,执一而论。就病邪而言,风为阳邪,易于化热生火,湿为阴邪,易于伤阳生寒,亦可郁而化热,其本身即具有寒热转化的可能。就体质而言,有阴阳偏盛偏衰之别,素体阳盛者在感受风寒湿邪后可化热伤阴;反之素体阳虚在感受风湿热邪后则可向寒湿转化。或素体本无偏颇,病邪久羁,过用温燥,郁而化热;久服苦寒之药,损伤阳气,热从寒化;病之晚期则阳损及阴,阴损及阳等。可见在病变过程中,由于“从化”的不同以及病程、药食等因素的影响而表现为错综复杂的不同证型,往往呈现虚实错杂、寒热相兼的复杂表现。对此,周氏认为痹证辨证要领为不仅要明辨寒热病性,还要识其错杂转化,同时要区别邪正虚实,分清兼夹主次。

(二)辨病邪偏盛

最早将痹证按病邪的属性偏盛辨证分型的当属《内经》。《素问·痹论》云:“其风气胜者为行痹,寒气胜者为痛痹,湿气胜者为著痹也”;“其热者,阳气多,阴气少,病气胜,阳遭阴,故为痹热。”依据风、寒、湿、热邪气之所偏,将痹证分为风痹、寒痹、湿痹、热痹四大临床类型。毛继等根据风寒湿三气的特点及形气相合、邪气的偏盛,将痹分为风痹、寒痹、湿痹,三气从阳化热而为热痹。根据病邪偏盛辨证法,可将痹证简要地分为以下几种证型。

1. 行痹(又称风痹) 《素问·痹论》云:“其风气胜者为行痹。”指出行痹的致病因素为风气偏盛所致。其最突出的症状特点是疼痛之处游走不定,或痛在上肢,或痛在下肢,或在肌肉或在关节,各处走串。这是因为风为阳邪,善行而数变,故其疼痛游走而不拘于一处,同时也可伴有酸、沉、麻、胀等症状,但不甚突出,其疼痛的程度,也不如"痛痹"严重。舌质舌苔一般无大变化。脉象一般可见浮脉,如浮弦、浮滑、浮紧等;但有时也可见弦滑、弦滑数、弦紧等。

2. 痛痹(又称寒痹)　《素问·痹论》谓:"寒气胜者为痛痹","痛者,寒气多也,有寒故痛也"。痛痹以肢体关节或筋骨肌肉等处疼痛,痛势较甚,痛处固定,遇寒加重,得温痛减为主症。这是由于所受风寒湿三气之中,寒邪偏盛所致。寒为阴邪,经络气血受寒所侵则凝涩不通,不通则痛。因寒邪胜,故喜暖畏冷,夜甚;阴雨天及遇寒加重。并兼有沉重、酸麻、肿、胀或时轻时重等症状,但以疼痛最为突出。舌苔薄白或白腻。脉象多见沉弦、弦涩、弦紧、沉迟等。

3. 著痹(又称湿痹)　《素问·痹论》云:"湿气胜者为著痹。"指出著痹的致病因素是由于所受风寒湿三气之中,湿邪偏盛所致。其主要临床表现是肢体关节酸痛、屈伸不利、肿胀、重着,或有顽麻不仁,虽可兼有游走性,但不似行痹之明显,疼痛也不似痛痹之剧烈。正如《金匮要略》所说:"肾着之病,其人身体重,腰中冷,如坐水中……腰以下冷痛,腹腰如带五千钱。"湿性濡渍,故有的可见局部多汗,患处经常濡湿。湿性黏腻,故病程缠绵不易速愈,湿为阴邪,故患处喜暖恶冷,阴雨天加重,舌苔白,或自厚而腻,或苔虽不厚但腻或水滑。脉象可见滑、沉、濡、弦、迟缓等。

4. 热痹　热痹多由于直接感受火热之邪,或三气之邪从阳化热,亦可由脏腑功能失调,阳热体质,或阴血亏虚而致。其发病机制始终以热邪的病理变化为核心。热痹的主要特点是关节肿胀,肌肤焮痛,灼热疼痛,或兼有全身发热,痛处喜冷,甚至剧痛手不可近。还可兼有口渴、尿黄赤、口唇干裂、便秘等症。正如《素问·痹论》所谓:"其热者,阳气多,阴气少,病气胜,阳遇阴,故为痹热。"

5. 燥痹　燥痹,是由燥邪(外燥或内燥)损伤气血津液而致阴津耗损、气血亏虚,使肢体筋脉失养,瘀血痹阻,痰凝结聚,脉络不通,导致肢体疼痛,甚则肌肤枯涩、脏器损害的病证。以口、鼻、眼干燥,唇红干裂,舌红乏津,皮肤干燥或甲错、干硬、低热、关节疼痛或骨关节僵硬、变形及肝、心、脾、肺、肾各脏及其互为表里的六腑、九窍特有的阴津亏乏之表现为其临床特征。正如《素问·阴阳应象大论》所谓的"燥胜则干"。

（三）辨虚实

虚实是辨别正气强弱和邪气盛衰的纲目,是临证在决定治疗时用攻或用补的依据,对指导临床治疗有很重要的意义。从病程上看,一般新病多属实证,久病多属虚证,或虚实夹杂证。在《金匮要略》的首篇即引经云:勿令"虚虚实实",应"补不足,损有余"。示人临证辨别虚实的重要性。痹证风湿在表,张仲景即列出表实之麻黄加术汤证,表阳虚之桂枝附子汤证,表里阳虚之甘草附子汤证。说明同病异治,虚实异治的精神。更以"疮家虽身疼痛,不可发汗",即久患疮疡,津血亏虚,复感外邪不可用汗法,可见仲景对虚实的辨证,可谓用心良苦。病之初多实,病久则由实转虚,虚实夹杂。风湿历节之桂枝芍药知母汤证,风湿日久,正气亏虚,渐次化热伤阴之虚实错杂证候:"诸肢节疼痛,身体魁羸,脚肿如脱,头眩短气,温温欲吐"。还有黄芪桂枝五物汤用于虚多邪少之血痹。总须辨明虚实之多寡,或以祛邪为主,或以补虚为主,或攻补兼施。从患者的体质来看,肥胖患者多气虚、痰湿;瘦人则多阴虚、血虚;形体壮实者多为新感,病多属实;患者面色苍白、神疲乏力、形寒肢冷者,多为阳虚;面色潮红、烦躁不宁、五心烦热者,多为阴虚不能制阳。在体质上,陈湘君教授在长期风湿病临床诊治中深刻体会到疾病与体质的关系。陈老认为痹证患者多有先天禀赋不足,体质多虚弱,所以在痹证辨治时应首重正虚,治疗用药方面要考虑到体质因素。陈老也提出以扶正法为主治疗各类痹证。他在治疗痹证时本着"正之不存,邪将焉去"的邪正观,认为正气虚是内因,是痹病发生的先决条件。正气虚,风寒湿之邪才得以乘虚入侵而致病,正气虚则无力祛除内侵之邪而致疾病缠绵难愈,因此尤其注重扶正法的应用。此外,从患者的病变局部及疼痛性质也可辨别虚实。如局部关节红肿热痛多为实证;关节肿胀、变形多为痰凝瘀阻,可以为实证或虚实夹杂等;实证的疼痛一般为刺痛、肿痛、灼痛、酸痛、掣痛等;虚证的疼痛则见绵绵作痛、隐痛、喜按喜暖等。

（四）辨标本

痹病临床表现症状多端,临证时应注意辨明标本,详识缓急,采取相应的治疗措施。一般认为"标"是疾病表现于临床的现象和所出现的证候:"本"是疾病发生的机制,即疾病的本质,或者指先发的病证及其病理表现。治疗一般是按"急则治标,缓则治本","间者并行,甚者独行"的原则进行。有学者认为痹证有缓急之分,但两者又可互相转化。缓者每因气候变化或衣着寒暖失宜而复发,亦可变为急者,失治则可陷于脏,内舍于心,缠绵难愈,亦可变为缓者。因此,临床辨证掌握病机变化,遣方用药,即不致误。另有学者认为,临床上风寒湿诸邪并不是等量致病的,因某一种病邪在合邪中所占的比重不同,故祛邪要有所偏重,不能祛风、胜湿、散寒等齐头并进,不分轻重缓急。著名风湿病专家娄多峰提出"正气尚可,宜大剂驱邪(先小量,后渐增)"。

三、西医诊断标准

（一）诊断标准

目前我国采用《中国骨关节炎诊疗指南(2021年版)》诊断标准:①近1个月内反复的髋关节疼痛;②血沉≤20 mm/h;③X线片示骨赘形成,髋臼边缘增生;④X线片示髋关节间隙变窄。其中,满足诊断标准①+②+③条,或①+②+④条或①+③+④条,可诊断髋关节骨关节炎。

（二）临床分期

髋关节骨关节炎临床上一般可分为 4 期。

（1）前期：髋关节在活动后伴有不适，随髋关节活动增强后伴有关节疼痛，髋关节 X 线及 CT 检查无明显软骨损害表现。

（2）早期：髋关节活动后明显疼痛，休息后缓解。髋关节 X 线改变较少，CT 检查可见软骨轻度损害表现。MRI 可直接显示软骨，能更早显示早期骨关节炎的软骨损害。

（3）进展期：髋关节活动后疼痛明显，伴有髋关节功能部分丧失及畸形。X 线片可见髋关节间隙变窄，关节周围骨囊性变，有时可见关节内游离体。

（4）晚期：髋关节功能严重丧失，畸形明显。X 线片可见髋关节间隙明显变窄，关节周围骨增生严重，可见股骨头塌陷。

四、辨证论治

有医家将痹证的治疗经验总结为：①祛邪尤重除湿，治痹勿忘外感；②散寒每兼温阳，清热酌增养阴；③寒热错杂宜通，气血亏虚从补；④久病虫类搜剔，顽痹谨守温肾。指出痹证的治疗应以祛邪通络为基本原则，并根据邪气的偏盛，分别予以祛风、散寒、除湿、清热、祛痰、化瘀。在祛邪的同时，还应注意扶正。治风时宜重视养血活血，即所谓"治风先治血，血行风自灭"；治寒宜结合温阳补火，即所谓"阳气并则阴凝散"；治湿宜结合健脾益气，即所谓"脾旺能胜湿，气足无顽麻"之意。久痹正虚者，应重视扶正，补肝肾、益气血是常用之法。

历代医家常将髋痹病分为气滞血瘀、肝肾亏虚、痰湿阻络三个证型。

（一）祛伤汤治疗气滞血瘀型髋痹病

主证：关节刺痛、脉弦、舌边有瘀斑、脉沉涩。

方剂：祛伤汤（《中西医结合治疗骨与关节损伤》）

组成：归尾、穿山甲、续断各 12 g，天花粉、桃仁、红花、大黄、莪术、三棱、血竭、牛膝、地鳖虫、延胡索、甘草各 3 g。

祛伤汤具备活血化瘀、通络止痛的功效。纵观本方，归尾具备活血破瘀的功效；穿山甲善于走窜，性专行散；续断为伤科常用药，具有辛温破散之性；三者配伍后活血祛瘀之力较著，共为君药。天花粉生津；桃仁善泄血滞，祛瘀力强；红花辛散温通，为活血祛瘀之要药，桃仁、红花相须为用，既能助君药活血祛瘀，又能促进瘀血的消散，从而达到镇痛、缓解肌肉痉挛的功效，为臣药。方中小剂量大黄具备较好的活血逐瘀的功效；莪术、三棱既能入血分，又能入气分，能活血逐瘀，消癥化积，行气止痛；血竭入血分而散瘀止痛；牛膝活血通经，兼有通降的作用；地鳖虫咸寒入血，主入肝经，性善走窜；延胡索辛散温通，为活血行气之良药；以上理气药与活血药相配伍，气行则血行，均为佐药。甘草为使药，具有调和各种药物的作用。

（二）补肾壮筋汤治疗肝肾亏虚型髋痹病

主证：关节隐痛、脉细数、苔白、脉虚弱。

方剂：补肾壮筋汤（《伤科补要》卷三）

组成：当归、熟地黄、茯苓、山茱萸、续断各 12 g，牛膝、杜仲、白芍、五加皮各 10 g，青皮 5 g。

补肾壮筋汤出自《伤科补要》卷三，具备补肝益肾、强筋壮骨的功效。方中熟地黄生血益精，长骨中脑中之髓；山茱萸补肝益肾，两者相须为用，配伍后共奏补益肝肾之效，为君药。续断善续筋骨，调血脉；杜仲则补中益肾填精；五加皮能祛风除湿，强筋壮骨；以上三者为臣药，配伍后助力君药补肝益肾、强壮筋骨，兼可祛除风湿。白芍养血、和营、敛阴、止痛；青皮具备疏肝、行气的功用，茯苓利水除湿、强健脾胃，当归补血兼活血，以上诸药共为佐药。牛膝补肝益肾、强壮筋骨、疏通经络，兼引病邪下行。

（三）双合汤治疗痰湿阻络型髋痹病

主证：关节活动受限、关节酸痛、脉濡缓。

方剂：双合汤（《杂病源流犀浊·麻木源流》）

组成：当归、桃仁、红花、白茯苓、白芍各 9 g，白芥子、川芎各 6 g，熟地黄 12 g，橘红、半夏、陈皮各 15 g，甘草 5 g，鲜竹沥、姜汁各 3 g。

双合汤出自清代沈金鳌《杂病源流犀浊·麻木源流》，是由桃红四物汤及二陈汤两个方剂的合方加减而成，具有活血化瘀、祛痰通络之功效。其中桃红四物汤为活血化瘀方剂；而二陈汤为燥湿化痰的经典方剂。方中桃仁味苦，入心肝血分，善泄血滞，祛瘀力强；红花辛散温通，为活血祛瘀之要药；桃仁、红花相须为用则活血祛瘀之力较著；熟地黄滋阴补肾、养血补虚；当归甘温，为补血良药，兼具疏通血脉作用；川芎活血行气；白芍养血益阴，缓急止痛，以上配伍后具备疏通血脉、化瘀、止痹痛、疏通经络的功效；白茯苓、半夏、橘红、陈皮、白芥子、鲜竹沥、姜汁健脾化痰，其中半夏辛温性燥，善燥湿化痰，且又和胃降逆；陈皮既可理气行滞，又能燥化湿痰；方中陈皮、半夏等量为用则相得益彰，巩固燥化湿邪、温化寒痰之力；白茯苓强健脾胃、渗透湿邪，渗透湿邪以助力化痰，强健脾胃以杜绝痰涎生之源头；加白芥子温通经络，善除"皮里膜外"之痰；鲜竹沥为痰家之圣剂也；甘草温中健脾，调和诸药。

五、其他治法

（一）活血强筋洗方熏洗治疗髋痹病

中药熏洗先利用蒸气熏蒸，再用药液淋洗、浸浴全身或局部区域，通过蒸汽和药液的相互协作,达到温经散寒、疏风通络、行气活血、祛风除湿、清热解毒的作用。现代医学研究认为,中药熏洗可缓解组织张力,起到松解肌肉、缓解痉挛的效果。本研究中所用活血强筋洗方出自《伤科验方》,由全当归、五加皮、淫羊藿、羌活、独活、褚实子、续断、威灵仙组成。方中全当归疏通血脉,活血止痹痛;五加皮、淫羊藿、羌活、独活、威灵仙祛风除湿,疏通经络止痛;五加皮兼可强壮筋骨,续断补肝益肾。以上药物相配后具备补肝益肾、疏通血脉、祛风除湿止痹痛之效。

(二)针灸治疗痹证

《素问·痹论》已明确提出:"痹,……以针治之奈何? 岐伯曰:五脏有俞,六腑有合,循脉之分,各有所发,各随其过,则病瘳也。"《针灸甲乙经》亦载有各种性质及不同部位痹痛的针刺之法,如骨痹烦满,商丘主之;足下热痛,胫痛不能久立,湿痹不能行,三阴交主之;胫痛,足缓失履,湿痹,足下热,不能久立,条口主之;寒气在分肉间,痛上下,痹不仁,中渎主之等。后世许多医著,如《备急千金要方》《针灸资生经》及《针灸大成》等,皆载有这方面的丰富资料。

针灸疗法是通过腧穴,作用于经络、脏腑,具有调和阴阳、扶正祛邪、散寒止痛、疏通经络、行气活血等作用。针灸疗法包括针法和灸法两种。临床上既可单独使用,又常相互配合,故合称为针灸。如《灵枢·官能》有言"针之不为,灸之所宜",故运用综合灸法治疗各种痹证也是一种很好的治法。

(三)贴法

贴法,又称薄贴法、膏药法。

薄贴即为膏药之古称,清代《医学源流论》中云:"今所用之膏药,古人谓之薄贴。"膏药起源很早,《内经》中已有"治之以马膏,膏其急者"的记载,清代吴尚先在《理瀹骈文》中称:"《内经》用桂心渍酒以熨寒痹,用白酒和桂以涂风中血脉,此用膏药之始。"薄贴法是治疗痹证最常用的一种外治法,以各种成品的膏药贴应用最广,如麝香风湿膏、狗皮膏、伤湿止痛膏等应用于风湿者;损伤风湿膏、金不换膏、万应膏等适用于损伤兼有风湿者。膏药价格便宜、使用简便,通过透皮吸收能迅速缓解疼痛,深受患者的欢迎。许多中医院在自制的中药制剂中也有不少的膏药,民间行医者也有很多自行熬制膏药。如张氏采用骨痛膏治疗腰椎间盘突出症 184 例,总有效率为 95%。

(四)针刀治疗

按针刀医学观点,慢性软组织损伤的根本原因是动态平衡失调,其中粘连、瘢痕、挛缩、堵塞是慢性软组织损伤四大病理因素。各种致病因素引起髋关节出现粘连、挛缩,造成髋关节动态平衡失调,使其处于失稳状态,就会导致髋关节骨关节炎的发生。髋关节病的疼痛来源于髋关节外周的软组织病变、髋关节周围的软组织损害(滑膜增生、关节囊挛缩、韧带松弛或挛缩)、肌附着的无菌性炎症导致肌痉挛,经久不愈就发展为肌挛缩。

长期的挛缩易形成瘢痕组织,使关节内应力分布异常,从而进一步限制了关节的活动范围。邱贵兴等通过动物实验发现,骨赘生长方向与末端附着的肌膜牵引方向一致,推测边缘骨赘可能是增厚挛缩的关节囊压力增加,刺激血管与相应的组织增生所致。

髋关节周围软组织失衡,则关节内应力分布异常,在此情况下,长期的肌挛缩可导致软骨损害和疼痛,引起髋部供血不良,加重髋关节退行性病变,使髋关节病日益严重,最后出现股内收、前屈、外旋等活动受限。髋股韧带可限制大腿过度后伸,关节囊下部有耻骨囊韧带增强,可限制大腿过度外展及旋外;关节囊后部有坐骨囊韧带增强,有限制大腿旋内的作用。当髋处于内收、屈曲或轻度内旋位时,髋关节囊的内下方和后下方区域最为松弛。针刀松解关节囊,可对应改善髋关节活动功能。松解内侧髋关节囊可改善患者外展功能,松解前侧髋关节囊可改善后伸及外旋功能,松解外侧髋关节囊可改善内收功能,松解后侧髋关节囊可改善屈曲、内旋功能。

已有研究表明,小针刀通过松解筋膜、肌肉、韧带、关节囊,甚至直接松解神经根,能迅速解除局部压迫,缓解疼痛,能够改善局部微循环及局部软组织的炎症反应,增强组织修复和再生能力。针刀松解髋关节内侧关节囊治疗外展功能障碍可有效改善患者髋关节外展功能。"髋四刀"疗法旨在此基础上,通过对关节内侧、前侧、外侧及后侧关节囊的松解,达到减轻腔内压的作用,从而增加微循环灌注以减轻患者疼痛,改善髋关节活动度及关节功能。

(五)减轻体重

肥胖者减轻体重,能部分改善髋关节的疼痛及功能。

(六)运动疗法

训练髋关节在非负重位下屈伸活动,以保持关节最大活动度,水中运动能缓解髋关节疼痛。

(七)物理治疗

主要增加局部血液循环,减轻炎症反应,可通过热疗、超声波、针灸等治疗缓解髋关节疼痛。

(八)外科治疗

对于内科保守治疗无效的严重髋关节骨关节炎患者,日常活动明显受限时,可按需要行手术治疗。手术治疗的目的:①减轻或消除髋关节疼痛;②防止或矫正髋关节畸形;③防止髋关节破坏进一步加重;④改善髋关节功能。

手术方法的选择一般根据患者年龄、职业、生活习惯及个人的意愿而定。手术方法可分为两类:一类是保留患者髋关节的手术,如关节镜下冲洗和游离体摘除术、骨赘切除术、髋臼囊肿刮除植骨术、截骨术、闭孔神经切断术等;另一类是髋关节重建术,如髋关节融合术、半髋置换术和全髋关节置换术。目前由于全髋关节置换技术的广泛应用及髋关节假体材料和工艺的迅速发展,对髋关节骨关节炎晚期且年龄较大患者大多首选全髋关节置换术,术后患者髋关节疼痛几乎能消失,关节功能明显改善,生活质量大大提高。

六、髋痹的饮食疗法与调护

(一)风痹

风痹又称行痹,主要为风邪偏胜所致,表现为肢体关节游走性疼痛,屈伸不能,苔薄白,脉浮缓。风痹患者日常可常进豆豉、丝瓜、蚕蛹等高蛋白食物以补养气血、祛风通络,并可服用独活乌豆汤,即用独活 9~12 g,乌豆 60 g,放入 1000 mL 水中,文火煎至 500 mL,去渣取汁,兑入米酒少量,每日 2 次,温服。汤中独活性味辛苦,微温,具有祛风除湿、散寒止痛的功效。风邪外散,气血流畅,则肌肉筋骨安和,关节灵活,疼痛自止;乌豆性味甘平,具有祛风利湿活血的功能。独活、乌豆炖汤服用,用米酒做引,可加强药力,以祛风除湿,活血通络,除痹止痛。

(二)寒痹

寒痹又称痛痹,主要为寒邪侵袭机体所致。寒为阴邪,其性凝滞、收引。寒滞气血,不通则痛。表现多为肢体关节疼痛剧烈,痛有定处,局部有冷感,舌苔白,脉弦紧。寒痹患者日常饮食中可酌情使用茴香、桂皮、花椒等调味品以祛寒散湿。也可根据患者的体质、嗜好服用狗骨酒:取狗骨 500 g,洗净后置于文火上烤黄,趁热打碎,拌入适量红花汁中,与白茄根 500 g、虎杖根 1000 g 共入 5000 mL 白酒中,密封浸泡 15 天后饮用。每次 25 mL,早晚各一次。方中狗骨性味甘温,长于祛风湿,舒筋活络,其抗炎、镇痛作用明显;配以白茄根、虎杖根、红花具有活血通络止痛作用。此方为民间常用药方,方中狗骨原为虎骨,因虎骨较少,故改用与其作用相似的狗骨。本方药效功力较强,且久食可增强体力,抗御风寒。

(三)湿痹

湿痹又称著痹,主要为湿邪淫胜,侵袭机体所致。主要表现为肢体关节疼痛重着、麻木、屈伸无力。湿痹患者饮食中应多用薏苡仁、扁豆、赤小豆等除湿食物。此外在《福建民间草药》一书中有一方为豨莶草炖猪蹄,因其滋味甘美,营养丰富,且可除湿舒筋活血而深受湿痹患者的欢迎,其制备方法为豨莶草 60 g,猪蹄 1 个,黄酒 100 g,放入适量水中,用文火将猪蹄炖烂,每日 2 次食用。豨莶草辛散温通,祛湿通络,并能补肝肾,益气血,强筋骨,对风湿日久,筋骨疼痛、四肢麻木者效果较佳;猪蹄滋味甘美,营养丰富,可健筋骨、助血脉、祛风湿,扶正祛邪兼具;黄酒既可制豨莶草苦寒之性,又可助其通络宣痹;三者共炖服,可标本兼治。此外,酒具有增强祛风寒湿药药力的作用,故风寒湿患者用酒类治疗常可取得一定的效果,如民间常用的五加皮酒及蛇酒等,均具有祛风寒除湿的作用。

（四）热痹

热痹为风、寒、湿三邪侵袭肌表经络,郁久不解化热所致;或因平日素体偏阳盛,又喜食肥甘厚味,以致热蕴关节所致。其表现为发病急,关节红、肿、热、痛,局部有灼热感,得冷则舒,或痛不可近,关节不能活动,并见发热、口渴等症,舌苔黄,脉滑数。热痹患者严禁食用肥甘厚味及酒类食物,平素可多食新鲜蔬菜,如芹菜、菠菜、青菜及香蕉等,并可在平素用桑枝代茶以通络化热,平衡阴阳。用法为取桑树嫩枝 30～60 g,切碎,微炒后水煎取汁,代茶服用。其取材方便,且气味清香,滋味淡薄,宜于饮用。其药性平和,寒热均可使用。

七、健康教育

对髋关节骨关节炎患者进行健康教育,提供治疗及康复信息,如适量活动,减少不合理的运动,避免暴走及长时间跑、跳、蹲。同时也应对患者进行心理治疗。疼痛很大程度上受心理因素影响,有的患者可能长期处于抑郁状态,应让患者认识疾病的性质和预后,在此基础上积极配合其他治疗。

（刘道东　余文举）

第十三章　徐昌伟治疗髋关节骨关节炎的临证经验

第一节　中医对"髋"的认识探讨

中医骨学是中医骨伤科学的重要组成部分,相关记载多分散在历代名医学著作中,并为骨伤科学、针灸推拿学提供了形态学基础。髋关节为人体大关节之一,髋脱位为其重要损伤之一,历代各类伤科类著作也总结了许多治疗方式,我们以《内经》为基础对历代各类医学著作中关于髋关节的内容进行总结分析。

一、中医对髋的认识

关于骨与关节,《内经》提到骨具有支撑、屈伸、藏髓作用。《灵枢·经脉》云:"骨为干。"《灵枢·决气》云:"骨属屈伸。"《素问·脉要精微论》云:"骨者,髓之府。"《灵枢·经脉》云:"筋为刚。"《素问·五脏生成》云:"诸筋者,皆属于节。"《内经》提出"筋"是关节运动的动力来源,亦属关节,其中"筋"可描述为现代解剖学中肌腱、关节囊、周围神经组织等,并未包括肌肉,但描述了肌肉的保护作用,即《灵枢·脉经》云"肉为墙"。

二、中医对髋关节的描述

髋关节在《内经》中被描述为"髀枢""髀关""髀厌",又名"机",指髀骨枢纽处。《灵枢·经脉》:"膀胱足太阳之脉……其支者……夹脊内,过髀枢。"《素问·气穴论》:"两髀厌分中二穴。"王冰注:"两髀厌分中,即环跳穴,在髀枢后。"马莳注:"所谓髀厌者,即髀枢是也。"《类经图翼》:"髀厌(捷骨之下为髀厌,即髀枢中也),髀枢(捷骨之下,髀之上曰髀枢,当环跳穴)。"《医宗金鉴·刺灸心法要诀》:"髀骨……上端如杵,接于髀枢。"《医宗金鉴·正骨心法要旨》："环跳者,髋骨外向之凹,其形似臼,以纳髀骨之上端如杵者,名曰机,又名髀枢,即环跳穴处也。"《伤科补要·卷一》："楗骨之下,大腿之上,两骨合缝之所曰髀枢,当足少阳环跳穴处也。"《伤科补要》："骨面名曰髋,挟髋之曰名曰机,又名脾枢,外接股之髀骨也,即环跳穴处。"所以髀枢(髋关节)为髀骨上端(股骨头)与髀枢之臼(髋臼)所组成。

三、中医对髋关节骨关节炎的认识

骨关节炎属中医学"骨痹""腰腿痛"等范畴。《内经》最早提出"骨痹"的病名。《素问·长刺节论》曰:"病在骨,骨重不可举,骨髓酸痛,寒气至,名曰骨痹。"《灵枢·寒热病》有"骨痹,举节不用而痛";《素问·痹论》有"痹在于骨则重"等。《内经》概括了骨痹的发病部位在骨关节,以骨关节疼痛、沉重、屈伸不利等为主要表现。这些描述都与骨关节炎的临床表现类似。

髋痹多由先天禀赋不足,或感受外邪,或劳损外伤,导致髋部气血运行不畅,经脉闭阻,筋骨失养而致。

(刘道东　余文举)

第二节　徐昌伟治疗髋关节骨关节炎的典型病案和临床经验总结

徐昌伟是荆楚地区知名的中医骨伤科专家,是第五批全国老中医药专家学术经验继承指导老师。在临床中运用内外结合、整体与局部并重的治疗方针,针对不同证型的髋关节骨关节炎辨证施治,取得了较好的临床效果。将其临证经验总结如下。

一、中医理论分析

髋关节骨关节炎又称退行性髋关节病或肥大性髋关节炎,主要临床表现为缓慢发展的髋关节疼痛、僵硬、肿大伴活动受限。本病与中医学的"痹证"相似,可归属于"痹证"范畴。《内经》曰,"风寒湿三气杂至,合而为痹也",然"正气存内,邪不可干"。中老年患者,平素肝肾亏虚,肝虚无以养筋,肾虚无以主骨,精血不足以濡养筋骨,筋骨失养,另加长期劳损,易感风寒湿热,故血脉凝滞,筋络不通而致痹痛。中医认为,本病的发生以肾精亏虚为本,还与外邪侵袭、劳损过度、外伤等有关。本病基本病因病机为虚、瘀、湿、热,而精血亏虚、肝肾阴虚是发病的关键。病位在筋骨,与肝、肾密切相关。病性多为本虚标实,发作期以标实为主,缓解期以本虚为主。

二、徐昌伟辨证治疗髋关节骨关节炎的临证经验

(一)风寒湿痹型髋关节骨关节炎

风寒湿痹型是髋关节骨关节炎的常见证型之一,属于中医学"痹证""痿证"范畴,发病的内因为肝肾亏虚、气血亏虚和脾虚失运,外因为风寒湿邪侵袭、痰瘀痹阻经络和外伤劳损,中医病理特点为本虚标实、本痿标痹。

高某某,55 岁,男性,病程 12 年,临床表现为下肢、髋关节酸痛,髋关节屈伸不利,局部皮色不红,触之不热,得热痛减,遇寒增剧,活动时疼痛加重,临床诊断发现:舌苔薄白或白滑,脉弦紧或涩。徐昌伟认为该患者病证必须以祛风散寒除湿、活血通络为主,拟用:秦艽 15 g、白花蛇舌草 25 g、半枝莲 25 g、路路通 20 g、细辛 6 g、川芎 15 g、当归 20 g、杜仲 20 g、赤芍 20 g、茯苓 20 g、牛膝 20 g、乳香 10 g。风甚加羌活、防风、威灵仙;寒甚加制川乌、制草乌、桂枝;湿甚加萆薢、薏苡仁、木瓜。水煎服,每剂煎水 500～600 mL,早晚分服。

(二)风湿热痹型髋关节骨关节炎

风湿热痹型是由于风寒湿热等外邪侵袭人体、闭阻经络、气血运行不畅所致的以髋部肌肉、筋骨关节酸痛、麻木、重着、屈伸不利,甚或髋关节肿大灼热等为主要临床表现的病证,肌肉筋骨关节疼痛、局部红肿,灼热甚者痛不可及、得冷稍舒或伴发热、恶风、口渴、烦闷等全身表现,舌质红,舌苔黄或黄腻。治以清热、祛风、除湿、通经活络。

刘某某,69 岁,男性,病程 15 年,临床表现为髋关节肿胀、积液,伴疼痛、灼热,周身困乏无力,下肢沉重酸胀(胶着感),徐昌伟诊断发现:舌体胖,边有齿印,舌质红,苔黄腻,脉滑数,给予自拟方剂:忍冬藤 60 g,青风藤 60 g,络石藤 20 g,败酱草 30 g,土茯苓 20 g,丹参 30 g,香附 15 g,防己 20 g,车前 15 g。发热、口渴、咽痛加葛根、连翘;阳明证加生石膏、知母;寒热错杂加桂枝、钻地风。每日 1 剂,水煎取汁,分次温服。该方剂可起到良好的清热祛风除湿、活血通络功效。

(三)肝肾亏虚型髋关节骨关节炎

我国中医理论中记载,肝主筋,肾主骨,肝肾充盈,则筋骨劲强,关节滑利,运动灵活。肝肾同源,肝阴和肾阴相互为用。因此,筋脉和同,骨髓坚固,骨正筋柔。若肝血肾精渐亏,肾虚则精少髓空,脉络失和,骨失荣养,致关节疼痛、僵硬。由于阳气不足,不能温煦,

则手足不温,面色苍白;阳气虚弱,阴寒内盛,故小便清利;其舌质淡,脉沉细无力,属于阳虚的外候。阴虚生内热,故现咽干烦热之证。

余某某,66岁,男性,病程10年,临床表现为髋关节疼痛日久不愈,时轻时重,或筋脉拘急牵引,屈伸运动而加剧,或关节变形,筋肉萎缩,腰膝酸软,形寒肢冷,面色萎黄,或头晕耳鸣,烦热盗汗,徐昌伟诊断发现:舌淡白,或舌红少津,脉沉细,或沉细而数。给予自拟方剂:熟地黄20 g,牛膝15 g,半枝莲24 g,路路通24 g,山茱萸15 g,山药15 g,泽泻12 g,独活10 g,寄生15 g,牡丹皮10 g,茯苓20 g,甘草6 g。骨关节畸形加地龙、蜈蚣;阴虚加龟板、白薇、煅龙骨、牡蛎。每日1剂,水煎取汁,分次温服,具有滋肾养肝、和血通络之功效。

(四)痰瘀痹阻型髋关节骨关节炎

《杂病源流犀烛》曰:"忽然闪挫,必气为之震,因所壅而凝一处,气运乎血,血本随气以周流,气凝则血亦凝矣,夫至气滞血瘀,则作肿作痛,诸变百出。"暴力或扭捩、闪挫,或慢性劳损过度,致筋损骨伤,血瘀气滞,不通则痛,故骨骱疼痛,痛势剧烈,刺痛有定处;损伤后伤血耗气,故少气、自汗,血瘀停滞,则舌有瘀斑,脉弦紧。骨交会之处为关节,大筋联络关节,小筋附于骨外。所以跌打损伤,轻者伤筋,重者则伤筋损骨,血瘀肿胀,壅闭不通,故疼痛而发病。

宋某某,58岁,男性,病程12年,临床表现为髋关节刺痛、掣痛,疼痛较剧,痛有定处或痛且麻木,不可屈伸,反复发作,髋关节僵硬变形,徐昌伟临床诊断发现:患者髋关节及周围呈暗瘀色,舌体暗紫或有瘀点、瘀斑,脉细涩。建议服用自拟方剂:当归15 g,全蝎12 g,血竭12 g,牛膝15 g,川芎12 g,赤芍12 g,泽兰15 g,沉香10 g,丹参25 g,党参15 g,炮附子10 g,五味子10 g。兼气虚加黄芪、白芍;痰浊加半夏、白芥子。每日1剂,水煎取汁,分次温服,该方剂可起到活血化瘀、通络止痛之功效。

(刘道东　余文举)

第十四章　徐昌伟中医骨伤科学术思想与辨证思路

徐昌伟带领专科团队研制了和营通气片、伸筋草汤等腰腿痛系列；泽兰合剂、理伤活血膏、续骨活血膏等骨伤内服系列；金黄散、黄连膏、黄连液、三黄酊、长皮膏、百宝丹等古方今用的外用系列自制药，在临床应用中极大地提高了疗效，中医特色突出。主持完成的课题"和营通气片治疗腰椎间盘突出症的临床与实验研究"获荆州市第四届科技成果三等奖。"伸筋草汤治疗神经根型颈椎病的临床与实验研究"通过荆州市科技局组织的鉴定，达到国内先进水平。

徐老热爱中医事业，中医药理论造诣深厚，在骨伤科用药和手法方面积累了丰富的经验，有着独到之见解。

一、徐昌伟骨伤科学术思想

（一）注重脏腑辨证，提倡以肝肾为本治疗骨伤科疾病

在临床治疗中，徐老认为："人体五脏六腑之间乃相生克制，为一个有机整体。疾病的产生均与脏腑有着密切关系，而不是单一因素产生的。"因此，临床诊治时徐老提倡脏腑辨证，针对不同部位病变应有整体辨证意识，要根据疾病的临床症状分析脏腑病变的本质。《正体类要》中指出"外损于肢体，内伤于气血，局部外伤，可导致机体内脏功能失调"，明确了脏腑与肢体、整体与局部的相互影响、相互作用关系。徐老在骨伤科疾病治疗中指出应从整体出发，不仅重视气血辨证，还要以肝肾为本，才能认识病理现象与损伤本质之间的关系。

徐老对治疗骨伤科疾病有几十年临床经验，对骨伤科用药的总结：要以补肝肾、调气血及祛风寒湿为主。他认为治疗骨伤要以肝肾为本，气血为道，祛风寒湿为标。《素问·阴阳应象大论》指出："气机阻滞不通则导致疼痛，形体受寒邪所伤而肿，故先肿而后痛者形伤气也，先痛而后肿者气伤形也。"损伤后气血循行不畅，则体内五脏六腑与体表皮肉筋骨均会失去濡润滋养，而导致脏腑生理功能出现异常，随之一系列病理变化产生。骨伤者则可能同时出现痛、肿，表现为先肿后痛或先痛后肿，或仅现肿或痛。因此，

临床治疗中要与理气活血药物共剂。"肾主骨生髓,肝主筋""肝气不足,则筋无力,难以屈伸;肾之气不足,则发脱齿落骨枯",筋骨生长、荣衰必会受到肝肾不足影响,故肝肾为骨伤科疾病之本,治其本必须要多滋肝补肾壮督。故肾为治痹证之本,祛风寒湿为其标。又"久病入络",搜风通络需配合虫药治疗。

(二)四诊合参,强调望诊、摸诊以突出骨伤科特点

徐老引《难经》云:"望而知之谓之神,闻而知之谓之圣,问而知之谓之工,切脉而知之谓之巧。"认为望、闻、问、切各有分工,并有神、圣、工、巧之论,其主要强调四诊各自的重要性及这些技巧掌握时的难易程度,而不是将四诊的意义进行等级划分。在骨伤科疾病诊治中,徐老还指出:"该病治疗不仅有中医学的共性特点,还具有其自身特点,在临床中重点强调望、摸、量,诊断中要不断总结,充分应用。"

1. 望诊 临床诊断中应用最早、最多的方法。高明之人通过望诊即可对病情的轻重、缓急做出准确判断。《素问》:"神存在意味着人体昌盛,而神消失则说明人体死亡。"判断患者伤情轻重、愈后恢复情况可从神志、色泽及精神方面判断。徐老重点强调门诊的高效率,应高度重视患者就诊的姿态,尽可能做到了然于胸,这有助于对病位、病性做出大致判断,收集患者资料时要有针对性展开;与此同时,强调重视骨伤科比、量、摸等查检方法,以此进行综合判断,而不能先入为主,如见患者扭伤后髋部疼痛,内收肌紧张,能跛行,不能大致判断为一般扭伤,也有股骨颈骨折的可能,有时 X 线片也不能检查出阳性,嵌插后仍可以行走。

2. 闻诊 在骨伤科疾病诊断中,闻诊主要听其是否有骨擦音和入臼声。骨折的主要体征是有骨擦音,《伤科补要》中指出:"动时有辘辘声,则为骨全断;动时无声,则骨无损断;动时有淅淅之声,则内有零星败骨。"关节脱位通过整复后,若听到入臼声,为避免损伤到关节囊、韧带、肌肉等软组织,应立即停止增加拔伸牵引力。

3. 问诊 望、闻、问、切这四诊中最基本的诊断方法。《四诊抉微》中明确指出:"审查病机的关键在于问。"问诊过程中根据患者所描述的症状,并围绕其临床症状和体征,对其相关病情资料进行仔细分析,将其存在的主要矛盾找出,以此为病位、病性的判定和掌握及辨证治疗提供有力的依据。在骨伤科诊断中还应结合骨伤科的特点,对患者受伤时的状态、姿势等重点询问。

4. 切诊 以切脉为主,而骨伤科中的切诊还重点强调应用摸诊。徐老认为,骨科医生要知其情,应该多用手摸,从摸中体会病情,做到"手摸心会"。患者就诊时,为让我们体会骨性结构的细微变化,徐老总是要求我们多通过手摸进行判断。

望、闻、问、切均为医生搜集临床资料的主要方法,所搜集的临床资料必须确保客观、全面、准确及突出重点,故应有机结合四诊,即"四诊并用",实现彼此参伍,才能对患者病情做出准确判断,并确保临床资料的全面性、真实性、系统性。徐老还强调:四诊中仅使用一种诊断方法获取临床信息都具有一定的片面性,不值得借鉴。

（三）巧妙处理辨证论治与辨病论治，中西互参互补

目前，中西医两大体系在并存的局面下相互渗透、相互影响。中医辨证论治已发展到中医之证与西医之病并重，其主要由单纯辨中医之证而来。故临床中，徐老要求我们不仅掌握中医四诊，即辨中医之证，对于现代诊疗技术和手段也要学会运用，即辨西医之病，取二者之长，将中医研究范围不断扩大，有利于中医学术得到进一步发展。

辨证在于辨识全身状况；辨病在于辨识局部病理情况。两者有机结合，能对疾病进行更精确化的诊断和治疗，经常在辨证结合辨病的基础上，与辨型相结合，即结合该病的分型辨证。通过结合辨证，从证、病、型、类中将疾病分辨清楚，从而对疾病有更深入的认识，有利于进行有针对性的治疗用药，以取得更显著的疗效。

中医临床治疗中，要确定相应的治疗方法，需通过四诊收集临床资料再进行辨证论治。这就意味着在疾病的认识上，中医对微观病理改变的认识上还相对缺乏，而主要偏重于宏观临床表现。对于临床中的一些常见疾病，利用现代医学检查其微观病理变化后发现其已经发展得很严重，而临床表现却无任何异常，或症状表现轻微，即"无症可辨"，导致疾病的最佳治疗时间被延误。为能够透彻了解疾病微观病理变化，可通过利用西医的检查手段，将微观与宏观有机结合。而在一些病症状严重的情况下，西医检查结果显示无病变或轻微病变，这时能体现出"辨证"的临床应用价值。如一例患者因下肢疼痛不能下地，卧床也疼痛不止，西医各项检查均未发现任何问题，因此治疗只能片面止痛，而无法对症下药，但通过中医辨证并结合内外治后，症状得到明显改善。因此，临床治疗中应中西医结合，二者互补互参，使辨证和辨病思维得到及时改变，以适应疾病变化。

此外，可以将现代药理学的研究成果在中药处方中作为参考。徐老在临床施治中运用了被证实为疗效确切的中药，使中药处方的治疗范围得到不断扩展，他将大量的鹅不食草、白花蛇舌草应用于治疗腰腿痛的急性疼痛期，其中，鹅不食草、白花蛇舌草据药理研究证实，均具有较强的利水、抗炎作用，能够使神经根的炎症、急性水肿得到有效控制，使疼痛得到有效缓解。

（四）内外治法结合，疗效叠加，缩短疾病治疗周期

除按照中医辨证施治原则进行内治外，补肝肾、调气血及祛风寒湿等治疗方法也应引起重视。同时分期论治伤科疾病，早期主张"大破"，中期以理气和营为主，和血、温补肝肾为后期重点；针对体质虚弱伤者，在准确辨证的基础上主张攻补兼施，结合内外治，二者相辅相成，疗效倍增，使疾病的治疗周期缩短，损伤得到早愈。

故徐老在伤科疾病治疗中，结合多种外用药物进行治疗，在临床中自制了百宝丹、金黄散、三黄酊、黄连膏及长皮膏等，根据病情辨证用药，施治后患者病证消除。

徐老在治疗手法上一直追求简单化，要求一准、二巧、三果断，并着重强调功力、技

巧。在骨折整复上,徐老经多年临床实践也积累了丰富经验,对其有深入了解。折顶手法的运用在新正骨八法中有重点强调,他认为在各种正骨手法中折顶手法是收功之法,起至关重要的作用。如掌握正确的运用手法,在施治过程中能让患者不感到痛苦。当然,必须对患者骨折发生的机制仔细分析后才能实施整复。只有在临床中不断积累经验,才能达到"一旦临证,机触于外,巧生于内,手随心转,法从手出"的境界。此外,还总结出一整套针对陈旧性劳伤的弹拨手法和"筋出槽,骨错缝"的扳法,在临床中疗效显著。

(五)动静结合,医患合作,提升患者的参与热情

在骨关节损伤治疗中,功能锻炼已成为最基本的治疗手段。通过功能锻炼能起到祛瘀生新和促进气血流通、骨折愈合及肢体功能恢复的作用。功能锻炼分为被动活动与主动练功,并且锻炼时可借助器械。锻炼时应遵循以下原则。

1. 尽早开始功能锻炼 患者骨折经固定后,为尽快恢复患肢功能,应指导患者早期、及时进行功能锻炼。特别是骨折部位位于关节附近和关节内时,功能锻炼可防止粘连。如肱骨髁间骨折患者在复位固定一周内,可进行肘关节屈伸活动,但要适度,不能过于用力。

2. 锻炼要循序渐进 骨折后期,骨折端已稳定,趋向临床愈合,此时可加大活动范围与次数。根据患者骨折转归阶段的不同,应为患者选择适当的锻炼方法,并指导患者循序渐进锻炼。在骨折初期,活动范围、强度不能太大,患肢不可做关节运动,但可适当做肌肉收缩运动。待中期骨折断端逐渐稳定后,可适当做关节活动。骨折端于后期已逐步稳定,此阶段可增加活动次数、范围。

3. 根据不同部位选择锻炼方法 骨折功能锻炼应掌握正确的运动方法,通常以动静结合的锻炼方法为宜。因每位患者骨折部位不同,其运动方法有所不同。对于影响到骨折愈合的动作应禁止做,如股骨粗隆间骨折的髋内收活动、胫腓骨骨折及前臂骨折的旋转活动等。

4. 锻炼要有效 为使功能锻炼达到一定的锻炼效果,要求练功强度适当,从而利于患肢功能尽快恢复。

患者功能锻炼中要达到上述原则,离不开医生的合理规划和指导,同时患者也应积极配合,才能达到一定的治疗效果。

(六)治养结合,养生祛病

徐老认为,与其帮人治病,不如教人养生。要使疾病远离我们,保持自身身心健康很重要,那么这就要求学会调理自身身心。他自己身体力行,总结了一些调养生息的经验,常与患者分享,并指导他们在生活中灵活应用,达到治养结合、防患于未然的目的。

1. 保持恬淡虚无的精神境界 《素问·上古天真论》:"恬淡虚无,真气从之,精神内守,病安从来。"上述理论证实,人们只有能够时刻保持一种恬静心态,才能够保持比较充

实的正气,而内在的致病因素也就自然消除,并能够有效抵御外邪入侵。人的精神活动关系着人体的生理病理变化。保持精神愉快,心情舒畅,则气血和平,气机调畅,从而使抗邪能力得到增强。只要体内正气强盛,致病邪气就难以侵入人体。徐老闲时在家,总会找出一定的时间放空头脑,静思纳气,调理心神,对意识、情绪进行调整,从而真正做到思想安闲清静,无患得患失之念。

2. 起居有常,生活规律　《素问·上古天真论》说:"食饮有节,起居有常,不妄作劳,故能形与神俱,而尽终其天年,度百岁乃去。"徐老认为每天保持生活的规律性,起居有常,作息有序,利于人体新陈代谢,是养生的基础。

3. 锻炼有度,勤于用脑　随着现代生活节奏的不断加快,人们运动锻炼的时间越来越少,或难以坚持长期锻炼。适度运动,可以达到增强体质、增强疾病抵抗力等作用。同时,适度运动还可使筋骨、意志得到锻炼,减少惰性的产生。徐老不管工作多忙,每天总是会抽出时间翻阅资料,为科室发展出谋划策。每当学生心疼地对他说要注意身体,别操心太多时,他总是笑着说"脑是越用越活,我的观念还想和你们年轻人保持一致。"

二、徐昌伟骨伤科辨证思路

(一)三期辨证

人体受到损伤时,则容易导致经脉受损,瘀血阻滞则容易导致血不循经溢于脉外。无论是血瘀还是气滞,不通则均可能引起疼痛,故将内部气血疏通是关键。钱秀昌的《伤科补要》、唐容川的《血证论》中均指出:"辨证施治的基础是损伤之症,专从血论。"因损伤发展过程主要分为三期:初期、中期及后期。损伤后1~2周内一般为初期,治疗要以"下法"或"消法"为主。同时还可能用到"清法",此方法主要在瘀血积久不消、邪毒入侵等情况下实施。如遇瘀血攻心或气闭昏厥则可能用"开法"。损伤后第3~6周为治疗中期,虽损伤症状得到进一步改善,并且疼痛减轻,肿胀瘀阻已逐渐消退,但疼痛、瘀阻并未完全消去,故治疗还应坚持以"续""和"为主。损伤后第7周为治疗后期,此阶段瘀肿已消,但筋骨功能尚未完全恢复,为使筋骨更坚实,治疗还应坚持以补养肝肾、气血及坚骨壮筋为主。针对关节屈伸不利、风寒湿痹、筋肌拘挛患者,后期还应给予舒筋活络、温经散寒治疗。采用骨伤科三期辨证治疗方法,其目的是疏通经脉气血、接骨续筋以及坚骨壮筋。但临床实施辨证论治必须根据患者损伤情况和体质情况而定。

1. 初期治法　《圣济总录·折伤门》中记载:"人之一身,血荣气卫,循环无穷,或筋肉骨节,误致伤折,则血气瘀滞疼痛。仓卒之间,失于调理,所伤不得完,所折不得续。"表明在跌扑损伤后,愈合损伤则必须调和气血、通畅经脉。《百病辨证录》中明确说道:"血不畅则瘀难消除,瘀难消除则骨不能接。"故在骨伤治疗中必须兼顾活血化瘀、理气止痛。通常攻下逐瘀法、行气消瘀法、清热凉血法及活血开窍法为早期主要治疗方法。

(1)攻下逐瘀法:攻下逐瘀法属"下"法,此法针对损伤早期蓄瘀、脉洪大而数、大便不通、苔黄而腹胀拒按的患者。临床对于腹腔、胸、腰损伤蓄瘀而导致阳明腑实证患者较为多用,其中桃核承气汤、大成汤及鸡鸣散加减为常用方剂。此外,使用该方法攻瘀血、排除积滞及通泄大便时常使用苦寒泻下药,但该药方对气血虚衰、经期及产后失血过多者,亡血或有宿疾者,年老体弱者及妊娠妇女应慎用或禁用,方剂则可选用养血润肠汤、六仁三生汤进行加减治疗。

(2)行气消瘀法:行气消瘀法属"消"法,此法在骨伤科内治法中较为常用。对于损伤后局部肿痛、气滞血瘀、禁忌猛攻急下或无里实热证者较为适用。通常治疗以活血化瘀为主,方剂主要有活血四物汤、活血止痛汤、桃红四物汤、活血祛瘀汤及复元活血汤;行气以复元通气散、柴胡疏肝散及金铃子散为主;血府逐瘀汤、顺气活血汤、膈下逐瘀汤及活血疏肝汤可起到行气活血、化瘀止痛的作用。临床治疗疾病时可采用行气与活血并重,或者根据患者的具体情况,有的偏重活血,有的偏重行气,但前提是根据患者不同的损伤部位与性质而定。此外,行气消瘀法还具有消破、消散作用,可配合攻下药。但月经期间、妊娠产后、年老体虚、幼儿或素体虚弱等不宜使用此药,可谓"虚人宜四物汤加穿山甲,而不宜下者"之法治之。

(3)清热凉血法:清热凉血法属"清"法,此法包括凉血止血与清热解毒两种方法。针对跌打损伤后体内蕴结热毒,而引起创伤感染、血液错经妄行、火毒内攻或邪毒侵袭患者较为适用。其中,犀角地黄汤、小蓟饮子、丹栀逍遥散、四生丸及十灰散为常用凉血止血方剂;普济消毒饮、五味消毒饮及龙胆泻肝汤为常用的清热解毒方剂。因清热凉血法药性寒凉,故需根据人体虚实而使用,适用于身体壮实之人患实热之证。若身体素虚,脏腑虚寒,饮食素少,肠胃虚滑,或妇女分娩后有热证者,均慎用。

(4)活血开窍法:活血开窍法主要是指取具有活血化瘀、辛香开窍以及镇心安神作用的药物,联合应用于跌扑损伤后气血逆乱、气滞血瘀、瘀血攻心、神昏窍闭等危重症的一种救急方法。适用于头部损伤或跌打重症神志昏迷者。神志昏迷可分为闭证和脱证两种,闭证是实证,治宜开窍活血、镇心安神;脱证是虚证,是伤后元阳衰微、浮阳外脱的表现,治宜固脱,忌用开窍。

头部损伤等重证,若在晕厥期,主要表现为人事不省,常用方剂有苏气汤、夺命丹、黎洞丸、三黄宝腊丸、苏合香丸等。若在复苏期,表现为眩晕嗜睡、胸闷恶心,则须熄风宁神佐以化瘀祛浊,方用桃仁四物汤、羚角钩藤汤、复苏汤加减。降逆可加生姜、法半夏等;熄风可加蔓荆子、石决明、天麻;化瘀可加三七、郁金;去浊可加木通、茅根;宁神可加远志、石菖蒲。若在恢复期,表现为眩晕头痛、心神不宁,宜平肝熄风、养心安神,用镇肝熄风汤合吴茱萸汤加减。开窍药走窜性强,易引起流产、早产,孕妇慎用。

2. 中期治法 对于损伤诸症,通过初期临床药物治疗后,虽然损伤部位的肿胀明显消退,疼痛也有显著缓解,但是损伤部位的瘀肿仍然未完全消除,而此时断骨连而未坚,因此在损伤中期宜和营生新、接骨续损。其治法以和法为基础,结合内伤气血、外伤筋骨的特点,具体分为舒筋通络法、和营止痛法、接骨续筋法,从而达到瘀祛生新、筋连骨续、疏风通络、舒筋活血的目的。

（1）舒筋通络法:适合损伤已至中期,患处局部肿痛已有缓解,但瘀血积聚,凝滞于患处以及周围,局部筋膜粘连,或合并有风湿,或受伤之处筋络发生挛缩,附近的关节不能够正常屈伸、活动受限等症。舒筋通络法的药物组成主要是活血类药物以及祛风通络类药物,另外辅以理气药,多种药物合用,使气血疏通,从而凝滞消散,增强舒筋通络之功效。常用方剂有蠲痹汤、活血舒筋汤、独活寄生汤等。

（2）和营止痛法:对于损伤已至后期,经过活血、消肿、行气法等治疗后,症状缓解,但局部瘀滞以及肿痛尚未完全消除,如欲尽消,当用攻下,但峻法易伤正气,故采用和法。常用方剂有定痛和血汤、和营通气散、七厘散、和营止痛汤、橘术四物汤等。

（3）接骨续筋法:本法是在和法的基础上发展起来的。适用于损伤已至中期,损伤的筋骨俱已复位,筋骨之间已有连接但时日不足,筋骨尚不坚强,而且血瘀已逐渐消散,或因损伤较重,瘀血积聚较多于伤处。如患处积聚瘀血,则新骨不得生,新骨如不生,则骨难以愈合,所以使用续筋接骨类药物,加上部分活血化瘀功能药,以达到活血化瘀、续筋接骨之功效。临床上常用的方剂有接骨丹、接骨紫金丹、续骨活血汤等。

3. 后期治法 “伤久多虚”,损伤的时间越长,由于长时间不能正常活动,伤及正气,必造成正气亏耗。因此,对于后期损伤的治疗,以补气益血为主,以此来使脏腑以及经络功能通顺,加速恢复损伤。同时,损伤日久,损伤局部瘀血不得消散,使筋肌等软组织粘连,如外感风寒湿邪,邪气入内,引起关节酸软以及功能活动受限。所以补法是后期治疗的首选,温经通络法也较为常用。

（1）补气养血法:外伤后,筋骨受损,以致气血亏虚或者长期卧床,由于长时间不活动,出现气血不荣、筋萎骨弱等症,如创口经久不愈,损伤肿胀时久不消等,均可应用本法。此法主要是使用具有补气以及养血功效的药物,使气血旺盛而有营养以濡养气血筋骨的治疗方法。补气养血法以气血互根为原则,临床应用本法时常需区别气虚、血虚或气血两虚,从而采用补气为主、补血为主或气血双补。

损伤致血虚者可用四物汤;损伤致气虚者,可用四君子汤;元气虚常投以扶阳药补肾中阳气,方选参附汤;中气下陷用补中益气汤;中气虚用术附汤;脾胃气虚可选用参苓白术散;卫气虚用芪附汤。若气血虚损,创口日久不愈,脓液未尽,补益气血需与清热解毒法并用,以扶助正气,托毒外出,可在补养气血的基础上合用五味消毒饮、透脓散。若为气血双补,则可选用十全大补汤或八珍汤。对损伤致大出血而引起的血脱者,补益气血法要及早使用,以防气随血脱。方选当归补血汤,重用黄芪。

（2）补益肝肾法:本法又称强壮筋骨法,凡骨折、脱位、筋伤的后期,年老体虚,筋骨萎弱,肢体关节屈伸不利,骨折迟缓愈合,骨质疏松等肝肾亏虚者,均可使用本法加强肝肾功能,加速骨折愈合,增强机体抗病能力,以利损伤的修复。肝主筋,肾主骨,主腰脚。损伤筋骨必内动于肝肾,故欲筋骨强劲必求之于肝肾。

（3）补养脾胃法：对于损伤已至后期，损伤日久，造成正气不足，气血亏虚，脏腑失去正常的功能，或者是因卧床时间过长、缺少适度的活动，而导致脾胃气虚，脾胃运化功能失调，饮食不消，四肢疲乏无力，肌肉萎缩。因胃主受纳，脾主运化，补益脾胃可促进气血生化，充养四肢百骸。本法即通过助生化之源而加速损伤筋骨的修复，为损伤后期常用之调理方法。常用方剂有健脾养胃汤、补中益气汤、归脾汤、参苓白术散等。

（4）温经通络法：本法适用于损伤后期，气血运行不畅，瘀血未尽，或阳气不足，腠理空虚，复感外邪，以致风寒湿邪入络，遇气候变化则局部症状加重的陈伤旧疾的治疗。本法属温法，血喜温恶寒，寒则涩而不流，温则流行通利。温经通络法用具有祛风寒除湿痹功效的温热药物，加上具有补肝肾、调营卫功效的药物，以祛除风寒湿邪，使血流通畅，筋脉舒通，经络通畅，关节润滑。常用方剂有乌头汤、大活络丸、小活络丸、麻桂温经汤、麻黄附子细辛汤等。

以上种种治法，在临床应用时都有一定的规律，对于骨折的治疗，在施行手法复位、小夹板外固定等方法的同时，采用内服药物治疗。初期以消瘀活血、理气止痛为主，中期以接骨续筋为主，后期以补气养血、强筋壮骨为主。对于挫扭伤筋的治疗，初期也宜消瘀活血、利水退肿，中期则用舒筋活络法，后期以温经通络法为主，而适当结合强壮筋骨法。对于创伤的治疗，在使用止血法之后，亦应根据证候而运用上述各法。如骨折气血损伤较轻，瘀肿、疼痛不严重者，往往在初期就用接骨续筋法，配合活血化瘀之药。创伤吐血可用清热凉血止血法，创伤感染可结合使用清热解毒等法。如失血过多，开始即用补气摄血法急固其气，防止虚脱，血止之后应用"补而行之"的治疗原则。对上述的分期治疗原则，必须灵活变通，对特殊病例尤须仔细辨证，正确施治，不可拘泥于规则或机械分期。

（二）损伤部位辨证

1. 三焦辨证治法 《活法机要·坠损》提出："治登高坠下，重物撞打……心腹胸中停积郁血不散，以上、中、下三焦分之，别其部位，上部犀角地黄汤，中部桃仁承气汤，下部抵当汤之类下之，亦可以小便酒同煎治之。"临床应用时，根据不同的损伤部位选择不同的药物。对于头面部损伤的患者，可使用清上瘀血汤、通窍活血汤；若损伤发生在四肢等部位，则使用桃红四物汤等；对于发生在胸腔部的损伤，则可用血府逐瘀汤、复元活血汤；若为腰及小腹部等下焦部位的损伤，则用桃核承气汤、大成汤、少腹逐瘀汤；若伤及全身多处，则用血府逐瘀汤加上玄胡、木瓜等。

2. 据损伤的部位加用引经药 由于损伤的原因、性质、部位的不同，用药也需要有一定的区别，而不是一概而论。根据每位患者的具体情况，损伤的部位不同，加用不同的引经药，可引导药物达到病所，增强药物的效果。

早期的损伤一般以疼痛、肿胀、皮下瘀斑等症状为主，治疗也是主要采用活血化瘀、消肿止痛的方法，方选桃红四物汤；损伤至中期，一般治以祛风通络、舒筋活血为主，方选橘术四物汤；如有骨折，以接骨续筋为主，方选续骨活血汤。辨证加减：头部损伤，如为颠顶损伤,添加细辛、藁本,后枕部损伤则添加羌活,两太阳伤则添加白芷;肩部损伤则添加姜黄;上肢损伤(伤筋、骨折)加桂枝、桑枝、防风、羌活;两胁肋部损伤,则添加延胡、陈皮、青皮;胸部损伤,则添加郁金、柴胡、苏子、制香附;腰部损伤,则添加川断、狗脊、补骨脂、杜仲或桑寄生、枸杞、山茱萸等;下肢损伤,则添加千年健、独活、木瓜、防己、泽泻、牛膝等。

(三)骨伤内治法的用方、用药特点

(1)跌仆损伤是导致骨伤疾病的重要原因,故跌仆而导致的骨折、伤筋、脱位及内伤这四大病症是骨伤内治法的主要方向。

(2)重视"三期"论治。损伤发展过程分为初期、中期、后期,即"三期",初期为伤后1~2周,中期为伤后3~6周,后期为伤后7~8周。一般初期治疗主要为"下"法,其主要分为攻下逐瘀法、活血开窍法、清热凉血法及行气消瘀法。中期治疗主要为"和"法,其主要分为接骨续筋法、和营止痛法及舒筋通络法等。后期治疗主要为"补"法,其主要分为补益肝肾、补气养血、温经通络等。

(3)结合部位辨证用药。在实施"三期"论治的同时,还应结合损伤部位实施辨证论治,并对损伤部位加用引经药,使药力在损伤部位发挥最大作用,达到加强治疗效果的目的。

(4)注意选择药物剂型和给药途径。临床给药时,药物剂型和给药途径都应根据患者损伤后病情的轻、重、缓、急来决定,如急重症患者,应在散、汤、丸剂治疗的基础上,选用参麦注射液、丹参注射液等针剂进行治疗,此治疗方法操作方便,见效快,有利于抢救,针对轻、缓或宿伤者宜选用药酒或汤、丸剂。

(5)不拘泥于分期,需灵活变通。临床治疗骨伤疾病需仔细辨证,如根据患者年龄和患者受伤的性质、部位及时间等方面来采取相应的治疗方法,如骨折后疼痛程度、瘀肿及气血损伤较轻,可采用接骨续筋法结合行气消瘀法,这样可进一步缩短疗程,具有较好的治疗效果。

(何川　徐丽)

主要参考文献

[1] 孙宇,陈琪福.第二届颈椎病专题座谈会纪要[J].中华外科杂志,1993,31(8): 472-474.

[2] 国家中医药管理局.中医病证诊断疗效标准[S].南京:南京大学出版社,1994.

[3] 朱汉章.小针刀疗法[M].北京:中国中医药出版社,1992:192-195.

[4] 胥少汀,葛宝丰,徐印坎,等.实用骨科学[M].2版.北京:人民军医出版社,2000.

[5] 孙国杰.针灸学[M].第六版.上海:上海科学技术出版社,2007.

[6] 程坷,丁轶文,沈雪勇,等.温针灸的传热学研究[J].上海针灸杂志,2007,26(8): 32-36.

[7] Moonot P,Ashwood N. Claviclefractures[J]. Trauma-Letchworth,2009,11(2): 123-132.

[8] Jeray K J. Acute midshaft clavicular fracture[J]. J Am Acad OrthopSurg,2007,15 (4):239-248.

[9] Canadina Orthopaedic Trauma Society. Nonoperative treatment compared with plate fixation of displaced midshaft clavicular fractures. A multicenter randomized clinical trial[J]. J Bone Joint Surg Am,2007,89(1):1-10.

[10] 王启伟,迟德彪,路艳蒙,等.坐骨神经再生过程中施万细胞自噬的形态学观察 [J].中国临床解剖学杂志,2006,24(4):410-412.

[11] Zhu J Y, Huang T Y, Zhu Q S, et al. Expression of adenovirus-media-ted nurotroph in-3 gene in schwan cells of sciatic nerve in rats[J]. Chin J Traumatol, 2003,6(2):75-80.

[12] 张键,陈峥嵘,陈中伟,等.睫状神经营养因子促进大鼠周围神经再生的实验研究 [J].中华创伤杂志,1999,15(3):208-211.

[13] Kiyotani T,Teramaghi M,Takimoto Y,et al. Nerve regeneration across a 25 mm gap bridged by a polyglycolic acid-col-lagen tube:a histological and eletrophysiological evaluation of regenerated nerves[J]. Brain Res,1996,740(1-2):66-74.

[14] 刘宁宇,徐延豪,石玉秀.神经生长因子促进坐骨神经再生修复的酶组织化学研究 [J].中国组织化学与细胞化学杂志,2005,14(3):353-357.

[15] 周友青,陈亮,顾玉东.周围神经再生的趋化性研究进展[J].国外医学骨科学分册,2004,25(5):284-286.

[16] 汤健,高峰,石志才,等.腰椎小关节囊切除治疗慢性腰痛的前瞻性研究[J].中国矫形外科杂志,2005,13(7):506-508.

[17] Manchikanti L,Singh V. Review of chronic low back pain of facet joint origin[J]. Pain Physicians,2002,5(1):83-101.

[18] 周学龙.胸腰椎骨折筋伤与腰背痛关系的临床研究[J].中医正骨,2004;16(2):5-6.

[19] 熊昌源,孙昌慈,郭金星,等.垫枕练功法治疗脊柱胸腰段屈曲压缩性骨折疗效分析[J].湖北中医杂志,1989,11(6):36-37.

[20] 徐海涛,张美超,徐达传,等.三种前屈角度下坐位旋转手法对腰椎间盘作用的有限元分析[J].中国疗养医学;2008,17(2):65-67.

[21] Mcafee P C,Levine A M,Anderson P A. Surgical management of thoracolumbar fractures[J]. Instr Course Lect,1995,44(1):47-55.

[22] 李勇,张泽胜,王伶俐,等.不同牵引角度治疗颈椎病的三维有限元分析研究[J].新中医,2008;40(9):63-64.

[23] 徐海涛,张美超,徐达传,等.三种前屈角度下坐位旋转手法对腰椎间盘作用的有限元分析[J].中国疗养医学,2008,17(2):65-67.

[24] 黄志,袁国庆,马奔.单纯性胸腰段压缩性骨折采用快速过伸复位法治疗体会[J].中国综合临床,2001,17(5):391.

[25] 范炳华,绍岳军,吕容坤,等.垫枕在胸腰椎压缩性骨折中作用原理的光弹研究Ⅰ[J].中国临床康复,2002,6(2):202-203.

[26] 叶根茂,侯春林.几丁糖预防兔膝关节粘连的实验研究[J].第二军医大学学报,1994,15(3):241-244.

[27] Clark D D,Weckesser E C. The influence of triamcinolone acetonide on joint stiffness in the rat[J]. J Bone Joint Surg(Am),1971,53(7):1409-1414.

[28] 赵卫红.细胞凋亡[M].郑州:河南医科大学出版社,1997.

[29] 何雯,张蓓,刘无逸.四种细胞凋亡检测方法的比较[J].中外医疗,2007,26(24):1-2.

[30] 朱通会.活血化瘀药的药理分析[J].中国社区医师(综合版),2005,5(13):8-9.

[31] 叶根茂,侯春林.几丁糖预防兔膝关节粘连的实验研究[J].第二军医大学学报,1994,15(3):241-244.

[32] Kato T,Haro H,Komoi H,etal. Evaluation of hyaluronic acid sheet for the prevention of postlaminectomy adhesions[J]. Spine J,2005,5(5):479-488.

[33] 陈星.苏黄洗剂结合手法及小针刀治疗膝关节僵硬57例[J].四川中医,2004,22

(11):90.

［34］ 朱通会.活血化瘀药的药理分析［J］.中国社区医师(综合版),2005,5(13):8-9.

［35］ 刘尚礼.重视胸腰段骨折治疗［J］.中华创伤杂志,2006,22(1):5-7.

［36］ 于开平,周传月.HyperMesh 从入门到精通［M］.北京:科学出版社,2005.

［37］ Puttlitz C M,Goel V K,Clark C R,et al. Biomechanical rational for the pathology of rheumatoid arthritis in the craniovertebral junction［J］. Spine,2000,25(13):1607-1616.

［38］ Rho J Y,Hobatho M C,Ashman R B. Relations of mechanical properties to density and CT numbers in human bone［J］. Med Eng Phys. 1995,17(5):374-355.

［39］ 袁海龙.体操教学中腕关节损伤的规律及对策［J］.怀化学院学报,2008,27(2):102-104.

［40］ Linclow T E. Osteoarthritis:new insights［J］. Ann Intern Med,2002,136:86-88.

［41］ 王常海.膝关节骨性关节炎经筋辨证及步态分析研究［D］.北京:北京中医药大学,2007.

［42］ 张宜廷.212 例骨关节炎临床治疗分析［J］.吉林医学,2013,34(26):5445-5446.

［43］ 应小樟,石仕元,胡德新,等.自体骨软骨移植与含富集骨髓干细胞松质骨移植修复兔关节软骨缺损［J］.中国中西医结合外科杂志.2010,16(6):674-677.

［44］ 董启榕,郑祖根.自体镶嵌式骨软骨移植修复膝关节软骨缺损［J］.中华创伤杂志,2003,19(8):461.

［45］ 张继春,高石军,陈百成,等.关节镜下自体骨软骨移植修复股骨关节面软骨缺损［J］.中华骨科杂志,2004,24(3):158.